产后坐月子 42天

张小平 ◎ 主编

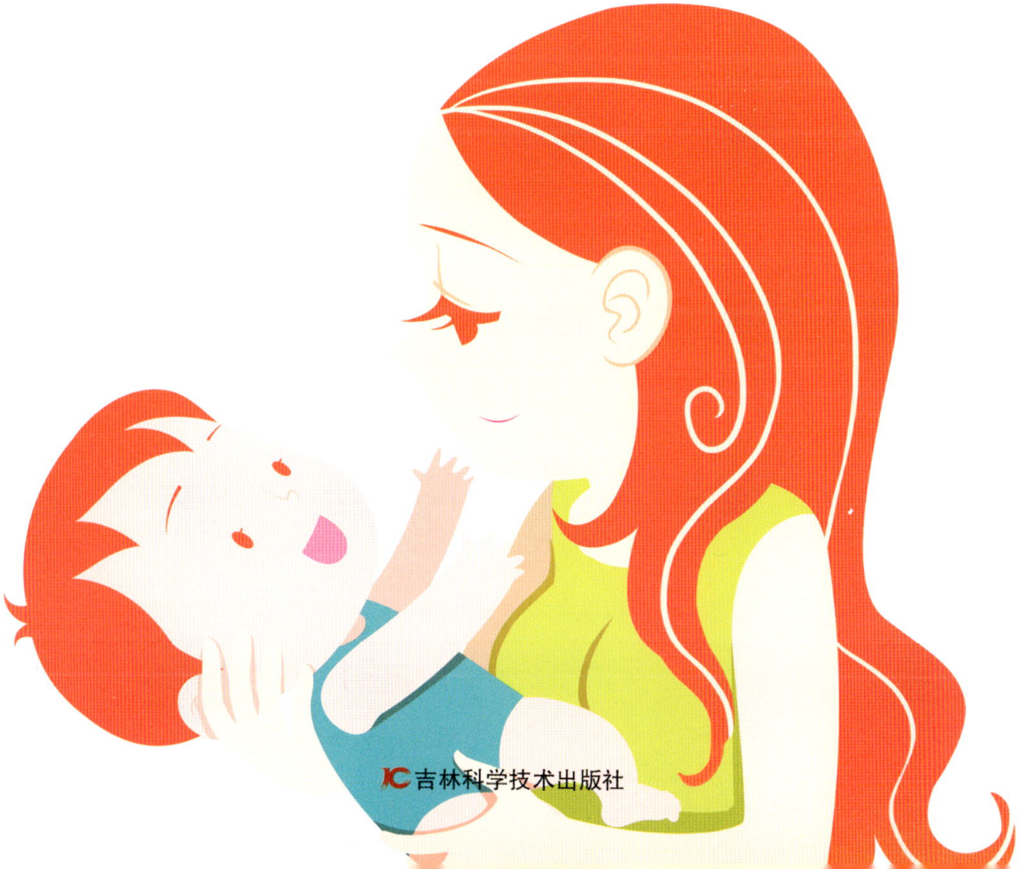

吉林科学技术出版社

图书在版编目（CIP）数据

产后坐月子42天 / 张小平主编. —— 长春：吉林科学技术出版社，2014.11
ISBN 978-7-5384-8484-7

Ⅰ. ①产… Ⅱ. ①张… Ⅲ. ①产褥期—妇幼保健—基本知识 Ⅳ. ①R714.6

中国版本图书馆CIP数据核字（2014）第264018号

CHANHOU ZUO YUZI 42 TIAN
产后坐月子42天

主　　编　张小平	储运部电话　0431-86059116
出版人　李　梁	编辑部电话　0431-85670016
责任编辑　孟　波　李永百	团购热线　0431-85635176
封面设计　张　虎	网　　址　www.jlstp.net
制　　版　世纪喜悦品牌设计有限公司	印　　刷　长春百花彩印有限公司

开　本　780mm×1460mm　1/24
字　数　336千字
印　张　14
印　数　10 001-14 000
版　次　2015年1月 第1版
印　次　2017年5月 第2次印刷
出　版　吉林科学技术出版社
发　行　吉林科学技术出版社
地　址　长春市人民大街4646号
邮　编　130021

发行部电话／传真
0431-85651759　　0431-85635177
0431-85651628　　0431-85635176

ISBN 978-7-5384-8484-7
定价 39.80元

如有印装质量问题 可寄出版社调换
版权所有　翻印必究
举报电话：0431-85635185

前言

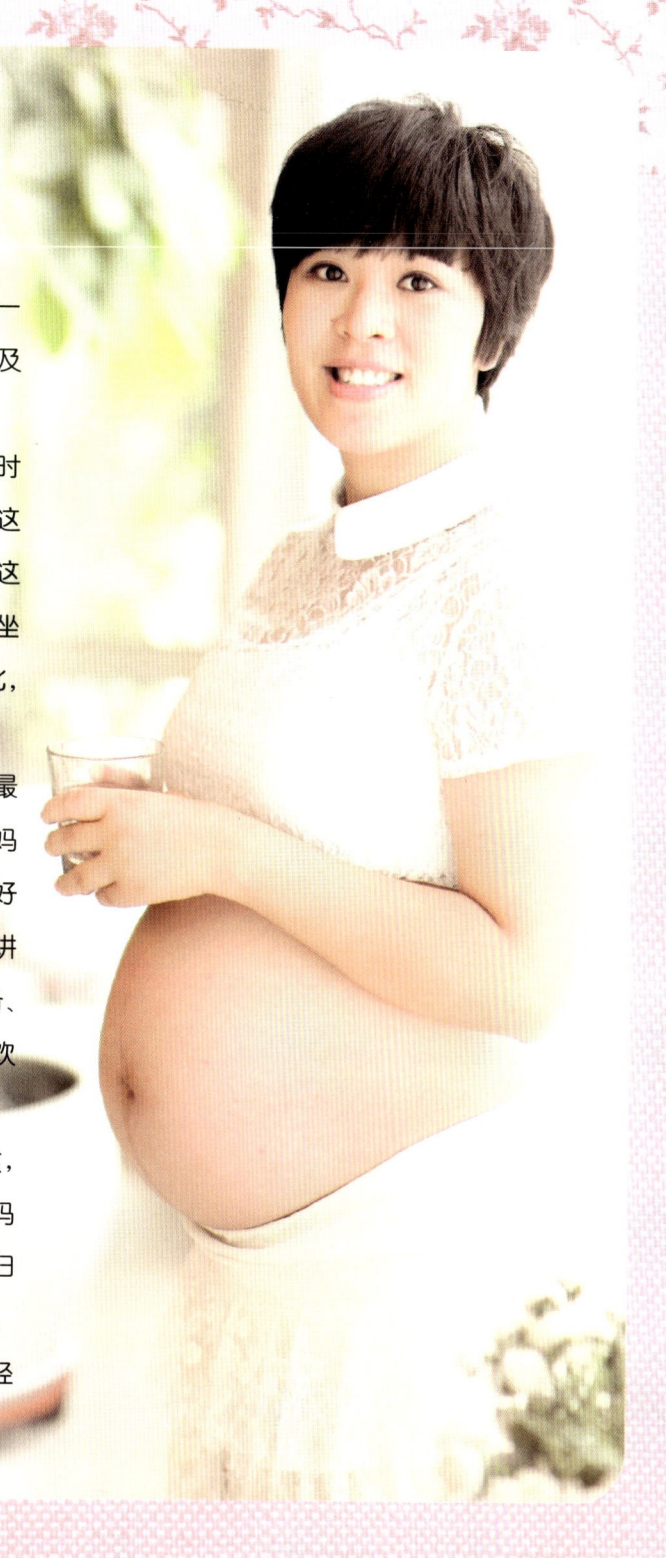

"月子期"是女人生命中最重要的一段身体康复时期，也是身体各功能恢复及身体重塑的重要阶段。

坐月子是一个女人一生中最特殊的时期，生理上的疼痛，心理上的郁闷，在这段时间都能体现，每个新妈妈都会面临这样的状况。让我们趁着没生产前了解下坐月子吧。做好准备，了解月子妈妈的变化，迎接女人初为妈妈的那段最难忘的时光。

本书科学实用，汇集了产妇和家人最为关心的内容。权威专家指导，给月子妈妈42天的精心护理。让产后新妈妈更好地调理气血，远离产后常见疾病。书中讲述怀孕妈妈临产前须知，和分娩心理准备、生理准备；月子妈妈42天，6个阶段的饮食；每个阶段分为主食、汤、青菜、肉、饮品等5类，提供全面、丰富的健康饮食，给新妈妈们最温馨的关照；帮助月子妈妈轻松渡过坐月子这段特殊时期，早日回归美丽，同时指导家人更好地照顾新生儿，给新生宝宝最健康的护理。让新妈妈们轻松坐月子，健康复元气，安心养宝宝。

目录 Contents

第一章 Chapter One
临产前须知

基础准备

- 22 **如何推算预产期**
- 22 根据末次月经计算
- 23 按早孕反应出现的日期计算
- 23 按出现胎动的日期计算
- 23 按B超检查结果计算
- 23 按引起妊娠的性交日期
- 23 按子宫底高度计算
- 24 **分娩前如何选择医院**
- 24 看口碑
- 24 母婴分室还是母婴同室
- 24 能否选择分娩方法
- 24 是否指导母乳喂养
- 24 离家的远近
- 25 **专业医院和综合医院哪个更好**
- 25 妇幼保健院更专业
- 25 综合性医院的优势
- 25 **预产期到了非得立即分娩吗**
- 27 什么是足月期
- 27 什么时候该去医院待产
- 27 骨盆大小会影响生育吗
- 28 产妇要在医院待多久
- 28 坐月子不止30天
- 28 **准爸爸须知**
- 28 帮孕妈妈调节环境
- 28 学会放松自己
- 28 妻子宫缩疼痛时
- 29 放松妻子的身体
- 29 给予妻子积极的心理暗示

第二章 Chapter Two
迎接分娩

01. 顺产剖宫产

- 32 **顺产**
- 32 顺产的优点和缺点
- 33 顺产全过程
- 35 顺产的4种姿势
- 36 顺产的术后调养
- 38 **剖宫产**
- 38 剖宫产的优点和缺点
- 39 剖宫产全过程
- 39 剖宫产的术后调养

02. 阵痛：进入分娩倒计时

- 40 **阵痛的表现有哪些**
- 40 阵痛的特征
- 40 阵痛到底什么样
- 41 真假阵痛的分辨方法
- 41 **阵痛之后如何应对**

03. 见红：分娩越来越近了

- 42 见红到底是什么样
- 42 出血和见红的区别
- 43 见红的特征
- 43 见红之后如何应对

04. 破水：随时迎接分娩

- 44 破水的表现有哪些
- 44 破水的特征
- 44 什么有可能导致早期破水
- 45 破水和漏尿有什么区别
- 45 破水之后怎么办
- 45 保持清洁
- 45 联系医院
- 45 不要慌乱

05. 预防早产、难产

- 46 早产的原因
- 46 疾病原因
- 46 营养不良
- 46 胎儿的异常
- 46 有流产史
- 47 预防早产的措施
- 47 保持好心情
- 47 防治感染
- 47 拒绝烟酒
- 47 定期检查

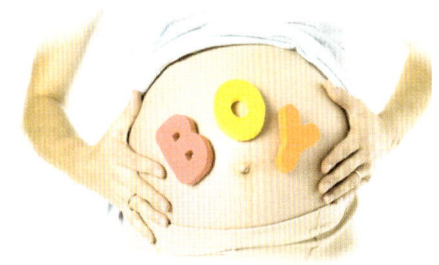

- 48 导致难产的因素
- 48 胎儿过大
- 48 胎位不正
- 48 心情焦虑
- 48 难产可以预防

06. 入院时机与临产准备

- 49 入院前的准备
- 49 核实入院待产包清单
- 49 准妈妈的用品
- 51 宝宝的用品
- 52 通知亲人和朋友陪护
- 53 选择好入院时机
- 53 正常情况无须提前入院
- 53 这些情况应该提前入院

07. 分娩后新妈妈的调养

- 54 新妈妈辛苦了
- 54 体温有所升高
- 54 产后宫缩痛
- 55 恢复自行排尿
- 55 注意会阴卫生

目录 Contents

55	**尽早开奶**
55	喂奶的频率
55	喂奶的姿势
56	**分娩后怎么吃**
57	**适当运动，恢复体力**
57	颈部运动
57	手指屈伸运动
58	脚部运动
58	背部伸展运动
59	**新生儿的应急处理**
59	吸出宝宝嘴和鼻子里的异物
59	剪短脐带
59	洗澡、点眼
59	戴铭牌
59	留脚印
60	**新生儿健康检查**
60	测量
60	检查脏器
60	**疫苗接种**
61	**感受新生命的奇迹**
61	第一次哺乳
61	第一次排便
61	第一次排尿

第三章　Chapter Three
轻松科学坐月子

01. 产后变化

64	**产后第 1~7 天**
64	妈妈变化
64	宝宝变化
65	**产后第 8~14 天**
65	妈妈变化
65	宝宝变化
67	**产后 第 15~21 天**
67	妈妈变化
67	宝宝变化
68	**产后 第 22~28 天**
68	妈妈变化
68	宝宝变化
69	**产后 第 29~35 天**
69	妈妈变化
69	宝宝变化
70	**产后第 36~42 天**
70	妈妈变化
70	宝宝变化

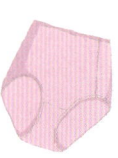
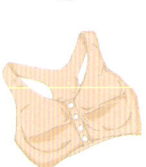

02. 顺产后的护理

71	**产后要好好休息**
71	**积极预防产后出血**
72	**尽早让婴儿吸吮乳头**
72	**尽早排尿**

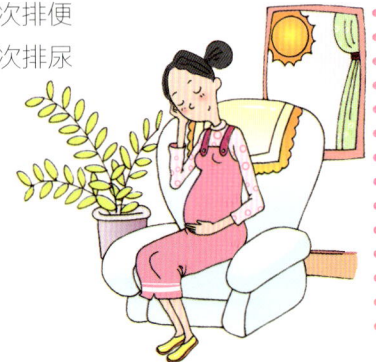

72	**便秘**
72	**注意会阴卫生**
73	**尽早开始活动**
74	**尽可以在床上坐起吃饭**
74	**尽量母婴同室**
74	有利于早开奶
74	有利于母子感情交流
75	保证新生儿得到营养丰富的初乳
75	解决母亲乳房胀痛的难题
75	有利于新生儿身心健康
75	减少婴儿室疾病流行
75	让爸爸有参与感
76	**阴部疼痛**
76	**伤口护理**
77	**简单的恢复动作**
77	手指屈伸运动
77	深呼吸
77	转肩运动
78	背、腕伸展运动
78	颈部运动
78	脚部运动

03. 剖宫产后的护理

79	**睡姿**
79	6小时前
79	6小时后
80	**腹部放置沙袋**
80	**坚持补液**
80	**及时哺乳**
80	**禁食**
80	**注意阴道出血**

81	**防腹部伤口裂开**
91	**感觉恶心**
81	**伤口疼痛**
81	**尽早活动**
82	**产后排尿**
82	**预防伤口感染**
82	**大量饮水**
82	**及时排便**
82	**请家人帮忙**
83	**产后恶露**
83	**伤口护理**
84	**剖宫产后预防瘢痕的绝招**
84	**剖宫产后还能生孩子吗**

04. 月子里的日常护理

85	**产后记着做检查**
85	量体重
86	内科检查
86	妇产科检查
86	乳房检查
87	**要保持卫生**
88	**产妇一定要1个月不出门吗**
88	**产妇穿衣服指数**
88	**夏天坐月子别"捂"着**
89	**创造产后良好休养环境**
89	要清洁卫生
89	要温度适宜
90	要保持室内空气清新
90	**充足地卧床休息**
90	**产妇不适宜睡弹簧床**
91	**月子里出汗多**

目录 Contents

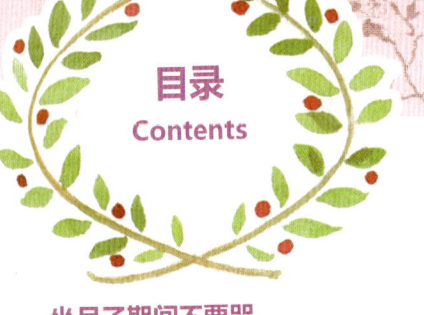

- 91 坐月子期间不要哭
- 91 月子里不能久站、久蹲
- 91 月子里不能长久看书或上网
- 91 洗发后不要马上扎辫子
- 92 夏天坐月子洗澡不能贪凉
- 92 **内衣的选择**
- 92 哺乳胸罩
- 92 产妇内裤
- 93 腰夹
- 93 束腹带
- 93 束腹裤
- 93 提臀裤
- 94 调整型塑身内衣
- 94 **不要过早穿塑身内衣**
- 95 **产后用腹带赶晚不赶早**
- 95 **不要过早做剧烈运动**
- 95 **月子妈妈要睡得好**
- 96 **产妇不能用普通卫生巾**
- 96 **产妇如何清洗会阴**
- 96 产后多久开始清洗阴部
- 96 不能使用碱性肥皂
- 97 会阴侧切后怎么清洗
- 97 产后有阴道炎怎么清洗
- 99 **坐月子期间如何待客**
- 99 **产后何时开始性生活**
- 100 **坐月子期间要不要避孕**
- 101 **产后采取哪种避孕方式最好**
- 101 **宫缩痛怎么办**

- 102 **乳房胀痛怎么办**
- 102 **哺乳后乳汁残留的对策**
- 103 **产后户外活动**
- 103 **产后何时可恢复正常工作**
- 104 **防止断奶后乳房萎缩**
- 104 乳房萎缩的原因
- 104 防止乳房萎缩的措施
- 104 **要注意烹调方法**
- 105 **产后42天需要到医院复查吗**
- 105 对产妇进行的检查
- 105 对婴儿进行的检查
- 105 进行相关的指导
- 106 **乳腺的自我检查**
- 107 **产后为什么出汗多**
- 107 **产后为什么肚子痛**
- 107 **产妇为什么要避风寒**
- 108 **产后月经什么时候恢复**
- 108 **产后为什么会发胖**
- 108 肥胖标准和计算法
- 108 肥胖的原因
- 108 如何避免肥胖
- 109 **乳母需慎用西药**
- 109 **哪些食物有利于消除黄褐斑**

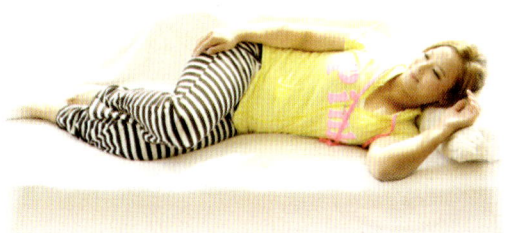

第四章 Chapter Four
产后常见病症预防与护理

01. 生殖器官感染

- 112 **产后生殖器官感染的原因**
- 113 **预防方法**
- 113 饮食
- 113 清洁
- 113 锻炼
- 113 晒太阳
- 113 勤上厕所

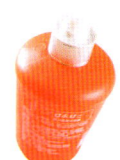

02. 乳腺炎

- 114 **感染乳腺炎的原因**
- 114 乳头内陷
- 114 乳头卫生不良
- 115 乳晕裂和乳头裂
- 115 **如何预防乳腺炎**

03. 肛裂

- 116 **肛裂的主要症状**
- 116 疼痛
- 116 便秘
- 117 便血
- 117 肛门瘙痒
- 117 全身症状
- 117 **产后肛裂如何保健**

- 118 扩肛保健法
- 118 便后坐浴
- 118 调节饮食结构

04. 子宫脱垂

- 119 **产后发生子宫脱垂的原因**
- 119 **产后发生子宫脱垂的预防和治疗**

05. 产后风湿病

- 120 **产后风湿病的原因**
- 121 **产后风湿病的预防和治疗**
- 121 避免受凉
- 121 注意增加营养
- 121 红外线照射或超短波治疗

06. 痔疮

- 122 **产后痔疮的原因**
- 122 **产后痔疮的预防方法**
- 122 勤喝水、早活动
- 123 多食粗纤维食物
- 123 勤换内裤、勤洗浴
- 123 早排便、早用开塞露
- 123 应用药物坐浴或软膏治疗

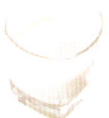

07. 产后痛

- 124 **手关节痛**
- 124 手关节痛的原因
- 124 预防方法

目录 Contents

125	**骨盆疼痛**
125	骨盆疼痛的原因
125	预防方法
126	**产后腰腿痛**
126	产后腰腿痛的临床表现
126	预防方法
127	**头痛**
127	**会阴部疼痛**
127	**乳房疼痛**

08. 产后血晕

128	**产后血晕的原因**
128	**治疗方法**

09. 产后中暑

129	**产后中暑的原因**
130	**急救措施**

10. 产褥期发热

131	**产后发热的原因**
132	**产褥期发热的预防**
132	**产后多汗要注意风寒**

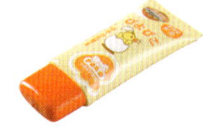

第五章 Chapter Five
产后坐月子的饮食

01. 一手掌握月子餐的饮食原则

136	**不同阶段的饮食规划**
136	产后1～3天：饮食清淡，易消化
137	产后4～7天：排出恶露，开胃
138	产后7～14天：收缩子宫、骨盆，补血
138	产后15～30天：补充营养，催乳
139	**月子期的营养素储备**
139	蛋白质
139	铁
139	钙
139	B族维生素
141	**促进乳汁分泌的营养**
141	蛋白质
141	热能
142	脂肪
142	铁
142	碳水化合物
143	矿物质及微量元素
143	**季节对新妈妈进补的影响**
143	春季
143	夏季
144	秋季
144	冬季
145	**体质不同，饮食原则不同**
145	寒性体质

145	热性体质
145	中性体质
146	**月子期间的补疗食物**
146	改善产后虚弱的食物
146	促进食欲的食物
146	治疗产后忧郁的食物
147	预防便秘的食物
147	补血活血的食物
147	缓解酸痛的食物
147	催乳的食物
148	改善肌肉松弛的食物
148	**切记月子期饮食禁忌**
148	切记一：忌饮食过量
149	切记二：忌吃油条
150	切记三：忌饮用茶水
150	切记四：忌吃辛辣温燥食物
151	切记五：忌产后马上节食
151	切记六：忌多吃味精
151	**走出坐月子吃法的误区**
151	烹调时不一定要加酒
151	公鸡同样具有营养价值
152	无需过多地食用巧克力
152	喝汤同时要吃肉
152	月子期可小量进食盐
152	不必大量吃鸡蛋
152	浓汤应适量进食

02. 产后月子餐

153	**产后1～3天：排除恶露**
153	★ 主食类
153	○ 鸡蛋羹
153	○ 小米鸡蛋红糖粥
154	○ 桂圆小米粥
154	○ 鳝丝打卤面
155	○ 小米龙眼粥
155	○ 参味小米粥
156	○ 补虚正气粥
156	○ 肉桂猪肝粥
157	○ 鲈鱼粥
157	○ 大枣花生桂圆泥
158	○ 黄芪橘皮红糖粥
158	○ 金针莲籽粥
159	★ 汤类
159	○ 虾仁豆腐汤
159	○ 珍珠汤
160	○ 益母木耳汤
160	○ 豆腐酒酿汤
161	○ 金银花蒲公英汤
161	○ 清汤鳗鱼丸
162	○ 鸡蛋大枣汤
162	○ 甩袖汤
163	○ 银耳花生汤
163	○ 大枣冬菇汤
164	○ 冬瓜羊肉汤
164	○ 雪菜豆腐汤
165	★ 青菜类
165	○ 爽口番杏菜
165	○ 三丝银耳

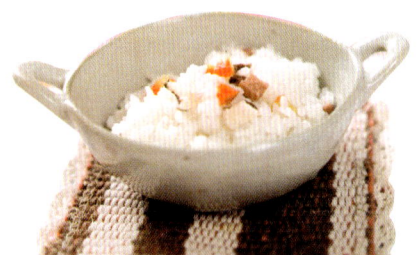

目录 Contents

166	○ 牛肉末炒芹	
166	○ 蒜茸油麦菜	
167	○ 番茄豆腐	
167	○ 绿豆芽炒鳝丝	
168	★ 肉类	
168	○ 清蒸鲷鱼	
168	○ 蟹肉丸子	
169	★ 饮品类	
169	○ 香蕉蔬果汁	
169	○ 蓝莓酸奶	
170	○ 核桃酪	
170	○ 山楂苜蓿茶	
171	**产后4～7天：促进食欲、下奶**	
171	★ 主食类	
171	○ 玉米牛肉羹	
171	○ 双米花生粥	
172	○ 鸡肉卷	
172	○ 龙须面	
173	○ 特色温拌面	
173	○ 蜂蜜水果粥	
174	○ 双红饭	
174	○ 空心菜粥	
174	○ 茴香粥	
175	○ 麻油蛋包面线	
175	○ 美味火腿粥	
176	○ 黄花菜瘦身粥	
176	○ 三鲜炒饼	

177	★ 汤类	
177	○ 三鲜鳝丝汤	
177	○ 黑木耳肉羹汤	
178	○ 海带豆腐汤	
178	○ 木瓜奶汤	
179	○ 番茄牛尾汤	
179	○ 胡萝卜苹果汤	
180	○ 三丝汤	
180	○ 四物炖鸡汤	
181	★ 青菜类	
181	○ 鲜蚝豆腐	
181	○ 蘑菇炖豆腐	
182	○ 翠瓜小菜	
182	○ 琵琶豆腐	
183	○ 芝麻酱拌生菜	
183	○ 地瓜豆腐	
184	○ 山药烧胡萝卜	
184	○ 奶油水果球	
185	★ 肉类	
185	○ 甜椒鱼丝	
185	○ 甜酸咕噜肉	

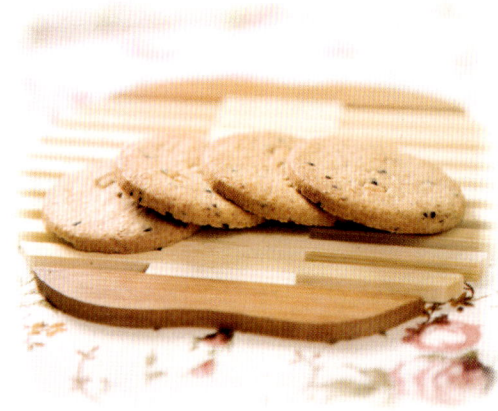

186	○ 桃仁鸡丁		198	○ 藕节黄芪猪肉汤
186	○ 三色鱼丸		198	○ 荠菜汤
187	★ 饮品		199	★ 青菜类
187	○ 橙汁冲米酒		199	○ 红椒拌藕片
187	○ 嫩肤舒压果汁		199	○ 虾酱炒豆腐
188	○ 红果茶		200	○ 蔬菜豆皮卷
188	○ 芝麻酸奶奶昔		200	○ 香苹山药泥
			201	○ 炒豆皮
189	**产后 8～14 天：提高营养、催奶进行时**		201	○ 红薯炒玉米
			202	○ 香酥凤卷
189	★ 主食类		202	○ 三色冬瓜丝
189	○ 三鲜冬瓜		203	★ 肉类
189	○ 什锦甜粥		203	○ 蒸鱼丸
189	○ 莱菔子粥		203	○ 鸡肉马铃薯丸
190	○ 熘油面筋		204	○ 桃仁炖乌鸡
190	○ 咸鱼饭包		204	○ 八宝鸡
191	○ 香菇肉粥		205	★ 饮品
191	○ 金银花粥		205	○ 牛奶南瓜汁
191	○ 鲜香黑芝麻粥		205	○ 什锦水果羹
192	○ 百花百果汤		205	○ 猕猴桃汁
192	○ 麻酱素包			
192	○ 蛋饺		206	**产后 15～21 天：补血为主**
193	○ 香橙鸡蛋饼		206	★ 主食类
194	★ 汤类		206	○ 鲤鱼粥
194	○ 山药豆腐汤		206	○ 双豆山楂大枣粥
194	○ 法式洋葱汤		207	○ 杏仁大米酪
194	○ 木耳猪皮汤		207	○ 养阴黑白粥
195	○ 冰糖银耳汤		208	○ 山药枸杞粥
195	○ 酸辣冬瓜汤		208	○ 鲜笋嫩鸡汤泡饭
195	○ 香菇豆腐汤		209	○ 鸡丝粥
196	○ 奶油白菜汤		209	○ 黄豆山药枣粥
196	○ 蛋花肉丝芽菜汤			
197	○ 大枣莲籽百合粥			

目录
Contents

- 210 ○ 莲参粥
- 210 ○ 鲜滑鱼片粥
- 211 ○ 黑鱼粥
- 211 ○ 牛奶粥
- 212 ★ 汤类
- 212 ○ 鸡血藤红糖鸡蛋汤
- 212 ○ 芡实莲淮枣鸡汤
- 213 ○ 红烧鳗鱼煲
- 213 ○ 银耳竹荪汤
- 214 ○ 海鲜浓汤
- 214 ○ 猪肝清汤
- 215 ○ 木耳荸荠带鱼汤
- 215 ○ 螃蟹粉丝煲
- 216 ★ 青菜类
- 216 ○ 三七炖鸡蛋
- 216 ○ 白玉黄花菜
- 217 ○ 烧玉丸
- 217 ○ 花生米苔苜
- 218 ○ 姜丝枸杞炒山药
- 218 ○ 番茄醋拌海带丝
- 219 ○ 胡萝卜煮蘑菇
- 219 ○ 生炒四丝
- 220 ★ 饮品
- 220 ○ 姜楂茶
- 220 ○ 桂花红枣茶
- 220 ○ 决明子绿茶
- 221 ○ 柑橘鲜奶

- 222 **产后22～28天：恢复体力**
- 222 ★ 主食类
- 222 ○ 麦冬竹叶粥
- 222 ○ 山药红花胡萝卜粥
- 223 ○ 杏仁提子麦片粥
- 223 ○ 虾肉水饺
- 224 ○ 莲藕粥
- 224 ○ 柏子仁粥
- 225 ○ 三文鱼炒饭
- 225 ○ 豆浆粥
- 226 ○ 紫米粥
- 226 ○ 山药芝麻粥
- 227 ○ 香椿蛋炒饭
- 227 ○ 糯香排骨
- 228 ★ 汤类
- 228 ○ 海带猪腰汤
- 228 ○ 枸杞牛肝汤
- 229 ○ 当归黄芪补血汤
- 229 ○ 山药红枣排骨汤
- 230 ○ 黄花菜猪瘦肉汤
- 230 ○ 莲籽薏米炖猪骨
- 231 ○ 黄芪五味煎
- 231 ○ 虫草乌鸡汤
- 232 ○ 参芪炖肥母鸡
- 232 ○ 归枣牛筋花生汤
- 233 ○ 丝瓜仁鲢鱼汤
- 233 ○ 鲫鱼豆腐汤

234	★青菜类
234	○ 凤凰萝卜
234	○ 翡翠奶汁冬瓜
235	○ 雪菜炒冬笋
235	○ 百合煮香芋
236	★肉类
236	○ 豆腐香菇炖猪蹄
236	○ 木瓜烧带鱼
237	○ 田七炖鸡
237	○ 五香鲤鱼
238	★饮品
238	○ 陈皮绿豆饮
238	○ 菠萝芹菜汁
239	○ 荷叶知母茶
239	○ 牛奶蔬果汁

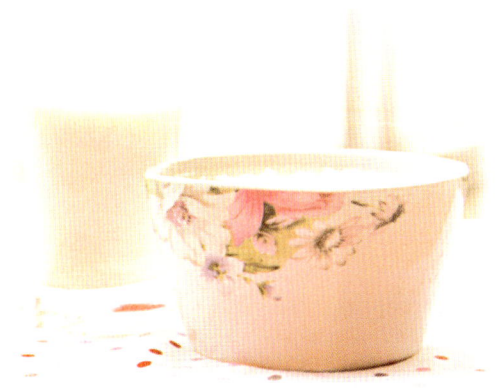

240　产后29～35天：进餐注意营养

240	★主食类
240	○ 三鲜汤面
240	○ 黑芝麻糯米粥
241	○ 姜汁糯米糊
241	○ 香麻莲茸枣
242	○ 陈皮海带粥
242	○ 橘羹汤圆
243	○ 桑椹果粥
243	○ 人参山药粥
244	○ 花生粳米粥
244	○ 莴苣子粥
245	○ 榛子枸杞粥
245	○ 豌豆粥
246	★汤类
246	○ 猪蹄通草汤
246	○ 清炖猪肚汤
247	○ 木耳荸荠带鱼汤
247	○ 艾叶羊肉汤
248	○ 木瓜花生排骨汤
248	○ 黄豆排骨汤
249	○ 黑豆排骨汤
249	○ 菊花猪肝汤
250	★青菜类
250	○ 清拌苦瓜丝
250	○ 拌白菜土豆丝
251	○ 肉末烩小水萝卜
251	○ 柴香豆腐
252	★肉类
252	○ 姜葱蒜炒蟹
252	○ 炒黄花猪腰
253	○ 鲫鱼炖蛋
253	○ 金针炖猪蹄
254	★饮品
254	○ 芦荟菠萝苹果汁
254	○ 优格麦果泥
255	○ 生菜苹果汁
255	○ 柠檬汁拌水果

目录
Contents

256	**产后35～42天：瘦身可以着手做了**
256	★ 主食类
256	○ 菊花粥
256	○ 补气润肤鲜鱼粥
257	○ 竹笋肉粥
257	○ 枣泥包子
258	○ 五彩果醋蛋饭
258	○ 虾皮香芹燕麦粥
259	○ 紫苏麻仁粥
259	○ 猪血鱼片粥
260	○ 蛋皮饭包寿司卷
260	○ 山药萝卜粥
261	○ 女贞子粥
261	○ 健美牛肉粥
262	★ 汤类
262	○ 鲜蘑豆腐汤
262	○ 白糖豆浆
263	○ 豆腐皮蛋汤
263	○ 葱白鸡蛋汤
264	○ 柠檬鸭汤
264	○ 白芷菠菜羊肝汤
265	○ 鱼头木耳汤
265	○ 猪骨煲通草
266	★ 青菜类
266	○ 炒竹笋
266	○ 清炒韭黄
267	○ 太阳豆腐
267	○ 红焖豆角
268	○ 醋拌木耳
268	○ 青柠口蘑
269	○ 蒜香圆白菜
269	○ 三色毛豆仁
270	★ 肉类
270	○ 葱烧鲫鱼
270	○ 菠萝鸡片
271	○ 白瓜松子肉丁
271	○ 清蒸冬瓜熟鸡
272	★ 饮品
272	○ 排毒润肠果汁
272	○ 苹果甘蔗汁
273	○ 酸奶香蕉奶昔
273	○ 芹菜雪梨汁

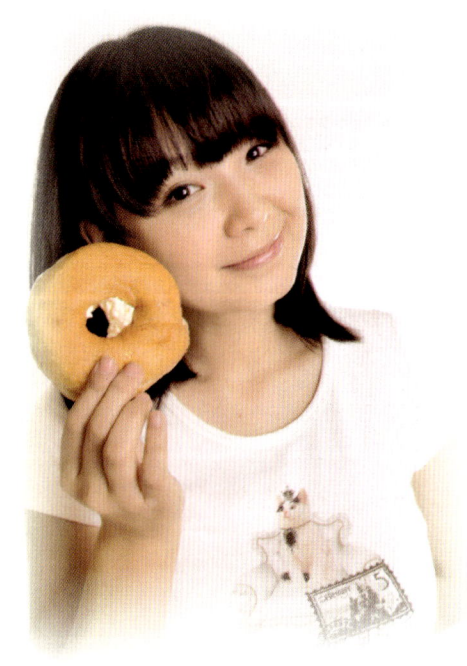

第六章 Chapter Six
新生儿护理

01. 产后第1天

- **276 孩子的生长发育**
- 276　孩子的第一声啼哭
- 276　新生儿身体测试和检查
- 276　认识新生儿的先天反射
- 278　新生儿的第一次排便
- 278　检查孩子的各项指标是否正常
- 280　新生儿具有一定的生活规律
- 280　新生儿"生物钟"的形成
- 281　新生儿存在异样的性别特征
- 281　新生孩子也会脱皮
- **281 新妈妈如何照顾孩子**
- 281　如何喂养新生儿
- 281　喂奶的姿势
- 281　初乳不可浪费
- 282　孩子吃奶的量如何掌握
- 283　怎么判断乳房中的奶吃干净了
- 284　怎么判断奶水是否充足
- 284　怎么判断奶水是否充足

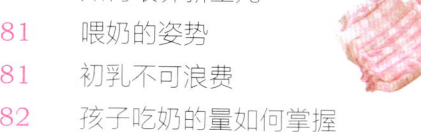

02. 产后第2天

- **287 孩子的生长发育**
- 287　呼吸系统、循环系统的发育
- 287　视力发育
- 288　消化系统

- 288　新妈妈如何照顾孩子
- 288　孩子的身体需要安全感
- 288　人工喂养新生儿
- 289　人工喂养注意事项
- 291　多发现孩子的优点

03. 产后第3天

- **292 孩子的生长发育**
- 292　身长、头围
- 292　体重变化
- **292 新妈妈如何照顾孩子**
- 292　孩子的大小便是否正常
- 294　怎样给新生儿洗澡

04. 产后第4~7天

- **295 孩子的生长发育**
- 295　出生后1周孩子体重会增加
- 295　脐带自然脱落
- 295　新生儿的呼吸方式
- 296　新生儿的正常体温
- 296　新生儿的身体发育和内分泌
- 296　新生儿的大便
- 296　新生儿的睡姿
- 296　新生儿的感觉
- **298 新妈妈如何照顾孩子**
- 298　照顾新生儿吃奶
- 298　给孩子穿衣裤的步骤
- 299　孩子有眼屎怎么办

目录 Contents

05. 产后第8～14天

- 300 **孩子的生长发育**
- 300 孩子的体重变化
- 300 在家测试新生儿的反射运动
- 301 **新妈妈如何照顾孩子**
- 301 吃奶量减少
- 302 新生儿贪睡
- 302 新生儿的保暖护理
- 303 孩子的皮肤护理

06. 产后第15～21天

- 305 **孩子的生长发育**
- 305 已经能够和你对视
- 305 消化机能发育
- 305 **新妈妈如何照顾孩子**
- 305 新生儿呕吐后如何喂奶
- 306 孩子喜欢你给他做按摩
- 306 如何给孩子做按摩
- 307 新生儿按摩好处多
- 308 抱孩子时的注意事项
- 309 腹部按摩减轻吐奶
- 309 预防肠绞痛和鹅口疮
- 311 预防黄疸
- 311 新生儿睡觉不需要枕头

07. 产后第22～28天

- 312 **孩子的生长发育**
- 312 睡眠、吃奶有规律了
- 312 能辨别妈妈的声音和气味
- 312 身型有了明显的变化
- 312 新陈代谢规律了很多
- 312 动作活动逐渐协调
- 313 **新妈妈如何照顾孩子**
- 313 掌握好宝宝的食量
- 313 如何抱孩子
- 314 每天给孩子洗澡
- 314 不要给孩子剃满月头
- 314 如何陪孩子游戏
- 315 多给孩子做按摩
- 315 试着和孩子沟通

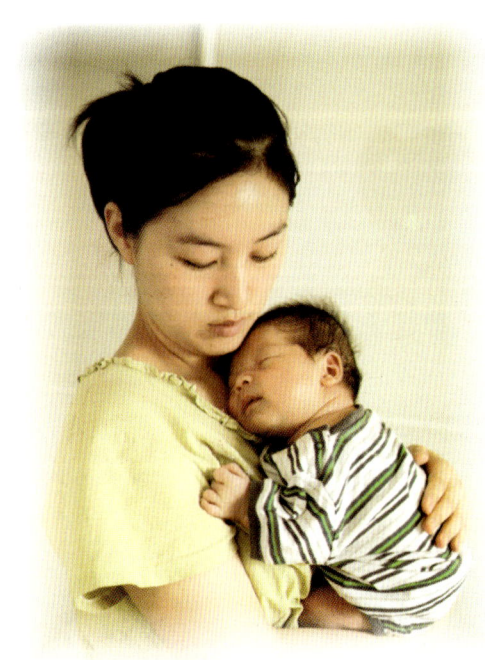

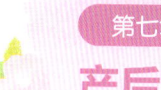

第七章 Chapter Seven
产后妈妈美丽计划

01. 新妈妈的体重管理原则

- 318　产妇恢复体型的重点
- 318　产后6个月是塑身黄金期
- 319　女性健美体型的标准是什么
- 320　产妇恢复体型的重点

02. 新妈妈瘦身计划

- 321　从饮食开刀
- 322　运动才是硬道理
- 323　腿
- 324　臂
- 326　腰背
- 327　胸
- 328　全身
- 331　剖宫产后的复原运动
- 331　应注意运动中的安全

03. 新妈妈美丽计划

- 332　妊娠斑
- 332　微晶磨皮消妊娠斑
- 332　自制去妊娠斑面膜
- 333　美白保养品
- 333　退斑药膏
- 333　美白导入
- 333　果酸换肤
- 334　产后去色斑
- 334　加强保湿
- 334　努力防晒
- 334　妊娠纹
- 334　妊娠霜
- 335　适度按摩
- 335　牛奶浴
- 335　面色晦暗

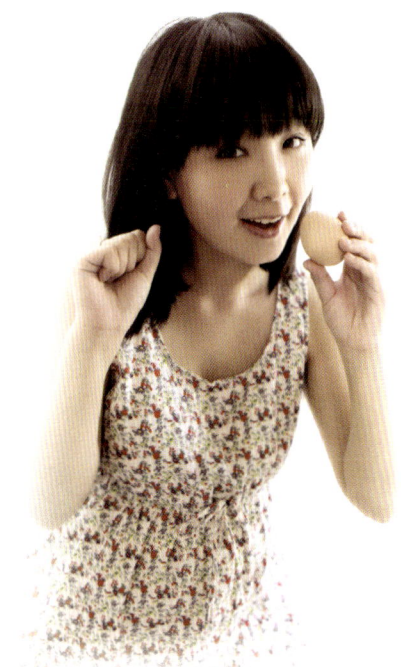

本书计量标准：
1大匙≈15克　　1小匙≈5克
1杯≈240克

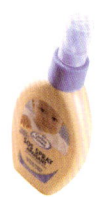

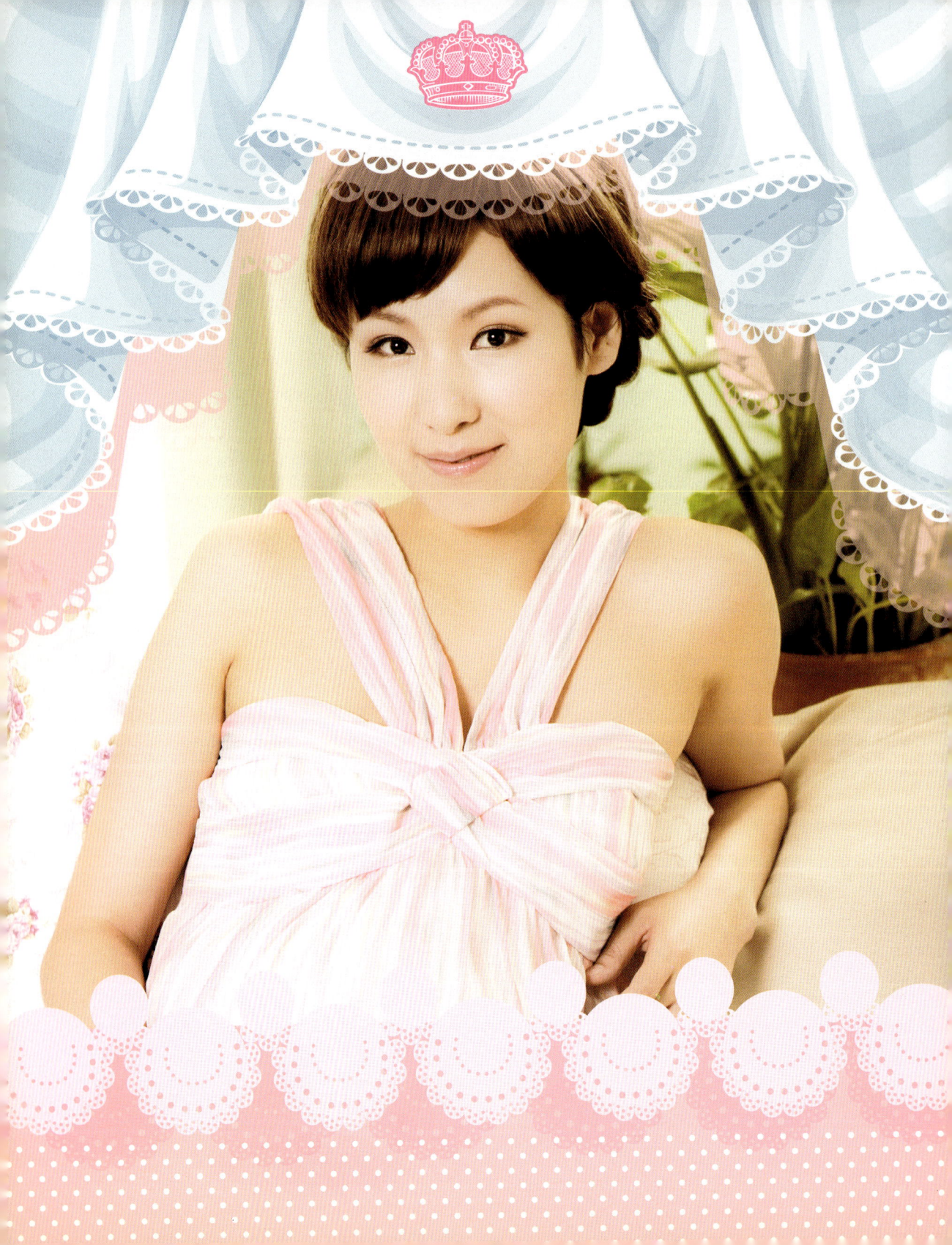

第一章 临产前须知

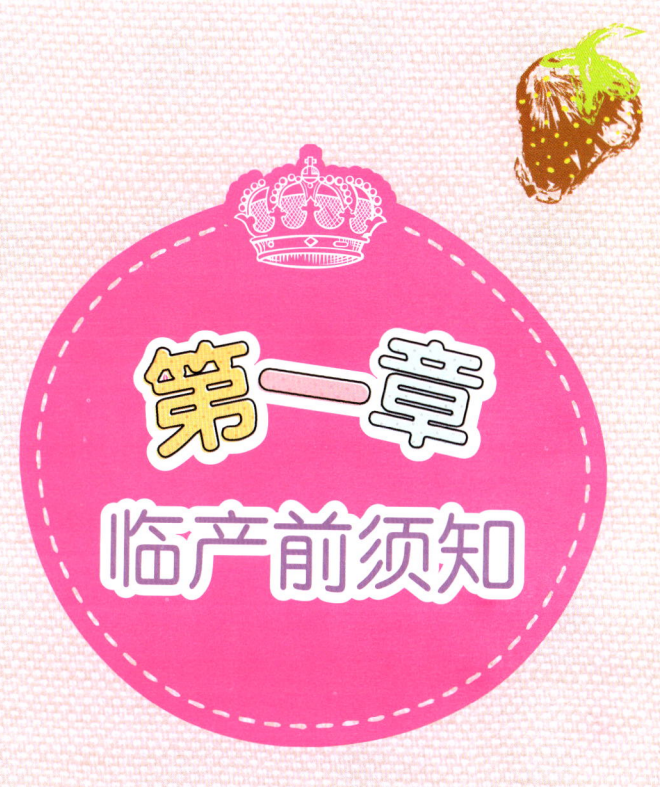

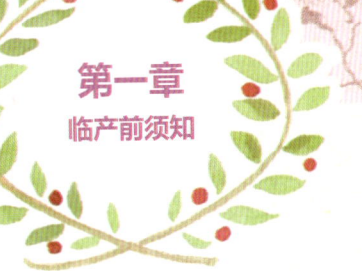

第一章
临产前须知

基础准备

如何推算预产期

确定怀孕后，夫妻双方都急切地希望知道小宝宝将在何年何月何日出世，也就是推算宝宝的预产期。一般来说，女性的怀孕期一般为280天左右。那么该如何推算预产期呢？

★ **根据末次月经计算**

此种方法最常用且最简便，如果孕妇的月经周期很有规律，就可以用公式计算，从末次月经第一天算起，月份减3或加9，日数加7。若按农历计算，其月份也是加9或减3，日期应加14。例如末次月经第一日为2011年5月24日，预产期应为2012年2月31日；如果末次月经第一日为农历2011年4月24日，预产期应为农历2012年2月8日。

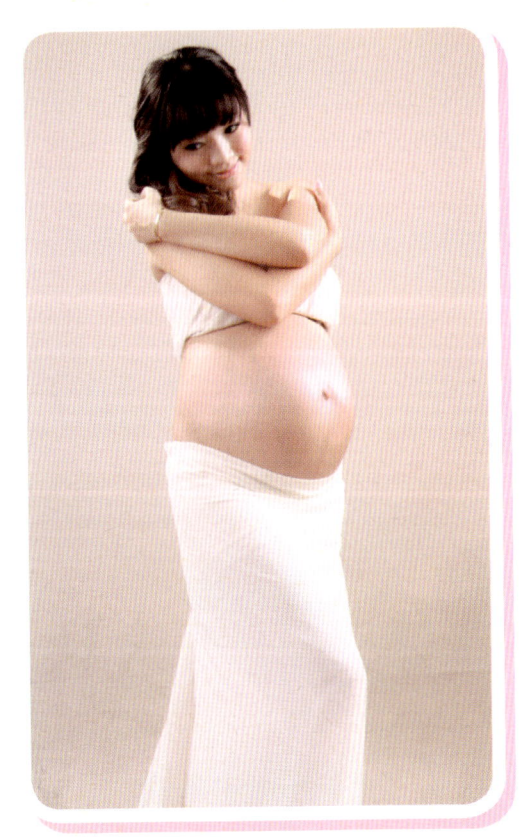

每3周来1次月经的女性，其妊娠期限应为280天-1周=39周。

每4周来1次月经的女性，其妊娠期限应为280天=40周。

每5周来1次月经的女性，其妊娠期限应为280天+1周=41周。

★ 按早孕反应出现的日期计算

有的女性月经周期不规律，或忘记了末次月经日期，或产后、流产后月经尚未来潮又怀孕了。只要记得恶心呕吐等早孕反应出现的时间，也可以用以推算预产期。因为一般早孕反应出现在怀孕6周左右，故计算公式为：

> 预产期＝早孕反应出现日期＋34周

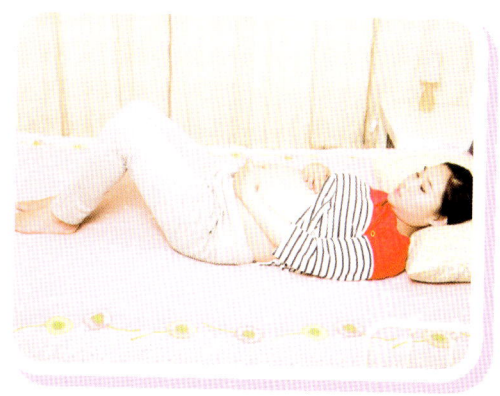

★ 按出现胎动的日期计算

初产妇胎动大约于第18孕周出现，经产妇因为有了经验，比初产妇提前2周，即在16周末已能感觉胎动。故计算公式为：

> 初产妇预产期＝胎动出现日期＋22周
> 经产妇预产期＝胎动出现日期＋24周

通过以上方法，孕妇可以自行推算获知宝宝出生的日期。另外，如果孕妇既记不清末次月经时间，又无早孕反应，且还未感知胎动时，可由医生通过B超及子宫底高度协助推测预产期。

★ 按B超检查结果计算

B超下测胎囊、胎儿坐高、胎头双顶径或胎儿股骨长度的径线，用测得的数值对照正常值表，可知相当的孕周，在此日期上加40周的得数为预产期。

★ 按引起妊娠的性交日期

从性交日期算起第266天，即为分娩的预定日期。

★ 按子宫底高度计算

用测得的子宫底高度数值对照正常值表，可知相当的孕周，在此日期上加40周的得数为预产期。

一般情况下，实际的分娩日期与推算的预产期可以相差1~2周。

计算好了自己的预产期，就要对自己正常分娩时期内，每个阶段的变化做好心理准备，孕妇可以制作一个"正常分娩期的日程表"，在上面画上哪周、哪天自己应该注意什么，这些天胎儿和自己的身体会发生什么变化，"我"应该做些什么等等。并且很多细心的孕妇把自己的妊娠过程以日记的形式记录下来，闲下来的时候翻一翻，或是等宝宝长大后给他看，都会有成就感。

第一章
临产前须知

分娩前如何选择医院

★ **看口碑**

医生的水平如何，这一点对于外行人来说是很难判断的。可以先收集一下有关信息，再做选择。比如可以听听已经作了妈妈的人或护士的介绍。

除了对医生的评价外，还要认真地了解一下该医院是否有单人的产房，以及配餐费用等详细情况。

★ **母婴分室还是母婴同室**

如果是母婴分室，宝宝会被放在清洁整齐、温度和湿度适宜的新生儿室，妈妈产后能得到充分的休息。但缺点是，妈妈还没来得及知道宝宝的状况以及带宝宝的方法，就出院了。

如果是母婴同室，虽然妈妈有时休息不好，但是妈妈可以和宝宝保持亲密接触，让自己的爱心陪伴着小宝宝。

★ **能否选择分娩方法**

正常的分娩方法中有不用任何药物的自然分娩和进行麻醉的无痛分娩。

一般来说，选择分娩医院的时候，也会同时选择分娩方法。尽可能在决定分娩方法以后再选择医院。

★ **是否指导母乳喂养**

倡导母乳喂养的医院会指导新妈妈哺乳的方法和乳房按摩方法等。

★ **离家的远近**

即使是口碑再好的医院，如果离家太远，也很困难。妊娠中如何抵达医院，以及住院的有关事宜，也是要考虑的问题，所以最好能选比较近的医院。

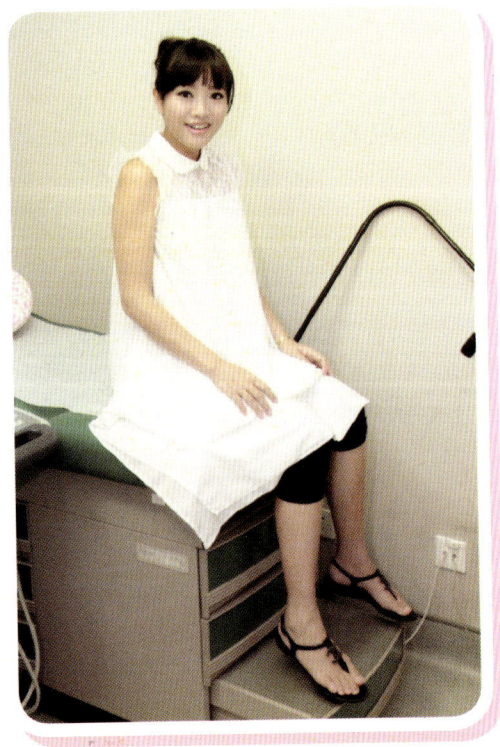

专业医院和综合医院哪个更好

★ 妇幼保健院更专业

专业妇幼保健院的医生面对的就诊群体相对比较单一，就诊群体大多数是孕产妇。因此，一些中型妇幼保健院所配置的产科医疗器械比大型的综合医院更加齐全。如孕期的B超检查、唐氏综合症筛查，妇幼保健院在设备和专业能力无疑会比综合性医院的产科更全面。另外，专业妇幼保健院的产科医生每天面对的就是从孕期→产期→出院这一循环过程，技术实力相对较高，医护人员的操作经验更为熟练。并且妇幼保健院的产科病房通常比综合医院的产科病房多，由于是专业的产科医院，产妇所得到的饮食和护理照料往往会更适宜。

宝宝出生后，可以在妇幼保健院接受按摩抚触，有条件的妇幼保健院还为宝宝专门提供游泳服务。所以，如果孕妇在孕期一切状况良好，则可以选择妇幼保健院。

★ 综合性医院的优势

现在许多大型的综合性医院科室齐全，各科专业人员技术水平高，对于那些容易出现异常并发症的孕妇来说，一旦出现并发症，可以及时地在综合性医院各门诊科室得到会诊和处理。如果孕妇在怀孕时伴有异常或出现严重的并发症，可以考虑选择大型的综合性医院。

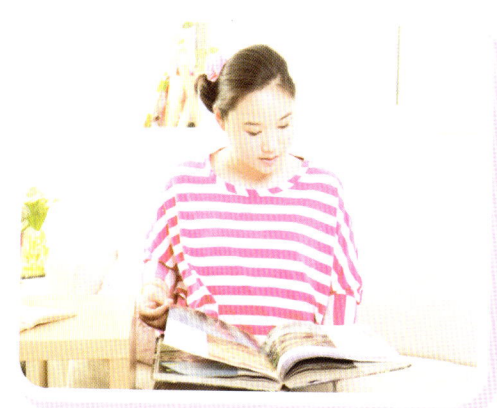

预产期到了非得立即分娩吗

胎儿的生长发育除体重达到标准以外，还要求各个器官的功能发育达到一定程度的成熟，胎儿一旦分娩，独立于母体外生活，必须要有完整的呼吸功能、消化功能、排泄功能等等。

同时孕妇的产道为分娩准备也随之达到了成熟，俗话说"瓜熟蒂落"，此时分娩的胎儿成熟、健康，孕妇体内各器官的功能，尤其生殖器官达到最佳状态，就会减少因分娩而带来的不良影响。

计算预产期的目的：一是为了避免早产儿的出生；二是为了让接近预产期的孕妇及家庭在分娩前有

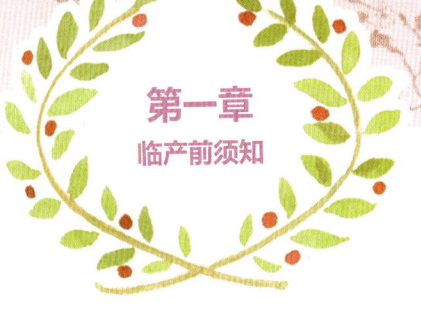

第一章
临产前须知

所准备;三是加强妊娠晚期监护,发现异常及时采取有效措施,挽救胎儿生命;四是对有妊娠并发症的孕妇,在自身相对安全的情况下,适当延长妊娠时间,以使胎儿更趋成熟。

那么到了预产期一定要及时分娩吗?过了预产期有危害吗?目前预产期的计算,是按照末次月经的第一天,且平时月经周期规则、排卵日期准确,方可在估计的预产期分娩。

对于大部分孕妇来说,由于自然受孕,无法确定自己的排卵时间,无法推出预计分娩时间。所以有时按末次月经计算出来的预产期,并非是真正意义上的预产期。

统计发现,在一般人群中只有5%的孕妇是正好在预产期当天自然临产分娩的,60%以上的孕妇在预产期前后5天内分娩。对比她们的胎儿情况,发现在预产期前后2周,胎儿的存活能力最强。

但要是推迟14天,达到临床所谓过期妊娠时,部分孕妇的胎盘会出现老化、胎儿会出现缺氧窒息,对胎儿危害较大。因此,在妊娠晚期必须加强监护,及时发现异常并终止妊娠。

当你已经到了预产期或过了预产期,还没出现分娩征兆,你需要注意以下几点:

1	你需要继续进行每周一次产检。并把你在孕早期的检查(如B超、妊娠试验等)及胎动出现的时间、结果告诉医生,让医生给你再次核对怀孕周期。
2	自己不要太过于紧张。研究发现,即使怀孕周期准确,预产期后2周内分娩对母婴影响不大,这段时间你需要注意胎动情况。因为胎动监护是妊娠晚期最好的自我监护手段,能反应宫内胎儿生存状况,一旦胎动每小时少于3次或在12小时内少于20次,胎动减弱或自觉一段时间没有胎动,则需马上到医院作进一步检查,医生会根据情况决定分娩时机或自觉一段时间没有胎动,则需马上到医院作进一步检查,医生会根据情况决定分娩时机。
3	加强产前检查,缩短检查间隔时间,随时与检查医生取得联系,并告知宫内胎动情况,同时B超随访羊水量。如果无异常,可在密切监护下妊娠。

总之,到了预产期不要过分紧张,但应该重视胎动的变化。

预祝所有的孕妇都能平安顺利地走完这十月怀胎的最后一季,都能生下一个既健康又可爱的宝宝。

什么是足月期

所谓的"足月期"是指从妊娠期的第37周到第42周这一段时间。

胎儿没有满37周就出生的叫做早产儿。这个时候的胎儿身体机能没有完全发育成熟，从母体出生后不能保持一个良好的稳定状态。胎儿在母体孕育42周之后出生的叫做过产儿。足月期出生的新生儿一般体重在2.5千克，身长在48厘米。新生儿的内脏、神经系统发育状况良好。一出生就会自主呼吸，会主动去吸吮妈妈的乳头，这些可以说明新生儿是非常健康的。

什么时候该去医院待产

如果你没有一些孕期的并发症，医生也没有说胎儿有什么特殊问题的时候，一般是等着有临产征兆以后再去医院。

骨盆大小会影响生育吗

产前检查中很重要的一项是测量骨盆直径，以决定分娩方式。骨盆在结构上有两个直径，前后径短、左右径宽的利于胎儿通过，可以自然分娩，如果天生骨盆窄小，前后径长、左右径窄，胎儿就不易自然娩出，可选择剖宫产。

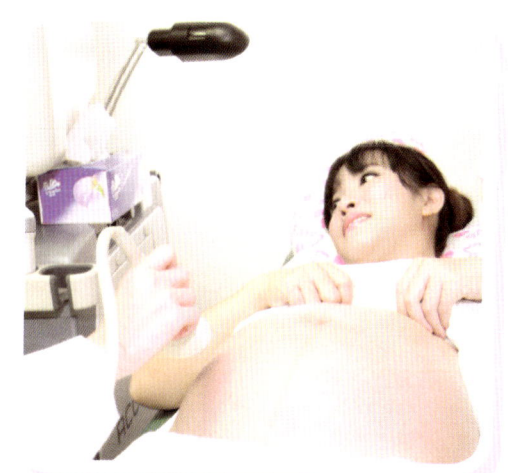

立即去医院	1.如果肚子疼得很规律了，阴道出血，跟月经量似的，或比月经量还多和破水情况下，要及时去医院。 2.如果阵痛的间隔时间突然变短，必须马上去医院。 3.如果前一天还有胎动，今天突然静止了，要马上去医院。
不急于去医院	如果是在夜里胃有点疼，也没有破水，不见得急于到医院待产，可以早晨去。
可以去医院	1.真正的阵痛宫缩间隔时间越来越短，痛感也越来越强烈，一旦阵痛就表明即将进入产程了。当阵痛每隔10分钟一次，孕妈妈就可以入院待产。 2.有些孕妇生孩子是第一次，比较恐惧，为了安慰孕妇，就在感觉到有宫缩了，可以到医院去。

第一章
临产前须知

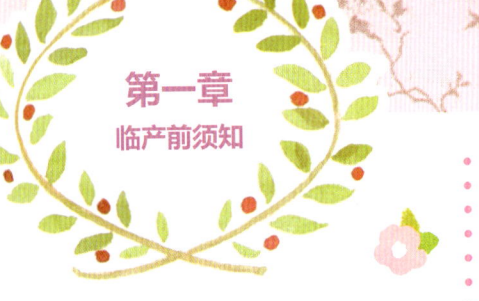

产妇要在医院待多久

一般情况下,如果是顺产,母婴都平安健康,在产后第二天就可以出院了。如果新妈妈在分娩时会阴破裂或进行会阴侧切,需等到产后2~3天拆线后,视伤口愈合程度而定是否出院。大多数新妈妈经过四五天的休息都能使会阴愈合,所以产后5天多半可以抱着宝宝回家了。如果新妈妈采用的是剖宫产,现在的技术剖宫产也不用拆线,一般5天也可以出院了。如果新妈妈分娩时出现了异常情况,或是产后恢复得不好,那需要再观察一段时间后出院。

坐月子不止30天

传统上人们将产后一个月称为"坐月子",但实际上,经过一个月的调整,身体许多器官并未得到完全的复原。比如,子宫体的回缩需要6周时间才能恢复到接近非孕期子宫的大小;胎盘附着处子宫内膜的全部再生修复也需6周;产后腹壁紧张度的恢复也需要6~8周的时间。如果在此期间产妇干重活,就容易患上子宫下垂等疾病。产后除了产妇自身系统需要恢复外,还有一个重要任务就是哺乳。乳母由于要分泌乳汁,消耗热能及各种营养素较多,必须及时地给予补充,才能保证婴儿及母亲有足够的营养。

准爸爸须知

★ 帮孕妈妈调节环境

在临产前,和妻子一起去了解一下病房、产房的环境,熟悉自己的医生。熟悉环境能让人感觉舒服、放松。在分娩前后,大多数孕妈妈都希望自己处在一个舒适的环境下:光线柔和,室温适宜,环境清静,有亲人陪伴,有舒缓的音乐……在家中待产时,准爸爸就可以根据妻子的喜好,把家中环境调节到最佳。去医院时,准爸爸也可以带上一些让她心理安慰的东西,比如她喜欢的娃娃、衣服、小摆设等等,即使她在医院里,也能感受到家的温馨。

★ 学会放松自己

了解足够多的有关生育方面的知识,平时多与妻子所在医院的医生交流、沟通,做到胸有成竹,心中不慌。 第一次迎接新生命,任何人都会感到紧张,准爸爸虽然只能旁观,但他的紧张、忧虑也是很自然的。然而,在妻子面临分娩时,作为她的精神支柱,如果自己先紧张起来,就一定会影响到妻子的情绪,使她更加不安、惶恐。因此,准爸爸一定要学会放松自己,只有这样,才可能去安慰临产阵痛的妻子,并给予她最大的支持。

★ 妻子宫缩疼痛时

如果丈夫想了解孕妇在疼痛时最想身边的人做什么,不妨问一下自己的妈妈以及妻子的妈妈,她们的切身感受一定会让你有所启发。

每个待产妇都要经历宫缩。宫缩给人的感觉是不适的,所有的待产妇都会感觉到疼。刚开始宫缩时,每次宫缩时间较短,而且宫缩间隔较长。然后,宫缩时间会变得越来越长,间隔时间变得越来越短,疼痛也越来越剧烈。这种疼痛要持续很久,这时候的丈夫给妻子讲笑话什么的就起不到任何作用了,因为她完全笑不起来。

★ 放松妻子的身体

妻子在宫缩时,腹部肌肉紧张是很正常的,此时,孕妈妈身体其他地方要尽量放松,这就需要丈夫来帮忙了。

时断时续的宫缩要持续8～10个小时。当她坐着或躺下时,她的身体需要一些支撑,比如枕头、靠背。丈夫要确保妻子的肘、腿、腰、脖子都有地方支撑,并检查她身体各部分是否完全放松。妻子可能无法顾及到这些,甚至懒得说话,所以丈夫要主动帮忙。等到了医院,丈夫也要随时关心妻子是否躺得舒服。

如果妻子因疼痛而感觉很紧张,丈夫可在一旁带她深呼吸,提示她一些保持轻松的要点。丈夫也可以为妻子按摩,以缓解她临产时的紧张与不适反应。

★ 给予妻子积极的心理暗示

作为妻子精神上的支持者,丈夫一定要经常给予妻子积极的心理暗示,让她积极地面对这个自然的生理过程,而不要总是给她带来坏的消息,让她未战先怯。

把正确、实用的生育知识告诉你的妻子。平时可以向那些有着顺利分娩经验的人请教,并把这些好的消息带给妻子。你还可以常和她一起想象孩子有多可爱,有了孩子以后,家庭是多么的幸福。

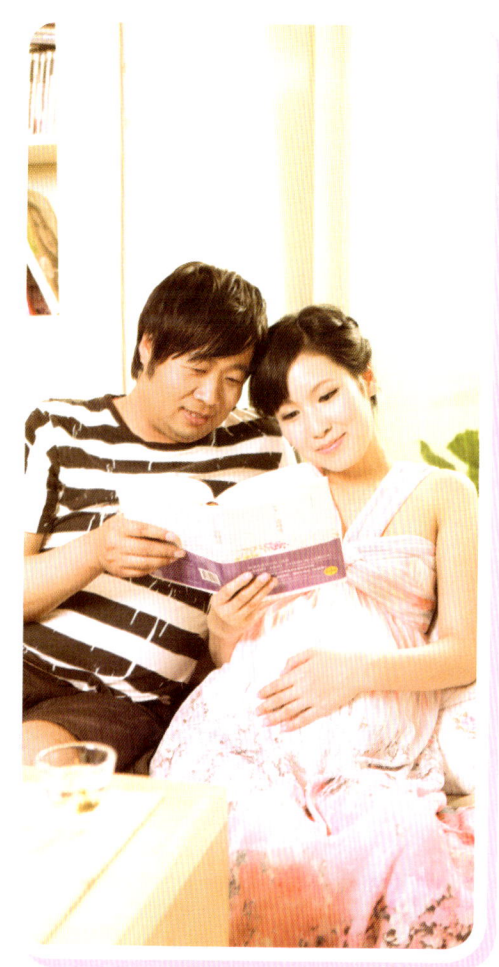

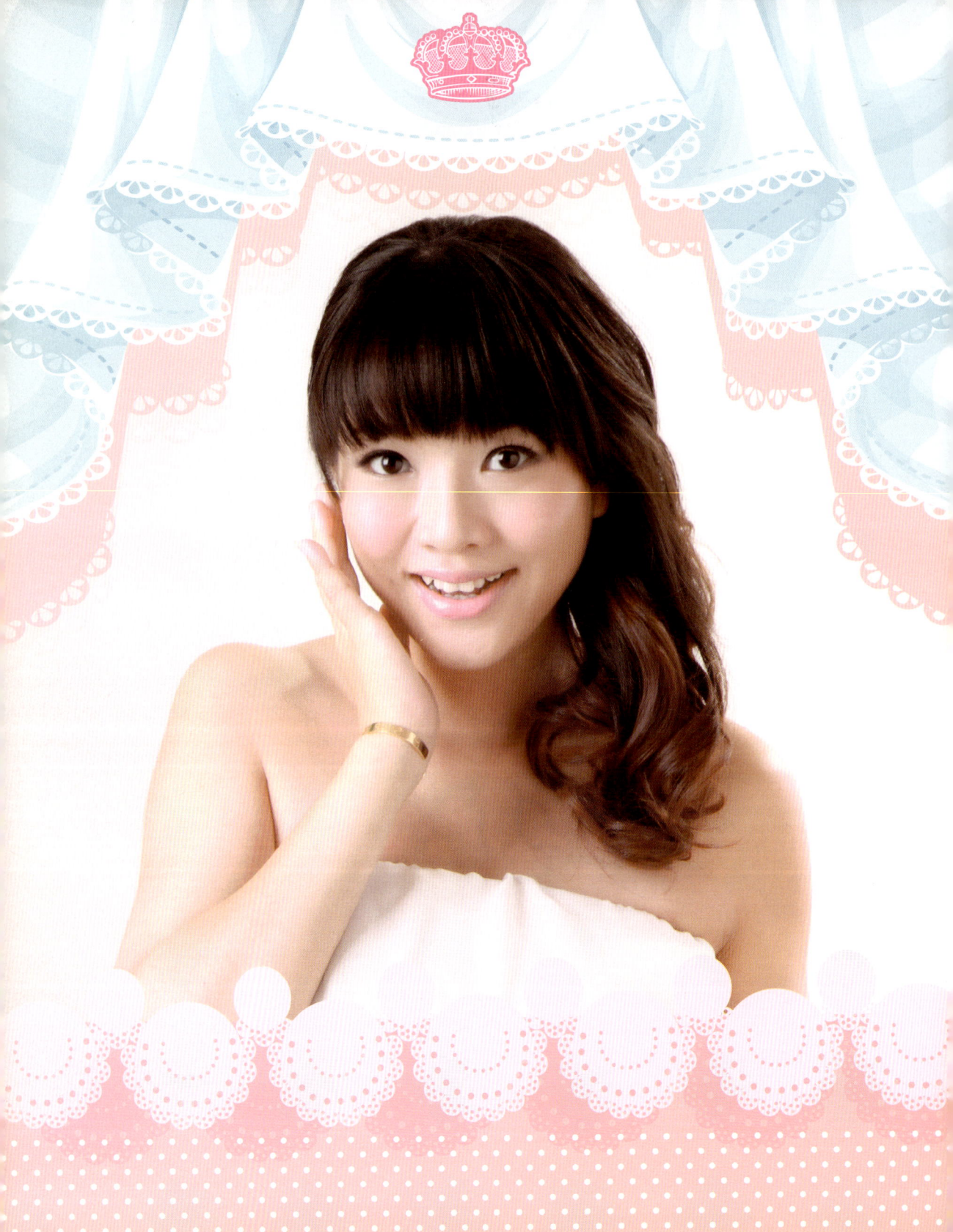

第二章
迎接分娩

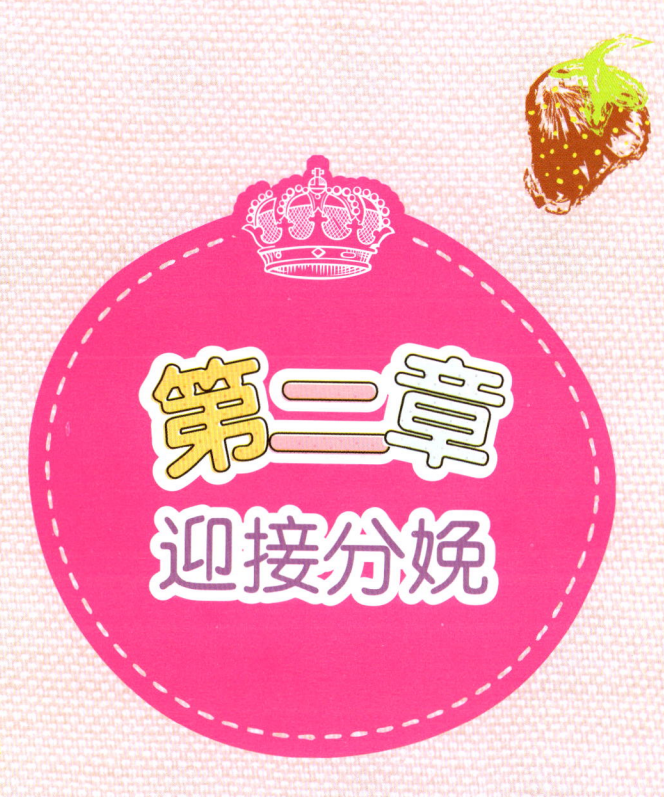
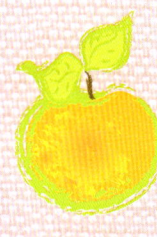

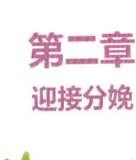

第二章 迎接分娩

01. 顺产、剖宫产

顺产

顺产是指在有安全保障的前提下，通常不加以人工干预手段，让胎儿经阴道娩出的分娩方式。顺产最基本的条件是决定分娩的三因素：产力、产道和胎儿均正常，且三者相适应。准妈妈在决定顺产时，应先了解预产期及分娩的全过程。

★ **顺产的优点和缺点**

优点

顺产的过程其实是帮助胎儿建立自主呼吸的过程。顺产也大大降低了感染、出血等并发症的概率，相对来说产后恢复期会相对缩短。

缺点

在胎儿经历产道的环节中，可能会发生意外状况。在女性经历了难熬的顺产后，阴道会受到不同程度的损伤。当然建议准妈妈不要盲目地因为害怕疼痛而选择剖宫产，如果自身及胎儿一切情况均正常，请首先考虑选择顺产。

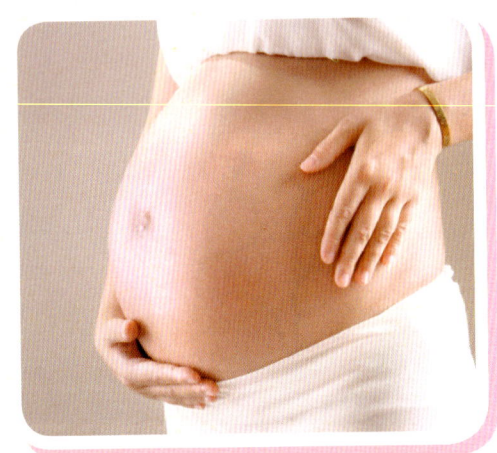

进入临产期，这意味着爱的结晶——可爱的宝宝就快要出生了，这时准妈妈心情与怀孕时候的感觉有很大的不同，所以请准妈妈做好身体上和心理上全方位的准备。

问 什么时间算是足月分娩？

答 "足月期"是指从妊娠期的第三十七周到第四十二周这一段时间。胎儿没有满37周就出生的情况叫做早产。这个时候的宝宝身体机能没有完全发育成熟，从母体出生后不能保持一个良好的稳定状态。胎儿在母体孕育42周之后出生的情况叫做过期产。

★ 顺产全过程

克服阵痛接受检查

进入产院以后首先要办理入院手续，通常入院手续要写入院申请书等必要的记录，但是在诊疗时间之外，如果阵痛十分强烈，可以先分娩后再办入院手续，但是都要有准妈妈家属签字是否同意在医院分娩。

检查后确定是否临产

入院后要做几项检查，是否有妊娠高血压综合征、胎位不正等症状。医生还会对准妈妈的体温、血压、脉搏、体重、腰围，还有尿检、血糖、蛋白含量、子宫口开合情况进行检查。

第一产程：子宫颈扩张期

是从有规律的子宫收缩起，至宫颈口完全扩张到10厘米，能使胎头娩出为止。这一过程对于准妈妈来说需要4～12小时。

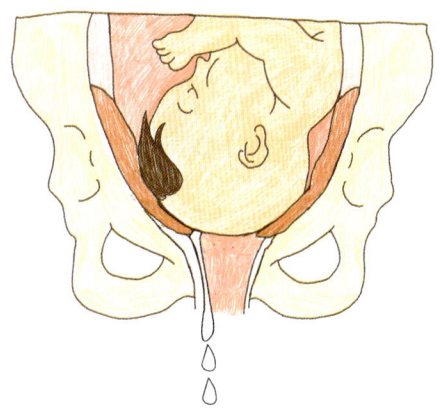

第一产程表现	从子宫有规律地收缩开始，到胎儿的头逐渐下降，直至露出阴道口，宣告小生命即将出世。一般准妈妈往往要经历12～14个小时的阵痛；有分娩经历的准妈妈因为子宫颈较松，容易扩张，需要6～8个小时。
第一产程应对策略	在这一阶段准妈妈要保持安静，尽量忍住疼痛，不要大喊大叫，白白消耗体力，可运用深呼吸，接着短而有力地哈气，再大大地吐出所有的气等呼吸方法缓解阵痛，或者接受亲人的安慰，聊聊天、听听音乐、想象宝宝的样子来转移注意力。如果把体力提前消耗掉，反而会减缓产程，疼痛也会变本加厉。

问 "宝宝入盆了还要多久才能生？"

答 这个可能没有明确的答复，有些胎儿入盆1周就生了，有些胎儿入盆1个月才生，也有些胎儿还没入盆就生了，耐心等待，听从医生的安排。

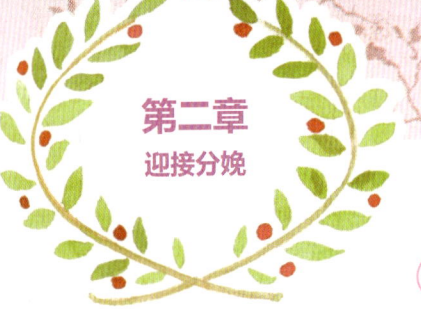

第二章
迎接分娩

第二产程：胎宝宝娩出期

从宫颈口开全至胎儿娩出为止。没有分娩经历的准妈妈这个过程要持续1~2个小时，有分娩经历的准妈妈可在1小时内完成。胎头移动到接近阴道口处，外阴和肛门部位由于胎头压迫骨盆底而显得膨胀。

第二产程表现	此时，子宫颈已扩大为能让胎儿完全通过的程度。随着胎头继续下降，胎膜开始破裂，羊水流出。子宫收缩已进展为每2~5分钟1次，收缩更为强烈，每次持续1分钟以上。由于胎头压迫到直肠和肛门，会产生向下憋气排便的感觉。
第二产程应对策略	由于宫缩变得频繁和腹压的增加，使产力大为增强。但待宫口全开，阴道口充分撑开时，宫缩疼痛减轻。当胎头的顶部可以看见时，助产士会告诉准妈妈不要太用力，因为如果胎头娩出太快，准妈妈会阴处的皮肤可能会撕裂，所以准妈妈应张开嘴"哈气"，使会阴肌肉充分扩张，再让胎头慢慢娩出。

第三产程：胎盘娩出期

是从胎儿娩出后到胎盘娩出为止。有分娩经历的准妈妈需10分钟到1.5小时。胎儿娩出后，仍会有宫缩促使胎盘娩出，只是这时的宫缩相对来说是无疼痛的。随后，医生会帮助准妈妈收拾整洁，如外阴有裂口，则会进行局部的缝合。

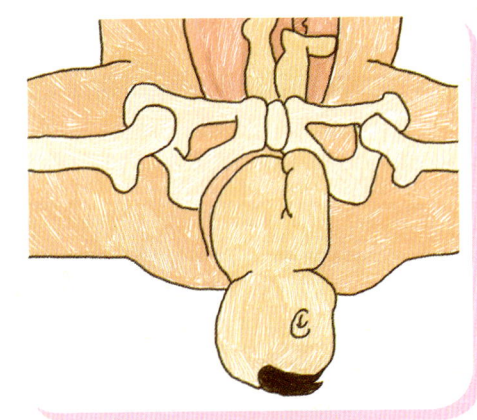

第三产程表现	胎儿娩出后，宫缩会有短暂停歇，准妈妈会感到轻松。大约相隔10分钟，又会出现宫缩，将胎盘及羊膜排出，整个分娩过程宣告结束。
第三产程应对策略	筋疲力尽的准妈妈要静静卧床休息，千万不要乱走乱动，以免引起感染。

★ 顺产的4种姿势

仰卧

准妈妈平躺在床上，两腿张开抬高，目前多采用此种分娩姿势。可依准妈妈需求，调整床头的倾斜高度。这种方式对真空吸引及对处理新生儿更方便，符合医务人员的需要。但仰卧分娩体位会使胎儿的重力失去原有的作用，导致产程延长，准妈妈容易乏力，也容易使准妈妈外阴部发生撕裂。

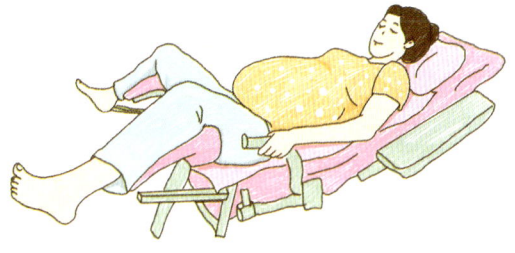

侧躺式

侧向躺着，蜷缩背部，陪产者可以帮忙把准妈妈的一只脚抬起。这种姿势所受重力作用虽然不大，但对于准妈妈来说是一种比较舒服的姿势。侧躺式能使会阴放松，减少静脉受压，防止仰卧可能引发的胎儿窘迫以及产后出血增多。但对医护人员而言，操作较为不便。

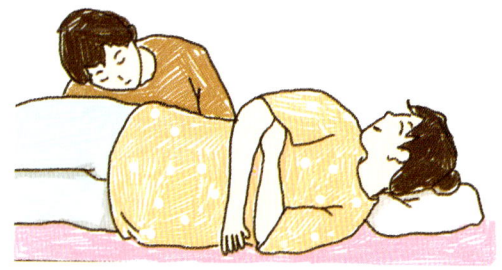

跪姿

跪姿的方式有很多，比如双手伸直，与膝盖放在同一平面上，将身体撑平，或将上半身垫高，可稍微运用到重力作用，还可以跪在床上，上半身直立与陪产者拥抱。跪姿可有效降低阴道撕裂或者进行会阴切开术的概率。有助于胎儿的顺利分娩。但准妈妈可能会比较累。可放些抱枕、靠垫在膝盖和手下面垫着。

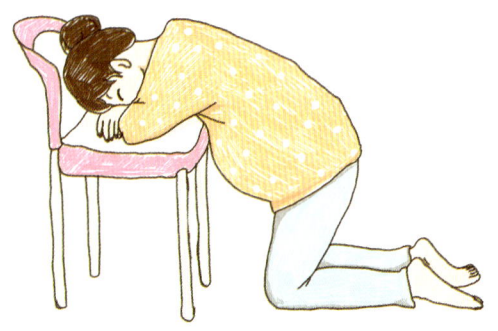

问 超声波显示我的羊水偏少，请问羊水偏少是不是不能自然分娩？

答 轻度羊水偏少一般不会影响自然分娩。羊水明显偏少时，经医生评估胎儿出生后可以很好地存活，可提前分娩，以免胎儿发生宫内窘迫。

第二章
迎接分娩

蹲姿

可以采用半蹲的姿势,并由陪产者搀扶。也可完全蹲下,但陪产者也须以跪姿协助支撑。或采取坐姿也可以。

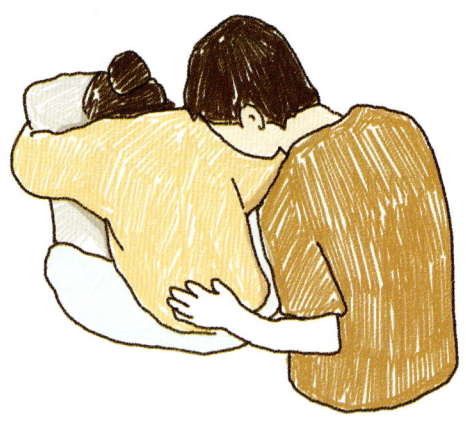

★ 顺产的术后调养

需在产房观察

当胎儿娩出后,妈妈可略休息3～5分钟,再轻微用力,使胎盘、脐带等全部娩出。分娩后仍需要在产房观察。

要好好休息

分娩产后体力消耗较大,准妈妈会感到疲倦,会不知不觉地感觉睡意袭来,这时要抓紧时间休息,宝宝出生后30分钟内就要第一次给宝宝喂母乳,同时跟宝宝进行皮肤接触。这有利于刺激乳腺分泌,对妈妈子宫的恢复很有好处。

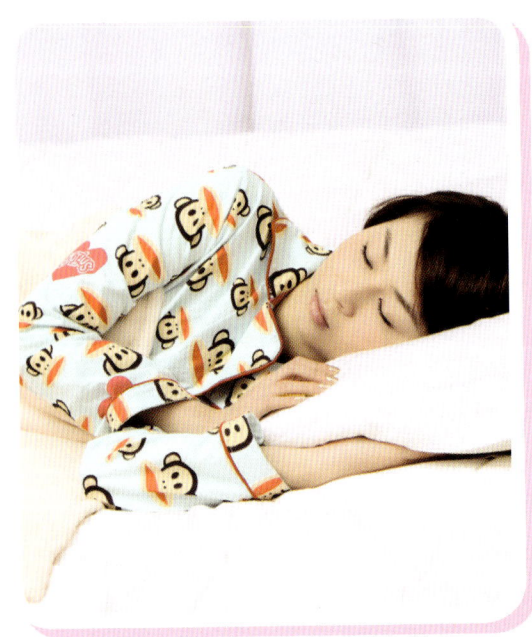

问 骨盆扁平能不能自然分娩?
答 骨盆测量值若跟正常值相差大,自然分娩肯定有很大风险,容易使宝宝缺氧或者挤压引起脑血肿,如果相差不多,也能够自然分娩。

注意观察出血情况

顺产后两小时内在分娩室观察，此期间最易出血，所以要特别注意，分娩后2～24小时要在病房观察，仍有出血可能，妈妈可自己按摩子宫，以减少出血。分娩当天会阴伤口和子宫收缩会引起疼痛，可采取仰卧位休息。

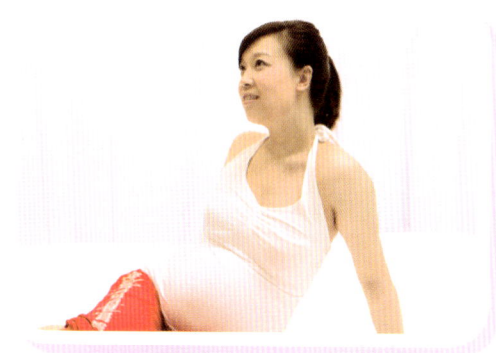

注意饮食

分娩过后会感到饥肠辘辘，身体比较虚弱，应补充一些有营养的食物。比如吃些既不刺激又容易消化的食物。如红糖小米粥、红枣大米粥、鸡汤馄饨、鸡汤面条、煮鸡蛋、蔬菜汤、豆腐汤等，有利于下奶。还要多吃新鲜蔬菜和水果，不仅增加维生素的摄入，而且对防止便秘也有帮助。剖宫产新妈妈的进食时间定在术后6～8小时，目的是避免准妈妈在麻醉期内，正常的生理反射恢复之前，发生呕吐或吸入性肺炎等。

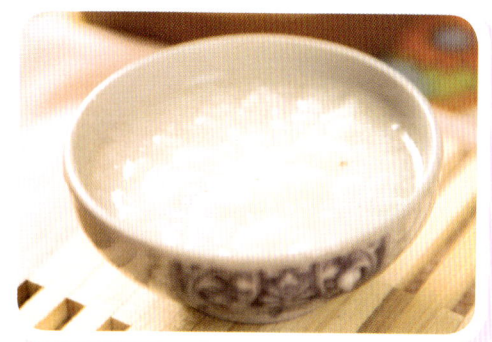

要及时排便

顺产的准妈妈，分娩后4小时就要排尿，产后6小时要再次排尿，24～48小时排便。顺产8～12小时即可下床活动，如翻身、抬腿、收腹、提肛等。

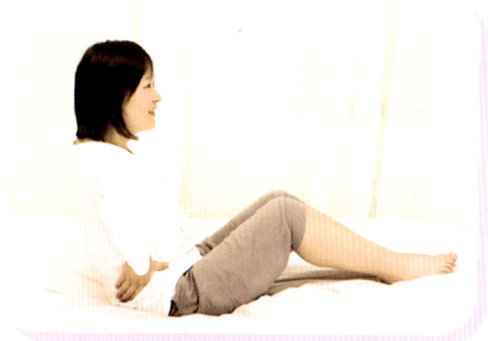

问 哪些情况必须进行剖宫产？

答 1.胎儿过大造成头盆不称，准妈妈骨盆狭小或畸形。2.胎儿宫内窘迫或产程延长。3.胎位异常（如胎儿臀位、横位）或胎盘早剥或前置胎盘、脐带脱垂。

第二章 迎接分娩

剖宫产

剖宫产是一种重要的助产手术。剖宫产就是剖开腹壁及子宫，取出胎儿。剖宫产有两种形式。一是计划内剖宫产，即准妈妈和医生事先已经决定了分娩方式，并且安排好了剖宫产的时间；还有一种形式属于急诊手术，就是当准妈妈用阴道分娩的方式无法把宝宝顺利生出来的时候，医生必须为准妈妈紧急采用剖宫产。剖宫产最大的优点是在有风险的时候，能够帮助宝宝和妈妈都平安。由于剖宫产是一种腹部大手术，所以，医生一定会结合准妈妈的情况，为准妈妈采取相应的麻醉镇痛方式。

★剖宫产的优点和缺点

优点

麻醉和手术过程不出意外的情况下都是很顺利的，疼痛相对较轻。并且，对于宫缩尚未开始的准妈妈来说，此时进行手术还可以免去遭受阵痛的难熬经历。

缺点

剖宫产容易引起其他并发症，剖宫产手术也增大了准妈妈感染的概率和出血量。术后疼痛也是一个漫长的过程，并且恢复期较长，会影响新妈妈进行母乳喂养。同时也会影响新生儿的免疫力、平衡力、辨别空间和方位的感知能力。

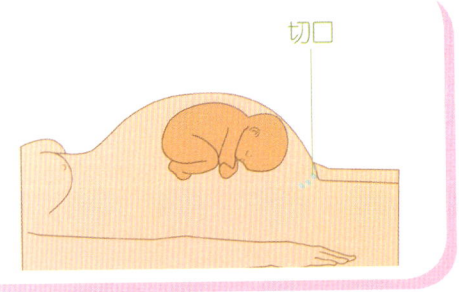

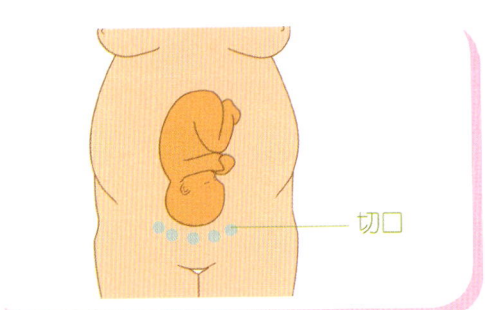

问 剖宫产手术前该怎么做？

答 剖宫产手术前一天在吃完晚饭后就不要再吃东西了。手术前6~8小时也不要喝水，以免麻醉后呕吐，引起误吸。手术前注意保持身体健康，避免患上呼吸道感染、感冒、发热等疾病。

★ 剖宫产全过程

术前检查

为了确保手术的安全性，进行剖宫产手术前要给准妈妈进行全身性的检查。剖宫产手术前，还需要按照医生说明签手术同意书，根据医院的要求不同，可能签字者不同，可以是本人或是家属。

术前麻醉和静脉注射

根据准妈妈情况的不同，医生会对准妈妈采取硬膜外麻醉，偶尔应用全身麻醉。静脉注射是手术前必须的程序，这样可以避免血糖突然降低导致准妈妈昏迷。手术过程中不能去厕所，所以要在尿道中插入导尿管导尿。

★ 剖宫产的术后调养

及时排泄

剖宫产后，由于伤口疼痛使腹部不敢用力，不能顺利排泄，易造成尿潴留和便秘，如果有痔疮，情况将会变得更加严重，因此术后新妈妈应按平时习惯及时排泄。

密切观察恶露

剖宫产会导致子宫出血较多，应注意阴道出血量，如发现阴道大量出血或卫生巾两小时内就湿透，且出血量超过月经量很多时，应及时通知医护人员。在正常情况下，恶露10天内会从暗红色变为淡黄色，分娩后两周变为白色，4～6周会排尽。

饮食保持清淡

剖宫产手术后6小时内因麻醉药效尚未消失，全身反应缓慢，为避免引起呛咳、呕吐，应暂时禁食，如果新妈妈确实口渴，可间隔一定时间饮少量温水。术后6小时，可进食流食，如熬得很浓的鸡、鸭、鱼、骨头汤等。

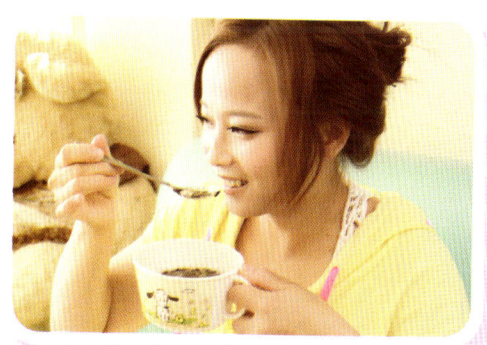

问 剖宫产手术是怎么进行的？

答 下腹会被清洗消毒，插入导尿管，然后进行麻醉。医生会在下腹壁下垂的褶皱处切开一个水平方向的切口，切口会到达子宫壁上，羊膜被打开后吸出羊水，宝宝就可以被取出来了。有时医生为了帮助宝宝娩出，会用手掌压迫准妈妈的下腹部。

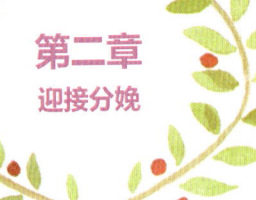

第二章 迎接分娩

02. 阵痛：进入分娩倒计时

阵痛的表现有哪些

准妈妈要了解产生阵痛的原因，就会理解阵痛的时候不仅仅会感觉到腹部的疼痛。由于子宫收缩，因此连带腰部、臀部、脚后跟都会有压迫的疼痛感，子宫口和阴道也会有拉伸的疼痛。随着阵痛的开始全身会感觉到越来越疼，因此要尽量放松自己的身体。

★ **阵痛的特征**

1. 时间间隔有规律。
2. 阵痛发生的时间间隔逐渐变短。
3. 腹痛，少数人觉得腰酸。

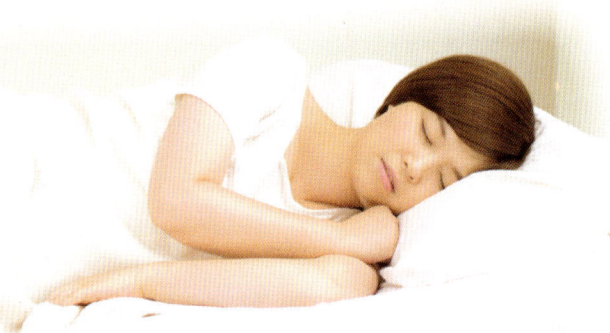

★ **阵痛到底什么样**

疼痛类型	表现
全身疼痛	由于胎儿挤压引起子宫收缩，全身都会感觉疼痛。
拉伸的疼痛	胎儿要出生的时候，子宫肌肉、阴道和会阴处等软产道被拉伸，能够感觉组织和皮肤被拉伸的疼痛。
压迫的疼痛	骨盆的神经被胎儿的头压迫着。腰、臀部、脚后跟都非常痛。

★ 真假阵痛的分辨方法

除了区分真假阵痛的特点之外，还有一种简单的方法：准妈妈躺在温水的浴缸里，假性阵痛会在水中停止，而真正的分娩阵痛则会变得更加强烈。

真性阵痛	有规律，每5分钟会收缩一次，每次收缩超过50秒钟，愈来愈痛，整个子宫疼痛。
假性阵痛	无规律，频率和维持的时间都不规律，会因为休息或改变姿势而缓解，子宫局部疼痛。

阵痛之后如何应对

如果准妈妈感觉到宫缩，先不要慌忙去医院，可以拿出表监测一下宫缩的间隔时间，如果不规律或是虽然规律但间隔很长，那么说明距离分娩还有一段时间，可以自己在家休息，等阵痛达到至少10分钟一次的时候再入院待产。在家休息的时候无需一直卧床，也可以下床走动，只要注意不做剧烈运动就没有关系。像散步这样轻微的活动还是可以做的，不过最好有家人的陪伴，防止突然情况。

阵痛的间隔时间	一天数次阵痛 每隔1小时阵痛1次 每隔20~30分钟阵痛1次 每隔10~15分钟阵痛1次
准备工作	必须引起注意，强烈地痛起来了，忍耐吧。 必须立即住院，如果有破水现象应平躺入院。 1.如方便，可洗澡洗头。 2.准备好待产包。 3.可能会见红，疼痛既强烈，持续时间又冗长。 4.联系好住院需要用的车子，做好准备。 5.做好住院的准备，如在1小时行程之内，就不必惊慌。 6.在疼痛间隙，可吃些有营养、易消化的食品。

第二章 迎接分娩

03. 见红：分娩越来越近了

见红到底是什么样

胎儿在腹部有了动静，想要挣扎着脱离母体，裹着胎儿的羊膜摩擦着子宫的内壁，摩擦会导致子宫内壁破裂出血，这就是常说的"见红"。这时候出的血是有黏性的，很容易和非正常出血分别出来。

一般颜色是红色或者是桃红色。流出后一小段时间会呈现出茶褐色和黑红色。附着在内裤上，与月经非常相近，但因人而异。在分娩过程中，阵痛和见红是不可避免的。

★ 出血和见红的区别

见红和一般的出血是不同的，它混合着血液，待产的准妈妈看到血后心跳马上就会加快，情绪也会紧张。要尽量保持沉着，无论什么时候见红都会有阵痛伴随而来，所以要尽快地联系家人或者附近的医院。

是否能马上止住	出血后1~2天内还没有停止，就要尽早去医院做检查。
出血量是否很多	如果比月经3/4出血量多，并且用卫生巾的量比平时多的话，就要马上和医院联系。
是否疼痛	见红时流出的血混合着黏液，而出血不混合黏液。
是否能马上止住	如果疼痛十分强烈，可能有特殊情况，马上去医院检查。

问 怀孕38周，有褐色分泌物，肚子发硬，要马上到医院吗？

答 这是一种产兆，医学上叫见红，如果是第一胎无须那么快去医院，注意观察即可；肚子硬是宫缩造成的，如有异常，就需要马上就医。

产后坐月子42天

★ 见红的特征

1. 茶褐色、粉红色、红色都是可能出现的颜色。
2. 出血量明显比生理期的出血量少。
3. 一般在阵痛前 24 小时出现，但因人而异，也有在 1 周前就反复出现见红的情况。
4. 混合着黏液流出，质地黏稠。

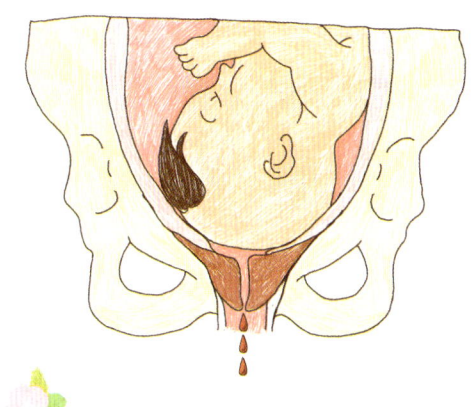

见红之后如何应对

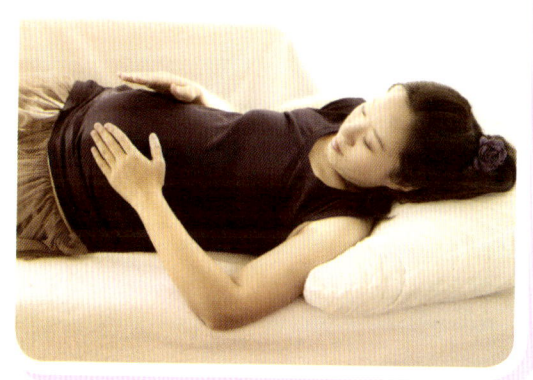

因为子宫收缩，胎儿的头开始下坠入盆，胎膜和子宫壁逐渐分离摩擦就会引起血管破裂而出血，这就是俗称的见红。通常是粉红色或是褐色的黏稠液体，或是分泌物中的血丝。一般见红在阵痛前的 24 小时出现，但也有在分娩前几天甚至 1 周前就反复出现见红。

如果只是淡淡的血丝，量也不多，可以留在家里观察，平时注意不要太过操劳，避免剧烈运动就可以了。如果流出鲜血，超过生理期的出血量，或者伴有腹痛的感觉，就要马上入院就诊。

问 产前一定会见红吗？

答 见红并不是一定会出现，因人而异。快临产是要看宫缩与开指状况，更重要的是羊水有没有破。

第二章 迎接分娩

04. 破水：随时迎接分娩

破水的表现有哪些

破水前一般没有症状，少数人可能会有宫缩或腹痛，但很难预知。暂时还没有有效的预防措施，在临近分娩时不要做重活或是剧烈运动，尽量避免下蹲，防止外力对腹部的伤害。平时注意临产征兆，勤做体检，和医生随时保持联系。

★ 破水的特征

1. 无色透明，可能含有胎脂等漂浮物。
2. 感觉到热的液体从阴道流出。
3. 无意识，不能控制，持续性。

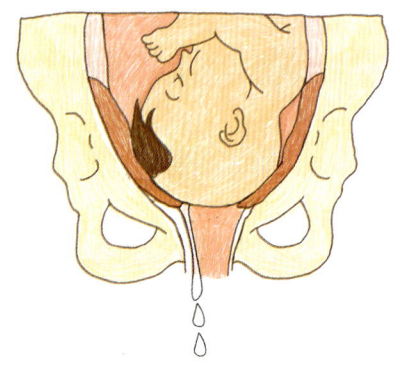

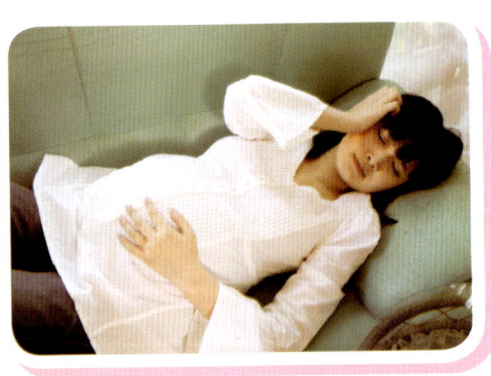

★ 什么有可能导致早期破水

胎位不正、妇科炎症、外部伤害等都可能引起早期破水。对于有这些疾病的准妈妈来说，需要在日常生活中注意安全，做好应对的措施。

问 破水后能洗澡吗？

答 破水后要做的事情是用纸巾、干毛巾清洁流出来的羊水，量多的时候用浴巾缠住腿部，以免弄脏衣物。

★ 破水和漏尿有什么区别

如果是漏尿的话，基本上自己可以控制尿的流出，但是羊水流出是无意识，不能控制，并且是持续性的。破水和漏尿的区别如下表。

压迫肛门	用力地去压迫肛门附近，能够停止的就是尿液，不能够停止的就是羊水。
身体动静	羊水会自动流出，若收缩阴道，能够停止的就是尿液，否则就是羊水。
颜色	羊水的颜色是透明的，混合着见红，呈现出粉色（羊水有时混合着绿色，必须马上与医院联系）。
味道	尿液有一种氨水的臭味，羊水没有味道。

破水之后怎么办

★ 保持清洁

破水即使在夜间发生，也要及时和医院取得联系，说明自己的情况之后，遵照医生的嘱咐，采取措施，当医生断定让自己去医院时，要在家人的帮助下去医院。在电话中要讲清楚的事情：妊娠的时间，有无阵痛，阵痛间隔及破水的情况、颜色，有无血丝并咨询医生这个时候怎么做。

★ 联系医院

身体的移动会使羊水不断地涌出，去医院的时候尽量不要走动，即使准妈妈所在的位置离医院非常近，也尽量乘车过去。

★ 不要慌乱

慌乱中容易出错，一定要告诉自己，"破水是分娩必须经历的过程之一，我一定能行！"每个人的情况是不一样的，在什么时间破水，因人而异，因此不用慌张。

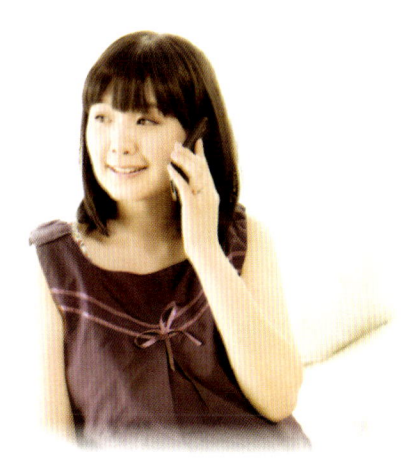

第二章 迎接分娩

05. 预防早产、难产

早产的原因

★ 疾病原因

准妈妈有慢性病、急性传染病等后遗症者，例如：肾脏、心脏、肝脏等疾病和原发性高血压病；子宫畸形、胎膜早破、阴道感染、产前出血等。

★ 营养不良

严重贫血的准妈妈由于无法供足氧气给子宫和胎盘，是很容易出现早产的。营养不良的准妈妈，特别是严重缺乏蛋白质、维生素E、叶酸的准妈妈容易早产。

★ 胎儿的异常

有多胞胎或羊水过多等因素容易导致早产。如果出现胎儿畸形、前置胎盘、胎盘过早剥离和功能不全等现象，应及时采取救助措施。

★ 有流产史

准妈妈有过流产史，尤其是在怀孕后期自然流产，或者是人工流产。特别是流产后不足一年又再次怀孕，对准妈妈影响最大。因为流产对宫颈均有不同程度的损伤，还会导致宫颈机能不全，这样就更加促使早产率升高。

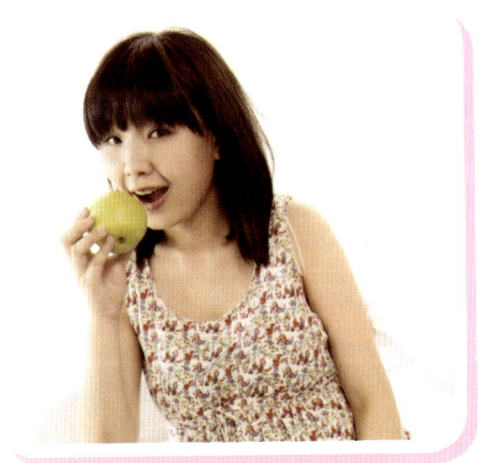

问 出现早产征兆怎么办？

答 一旦出现早产迹象应马上卧床休息，并且取左侧位以增加子宫胎盘供血量；有条件的应住院保胎。

预防早产的措施

★ 保持好心情

对于健康的准妈妈来说,心情焦虑、心理压力大是导致早产的直接原因。因此如果感到不安、焦躁,就要多和家人沟通,或者在适当的情况下去散散心,调整一下自己的心情,多想积极乐观的事情;如果自己应付不了,可以找家人或朋友聊聊。

★ 防治感染

产道感染是导致流产的主要原因之一。当产道感染时,细菌和毒素会入侵到绒毛膜羊膜内,从而刺激蜕膜细胞产生细胞毒素和前列腺素,这两种"杀手"就会导致早产。所以怀孕期间准妈妈必须加强清洁产道。另外,妊娠后期要绝对禁止性生活。

★ 拒绝烟酒

妊娠期间,准妈妈一定要像拒绝毒品一样拒绝一切烟酒,因为烟酒不仅对胎儿有严重的伤害,甚至会造成胎儿疾患或早产的后果。

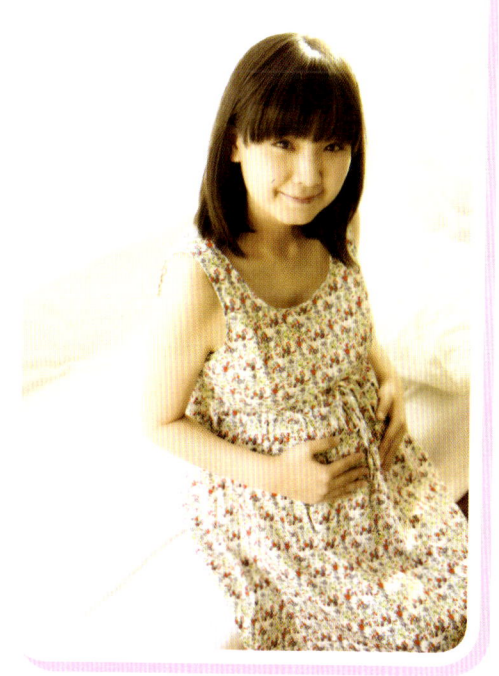

★ 定期检查

定期检查的好处就是有问题早发现、早解决,时刻把胎儿和准妈妈的健康放在第一位。

问 哪些食物容易导致早产?

答 山楂、桂圆,还有螃蟹都不能吃,山楂会引起子宫收缩,引起滑胎或早产;桂圆性热,极容易上火,准妈妈吃后不仅会增添胎热,甚至会引起早产或流产;螃蟹有活血化淤的功效,很容易引起流产。

第二章
迎接分娩

导致难产的因素

★ 胎儿过大

准妈妈要学会控制胎儿的体重,尤其要提醒患有糖尿病或妊娠糖尿病的准妈妈,更要多加注意控制,患有糖尿病的准妈妈胎儿体重容易过大。

★ 胎位不正

准妈妈请放心,一部分胎位不正的情况可以通过超声波检查从而筛查出来,而另一部分胎位不正,则要在待产过程中通过内诊来检查发现。

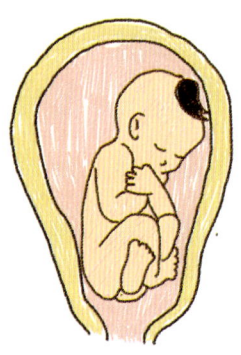 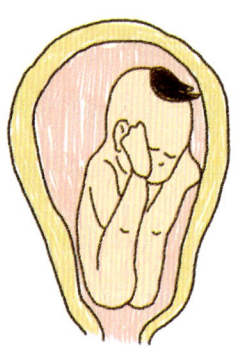 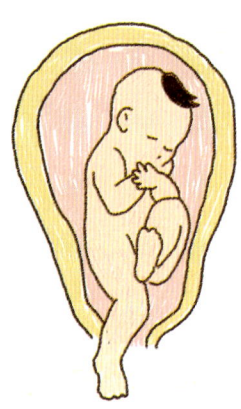 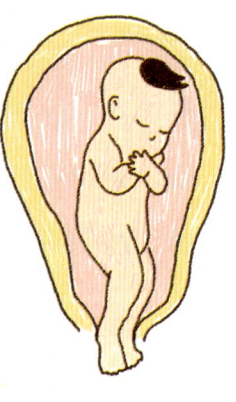

★ 心情焦虑

准妈妈要学会克服分娩的恐惧心理,紧张的情绪也会导致难产。坚定信心,用积极的态度等待临产吧!

★ 难产可以预防

除了患病的情况,在妊娠期间注意合理补充和调节摄入的营养,给胎儿提供健康的生长环境,结合适量的运动来锻炼身体,都可以顺利避开这些难题。所以准妈妈不要因为了解"难产"这个名词而产生心理负担而影响妊娠情绪,在精神上增加负担反而会提升难产的概率。

06. 入院时机与临产准备

入院前的准备

入院前的准备包括怀孕晚期的健康检查、心理上的准备和物质上的准备。一切准备的目的都是希望母婴平安,所以,准备的过程也是对准妈妈的安慰。如果准妈妈了解到家人及医生为自己做了大量的工作,并且对意外情况也有方式应对,那么,准妈妈的心中就应该有底了。怀孕晚期,特别是临近预产期时,丈夫应留在家中,使妻子心中有所依托。

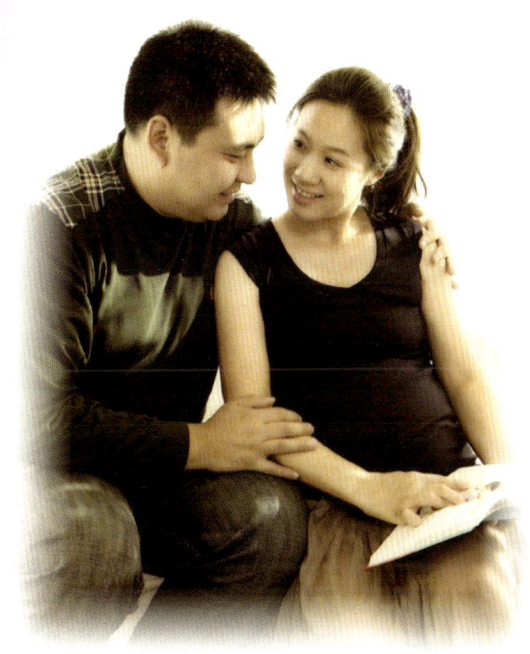

核实入院待产包清单

★ 准妈妈的用品

准妈妈必备钱物	
现金和医保卡	自然分娩费用在2000元左右,剖宫产费用在5000~15000元,为应急所需,可以多准备1000元钱;如果有医保卡,准妈妈要记得携带。
检查单据	超声波、心电图等怀孕期间的全部检查单据。便于医护人员了解准妈妈的身体、胎盘功能及胎儿宫内情况,以提前做好应对各种突发情况的准备。
证件	夫妻双方身份证、户口簿、结婚证以及宝宝的准生证等。

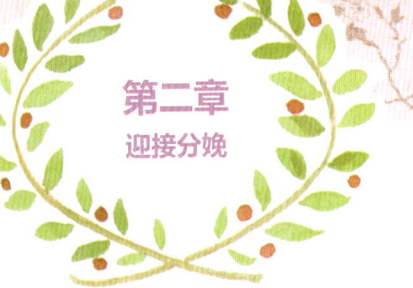

第二章
迎接分娩

必备生活用品

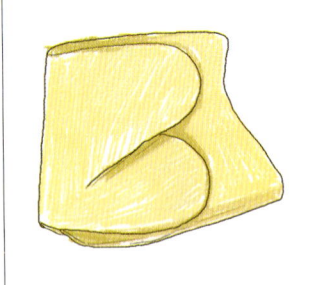

洗漱用品	牙刷、牙膏、毛巾、脸盆、水杯等。
衣服及帽子	出院时穿戴。
拖鞋	选一双舒适的鞋子,在分娩后方便穿。
收腹带	如果是剖宫产,为避免伤口疼痛,可以准备一条收腹带,帮助收缩腹部。
吸管	方便饮水。

必备哺乳用品

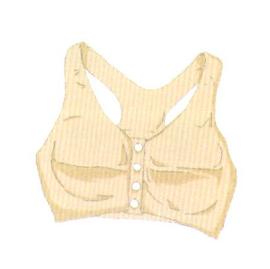

哺乳衫	前开襟的衣服,方便妈妈喂奶。
哺乳文胸	全棉无钢架设计,预防乳房下垂。
乳垫	至少准备两对,以便换洗。可以吸收溢出的奶汁。
靠垫	妈妈靠在上面喂奶,感觉更舒服。
消毒湿巾	在母乳喂养前后,用消毒湿巾清洁乳房、乳头。

必备卫生用品

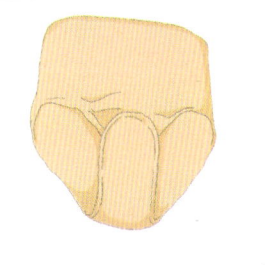

内裤	带3~4条透气性好的纯棉内裤,因产后有血性分泌物,也就是所说的恶露,很容易弄脏内裤,为保持外阴、阴道清洁,内裤要常换常洗。
新妈妈专用卫生巾	应对恶露,卫生巾也是必不可少的,并且要选择新妈妈专用卫生巾。

必备营养品

水	在分娩前的宫缩间隙,准妈妈可以喝水减轻痛苦、保持体力。
巧克力	在分娩时食用,当宫口全开时吃,能补充热量,维持分娩体力。
红糖	分娩后,马上喝一杯红糖水,可以帮助恢复力气,还能增加奶水。
流质食物	吃些清淡的稀饭、面条和煲汤,能帮助下奶;摄食新鲜水果,利于产后排便的。

★ **宝宝的用品**

宝宝必备生活用品

小棉褥子	用来包裹宝宝,由于宝宝小,不能用大褥子。
软头匙	如果没有母乳喂养的禁忌证,只是暂时母乳少,就不要用奶瓶喂宝宝,因为奶瓶好吸吮,宝宝吃了后就不喜欢费力吸妈妈的乳头了,建议用婴儿专用的软头匙喂宝宝。
尿布	将一些全棉的秋衣秋裤消毒干净,剪成小块儿,用作宝宝的小尿布,或选择有质量保证的纸尿裤。
护臀霜	防止宝宝尿布湿疹。
婴儿服	全棉、不带翻领的婴儿服,保暖并保护肌肤。
洗护用品	沐浴液、洗发液、爽身粉、润肤油,清洁、保护和滋润宝宝皮肤。另外,带上吸奶器、海绵奶嘴刷或医用纱布等备用。

问 剖宫产手术前后要为准妈妈准备些什么食物?

第二章
迎接分娩

宝宝的必备喂养用品

配方奶、奶瓶	患有肝炎、贫血、肺结核等不适合母乳喂养的新妈妈,需要给宝宝喂配方奶,要先准备好奶瓶、奶嘴。
奶嘴	吸吮是宝宝发育过程中的重要部分,因此一个质量良好、适合宝宝的奶嘴,不仅是宝宝最佳的亲密伙伴,更是影响日后牙齿排列的重要条件。奶嘴的软硬度要适中,材质最好是硅胶的,因为硅胶的性能比较稳定,耐热性强、弹性好、不易老化,并且硅胶奶嘴更接近妈妈的乳头,宝宝比较容易接受。
奶瓶刷	一大一小两个刷子,刷奶瓶以消毒。
奶瓶夹	消毒时用来夹取奶嘴和奶瓶。
消毒器具	家用的消毒柜就可以,臭氧、红外线和高温可分别使用,需要煮沸消毒的器具也可以用家里的锅,但要保证是宝宝专用的。
温奶器	作用不是很大,热水泡奶瓶也很方便。

通知亲人和朋友陪护

将自己的预计入院时间告诉亲人和朋友,如丈夫、双方的父母、自己的好朋友等。入院之前一定要联系他们,请他们帮忙照顾或陪护。

问 紧张会造成难产吗?

答 临产时,若准妈妈神经过度紧张,尤其不吃、不喝、不睡时,必然会导致其神经、内分泌功能紊乱。因此失控的子宫收缩也可能出现异常,从而造成难产。

选择好入院时机

★ 正常情况无须提前入院

毫无疑问，临产时身在医院是最保险的办法。但是，提早入院等待时间太长也不一定就好。首先，医疗设置的配备是有限的，如果每个准妈妈都提前入院，医院不可能像家中那样舒适、安静和方便；其次，准妈妈入院后较长时间不临产，会有一种紧迫感，尤其看到后入院者已经分娩，对准妈妈也是一种刺激。另外，产科病房内的每一件事都可能影响准妈妈的情绪，这种影响有时候并不十分有利。

所以，准妈妈应稳定情绪，保持平和的心绪，安心等待分娩时刻的到来。如果医生告知可以不用去医院，那么准妈妈不要提前入院等待。

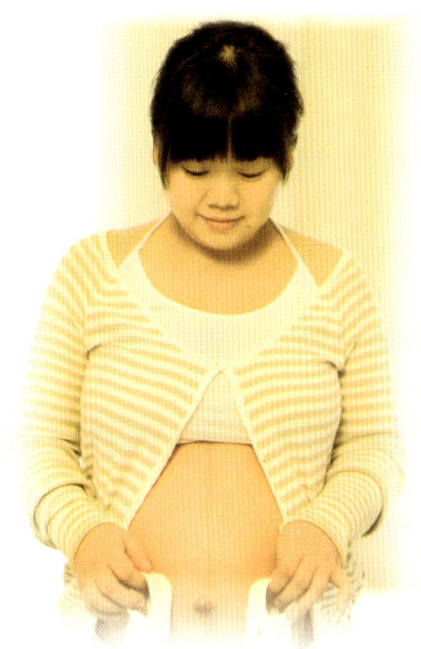

★ 这些情况应该提前入院

1. 过去有不良分娩史、早产、死胎、死产、新生儿死亡等。
2. 多胎妊娠，即一次妊娠同时有两个或两个以上胎儿。
3. 估计分娩有异常的准妈妈，如头盆不称、臀位、横位以及有剖宫产史的准妈妈。
4. 妊娠中发生病理变化，如妊娠高血压综合征、前置胎盘、胎盘早期剥离、羊水过多等。
5. 婚后多年初孕、高龄初产、不孕经治疗后才妊娠者。
6. 准妈妈原有严重疾病、心脏病、肾炎、原发性高血压、结核病、血液病、肝炎等。
7. 妊娠期合并其他疾病，如风湿性心脏病、病毒性肝炎、甲状腺功能亢进、缺铁性贫血等。

问 孕前做手术会影响分娩吗？

答 会有影响。做过孕前手术的准妈妈应警惕子宫破裂，在足月时应考虑选择剖宫产的分娩方式。

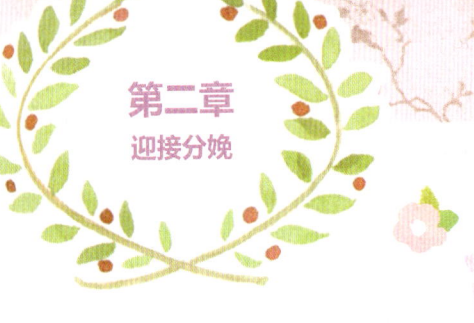

第二章 迎接分娩

07. 分娩后新妈妈的调养

新妈妈辛苦了

妈妈的分娩工作已经圆满完成了，但在分娩后的24小时内是新妈妈的关键时期，一定要多加注意，确保妈妈的安全。

★ **体温有所升高**

在刚分娩后的24小时内，妈妈的体温会略有升高，一般不超过38℃。24小时以后，妈妈体温大多会恢复到正常范围内。由于子宫胎盘循环的停止和卧床休息，妈妈脉搏略为缓慢，60～70次／分钟；呼吸14～16次／分钟；血压平稳，变化不大。

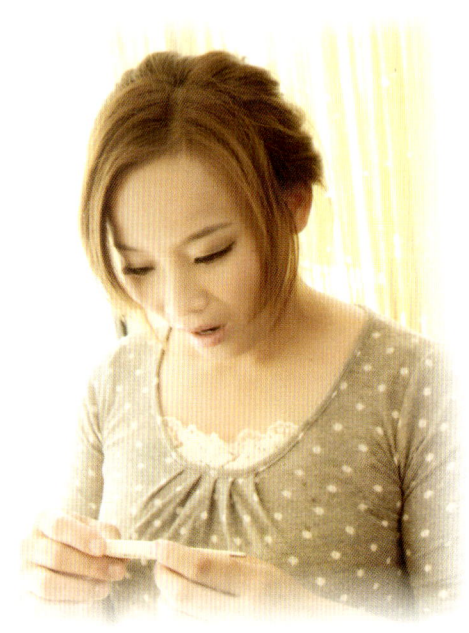

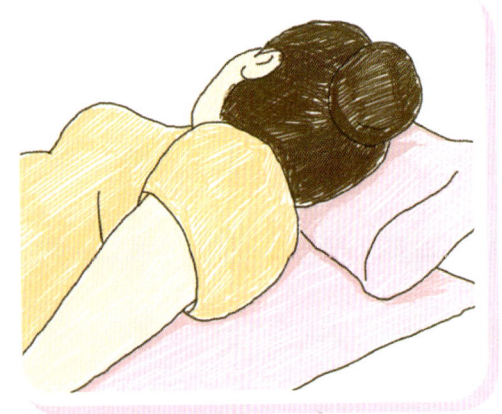

★ **产后宫缩痛**

分娩后疼痛会逐渐消失，但妈妈会因为宫缩的习惯性而引起下腹部阵发性疼痛，这叫做"产后宫缩痛"，一般在2～3天后会自然消失。分娩后第一天，子宫底大约在平脐或脐下一指，子宫大约在产后10天回复到骨盆腔内。

★ 恢复自行排尿

自然分娩的妈妈，分娩后8～12小时可自行如厕排尿，少数妈妈由于膀胱长期受压及会阴部疼痛反射导致排尿困难。如果妈妈8小时以上仍不能自然排尿，应进行导尿。进行剖宫产的妈妈导尿管一般在术后24～48小时后拔掉，导尿管拔掉后，应尽量自行排尿。

★ 注意会阴卫生

产后24小时内若感到会阴部或肛门有下坠的不适感、疼痛感，应请医生诊治，以防感染和血肿发生。在生活中注意会阴部卫生，分娩后每日分两次用药液清洗，使用无菌卫生巾当会阴垫，并及时更换。

尽早开奶

★ 喂奶的频率

分娩30分钟后就可以让宝宝吸吮乳头，哺乳时间以5～10分钟为宜。产后第一天可以每1～3小时哺乳1次。妈妈也不一定必须严格遵守，还可以根据宝宝的需求以及妈妈感到奶胀的情况来自行掌握哺乳的时间和频率。

★ 喂奶的姿势

分娩30分钟后就可以让宝宝吸吮乳头，这样可以尽早建立催乳和排乳反射，促进乳汁分泌，有利于子宫收缩。产后第一天，妈妈身体虚弱、伤口疼痛，可选用侧卧位哺乳。不要忘了每次哺乳后将宝宝抱起轻拍几下，以防吐奶。

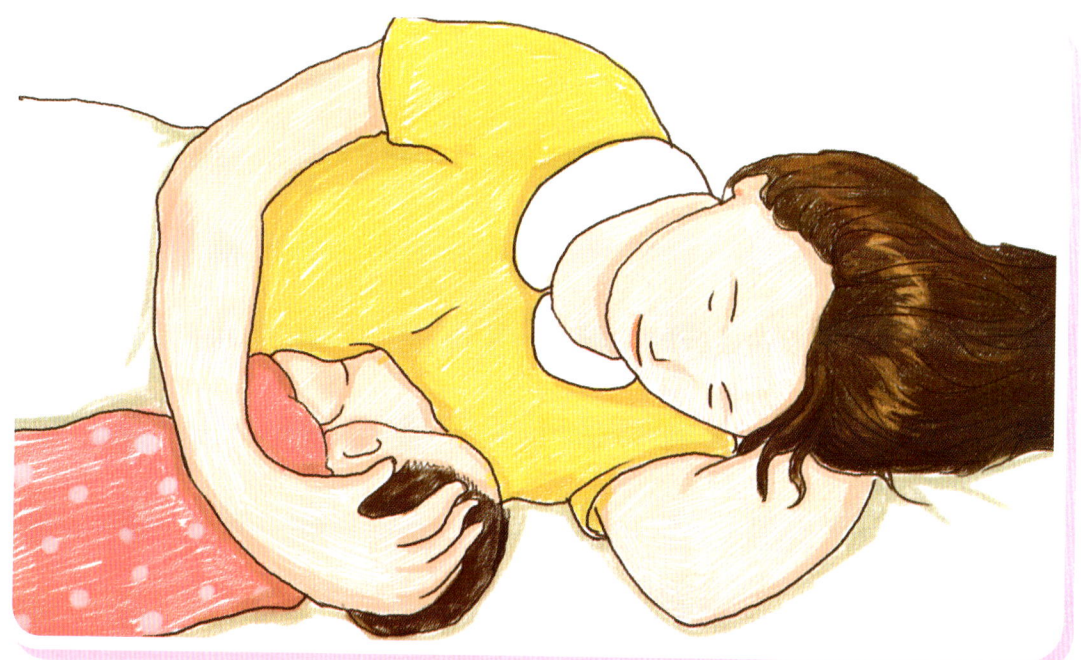

第二章 迎接分娩

分娩后怎么吃

即使是平时健康的女性,在分娩后也会消耗大量精力和体力,因此产后要及时调理饮食,加强营养是分娩后的第一要事。

必备生活用品	
清淡易消化	原则上妈妈在24小时内可以吃些简单的、没有刺激性的食物。以易消化的清淡流食或半流食为主,如红糖水、蛋汤、米汤、小米粥、藕粉等都是不错的选择,可以很好地帮助恢复体力。
少食多餐	应以少食多餐为原则,在原来一日三餐的基础上加上早点、午餐和晚餐,减轻肠胃负担。
多喝水	由于血液的大量流失,妈妈在24小时内要充分补充水分。顺产的妈妈从分娩当天就可通过多补充些液体并吃些青菜和水果来改善便秘现象。
营养下奶的食物	为满足哺乳的需要,妈妈在分娩后可以吃些下奶的食物,如鸡汤、排骨汤、鱼汤等,满足宝宝的需要。不过一定要把汤里的浮油弃去,以免使乳汁含脂过高,引起宝宝腹泻。
切忌生冷刺激	对于生冷、辛辣食品一定要放在妈妈禁忌之列,一些豆浆等胀气食品也不宜多食用。

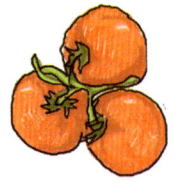 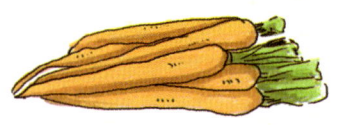 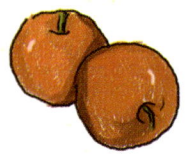

问 分娩后可以立即进补吗?

答 这是不正确的做法。新妈妈的身体仍处在极度虚弱的状态,同时肠胃的蠕动也较差,对食物的消化与营养的吸收功能尚未恢复,此刻若立即进补,不但会造成肠胃负担,还容易延长恶露排出时间。

适当运动，恢复体力

顺产的妈妈，在产后6～12个小时就可以起床进行轻微活动，恢复体力了。而做剖宫产和会阴侧切术的妈妈，下床时间就要延长了。新妈妈进行轻微的活动，多翻身，促进肠蠕动功能恢复和子宫复位，尽早排气，消除腹胀，还可避免术后肠粘连及血栓性静脉炎。下面介绍一套24小时内的保健运动，以帮助新妈妈尽早恢复体力。

★ 颈部运动

仰卧，双手放于脑后，肩着地，只是颈部向上弯曲。复原，颈部向右转，然后再向左转。

★ 手指屈伸运动

从拇指开始，依次握起，然后再从小指依次展开。坚持双手展开、握起，展开、握起，反复进行，恢复手指的灵活性。

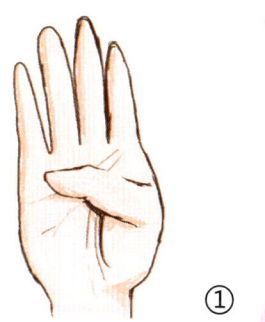
①

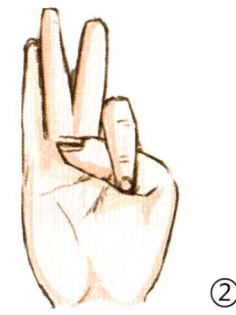
②

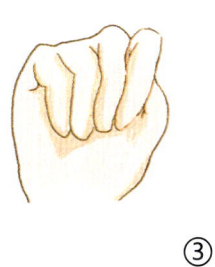
③

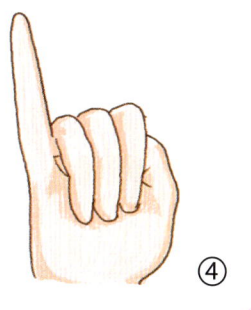
④

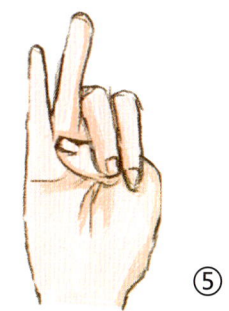
⑤

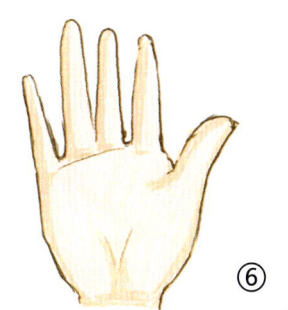
⑥

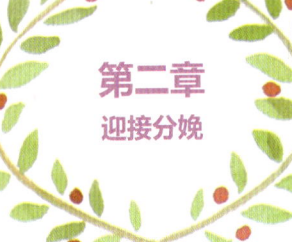

第二章
迎接分娩

★ 脚部运动

脚掌相对,脚尖向内侧弯曲,再向外翻。然后并拢双脚,脚尖前伸。大腿肌肉紧绷,向后弯脚踝。呼吸两次后,放松。双脚并拢,右脚尖前伸,左脚踝后弯,左右交替练习。

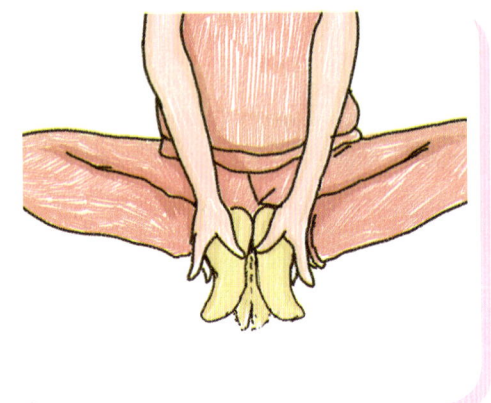
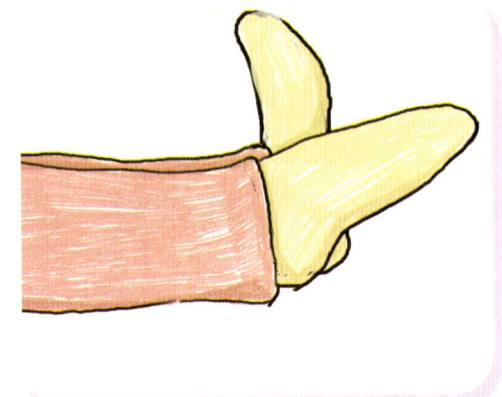

★ 背部伸展运动

双手握住,伸直胳膊至耳旁,向前水平伸展,背部用力后拽。双臂后拽的同时紧贴耳朵,双手掌压紧,坚持5秒钟,放松。然后双手在前相握,手掌向外,同样向前伸展,握掌,坚持5秒,放松。

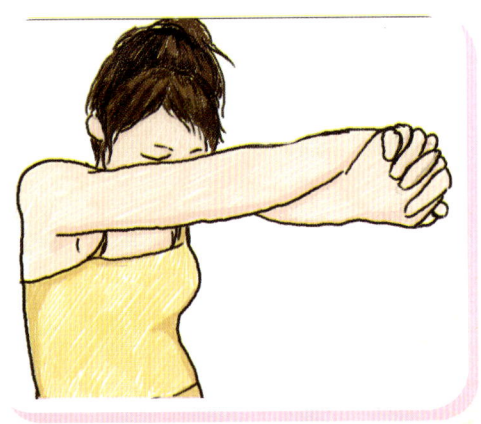
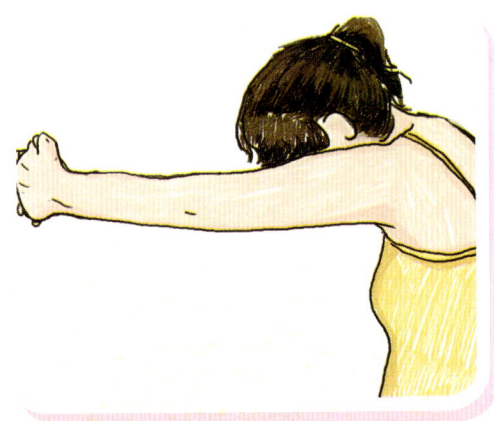

新生儿的应急处理

刚娩出的新生儿必须进行检查和处置,首先接受医护人员的快速检查,根据新生儿的身体状况,再进行适当处置。决定是否从产房转到妈妈的身边。

★ 吸出宝宝嘴和鼻子里的异物

新生儿的肺部在经过产道时受到压迫,这时母体内积存的异物持续进入新生儿的口腔和鼻腔,因此,宝宝一出生就要将口腔和鼻腔内部的羊水吸出来,清理新生儿喉咙和支气管内的异物,新生儿开始正常呼吸。

★ 剪短脐带

将出生时剪长的脐带重新剪短为3~4厘米长,然后用塑料夹子夹住脐带的末端。

★ 洗澡、点眼

应急处置后,要给新生儿洗澡,洗净身上的血迹。如果妈妈的产道中有细菌感染,有可能也会传染给新生儿。作为预防措施,对于刚出生的新生儿,要进行点眼。

★ 戴铭牌

新生儿的铭牌上写有妈妈姓名、出生时间、身高、体重,确定宝宝的身份。

★ 留脚印

脚印是宝宝来到这个世界上的第一个印记,给宝宝留好脚印很有纪念意义。新生儿在接受最基本的应急处置后,还需接受几项检查,确定新生儿的健康状况。

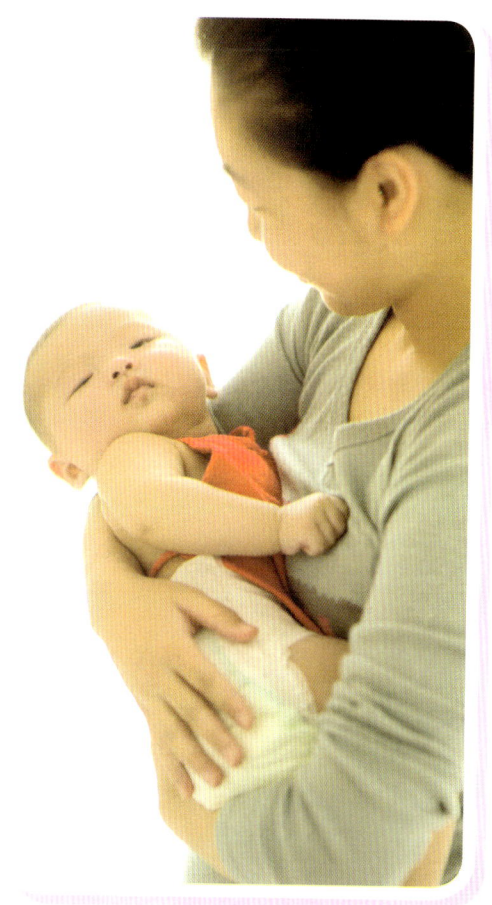

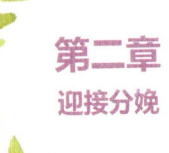

第二章
迎接分娩

新生儿健康检查

★ 测量

胎儿的头部在通过产道时受到压迫，形状有可能发生一定的变化，过一段时间一般都能恢复原状，因此要测量新生儿的头围。同样，测量新生儿身高和体重也必不可少。

★ 检查脏器

使用听诊器检查心脏和肺部，观察新生儿的呼吸频率和呼吸方法。然后在产后1分钟和5分钟分别对新生儿进行阿普伽检查，检查肺、心脏及血液，全面确认新生儿的整体健康状况。

新生儿的生理特征

体重	足月新生儿出生时体重在2500～4000克，一般在3000克左右。
身长	足月新生儿出生时身长在47～52厘米，平均为50厘米，头长大约占身长的1/4。
头围	正常足月新生儿的头围在31～35厘米，头围过大或过小就要做进一步检查。
胸围	正常足月新生儿出生时胸围比头围小1～2厘米，新生儿刚出生时一般为31～33厘米，体温一般会略为下降，但在12～24小时内会逐渐回升，稳定在36℃。

疫苗接种

新生儿一出生就要接种疫苗，预防感染。在出生24小时内注射的是卡介苗和乙肝疫苗，以后也要定期预约打疫苗，确保宝宝健康成长。

乙肝疫苗的接种	新生儿出生24小时内应接种乙肝疫苗。何时接种由医生检查后决定。
卡介苗的接种	接种卡介苗能增强新生儿对结核病的抵抗能力，是预防结核病的有效措施。新生儿接种卡介苗应在出生后24小时内进行，采用皮内注射法。一般接种后2～3天局部发红，2～3周形成红肿硬块。

感受新生命的奇迹

宝宝出生后开始自己呼吸,自己摄取营养,作为一个个体独立存在,维持自己的生命。关注宝宝第一次的努力吧,这就是生命的奇迹。

★ 第一次哺乳

新生儿具有非凡的寻觅乳头的能力。新生儿可以把他手中的液体的气味和妈妈乳头的气味联系在一起,准确地找到妈妈的乳头。所以出生后30分钟内对宝宝成功地哺乳是至关重要的。

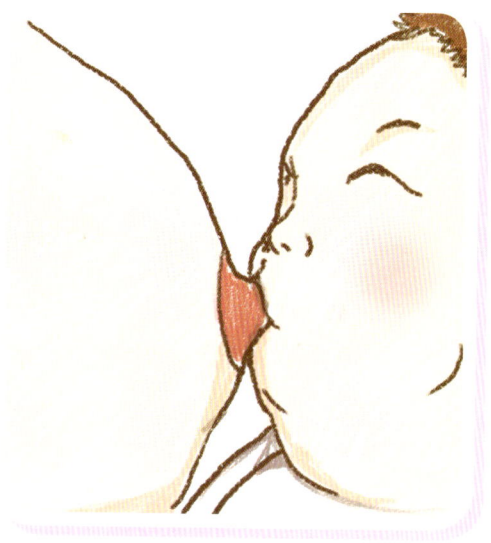

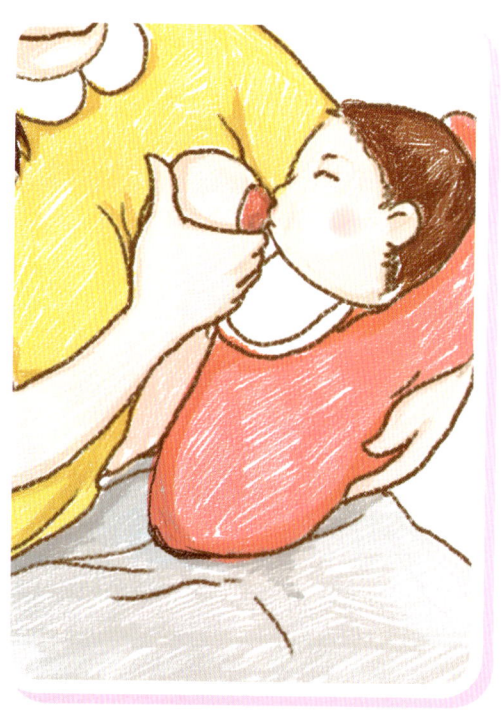

★ 第一次排便

大多数宝宝在出生后12小时之内排出胎便。胎便的颜色为深绿色,呈黏糊状,无臭味,是由肠黏膜脱落上皮细胞、羊水及消化液组成的。如果新生儿在24小时内没有排便,就要请医生检查,看是否为新生儿肛门闭锁。一般胎便在2~3天内排完。

★ 第一次排尿

新生儿出生后第一天就会排尿。不过由于新生儿体内缺少水分,肾脏发育也不完善,所以,尿一般比较少。但如果新生儿在48小时内还没有排尿,则应该请医生检查。

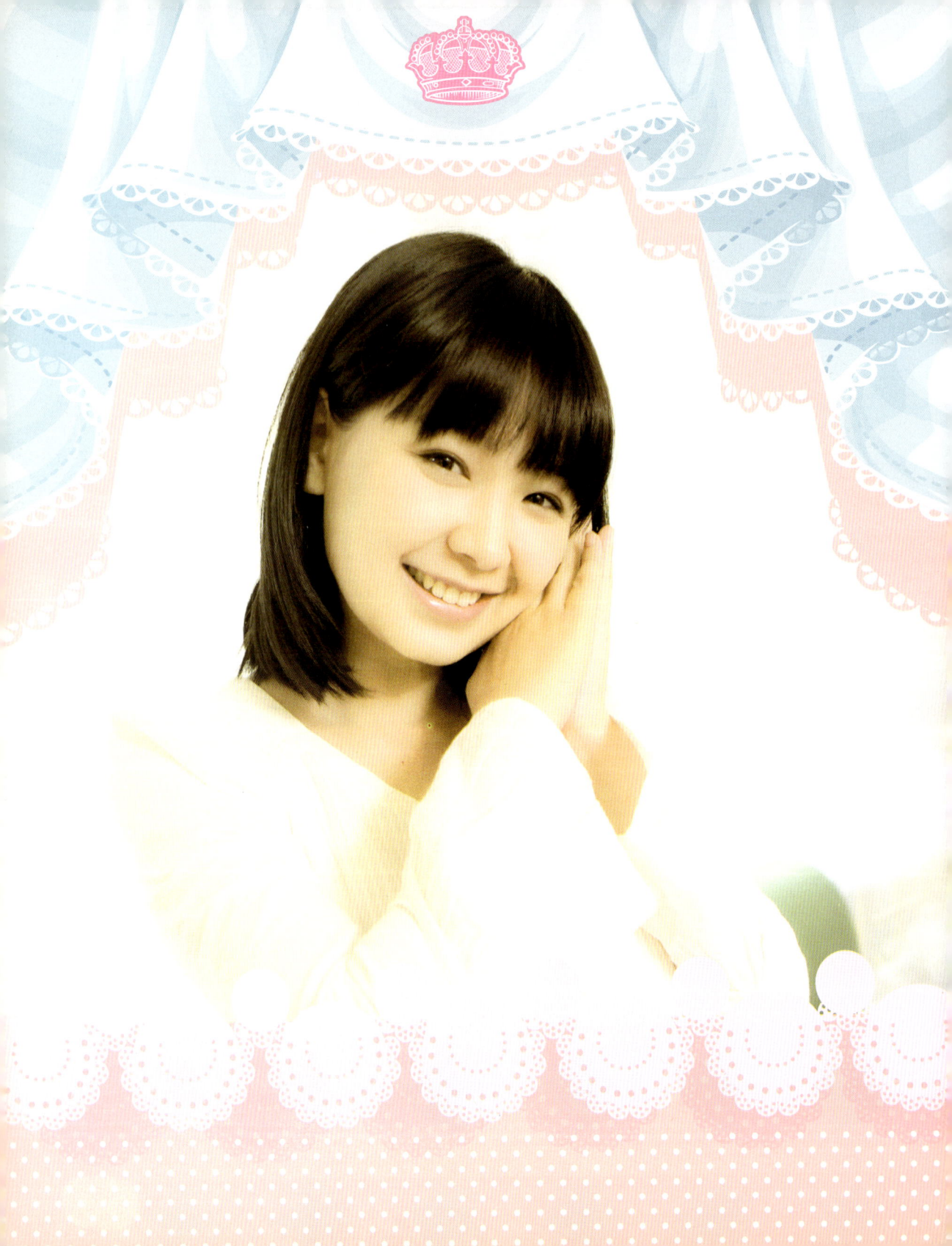

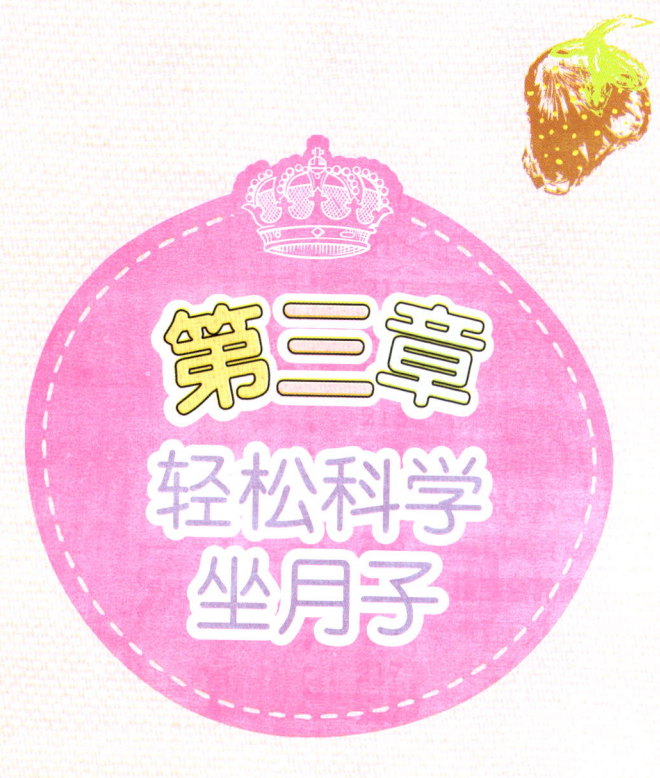

第三章

轻松科学坐月子

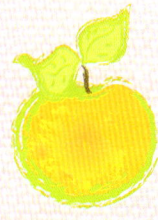

第三章 轻松科学坐月子

01. 产后变化

产后第1～7天

★ 妈妈变化

1. 阵痛从第3天开始有所缓解。
2. 恶露量在分娩当天和第2天较多,然后逐渐减少,7天后,与平时的月经量差不多。
3. 分娩后第1天开始分泌乳汁。
4. 分娩7天后,子宫缩小。

★ 宝宝变化

1. 整天都在睡觉。
2. 出生第2天,排出黑绿色的胎便,从第4～5天开始,胎便逐渐变成黄色。
3. 每天排尿6～10次,排尿次数多,但量很少。
4. 出生7天时体重稍有下降。

产后1~7天同步指导

1 妈妈要充分休息,注重营养,随时观察恶露情况。
2 按需给宝宝哺乳,可在床上进行乳房按摩。
3 注意保健,不要受凉,做产褥体操。
4 进行全身检查,7天后可以出院了。
5 保持平静的心态,预防产后抑郁症。

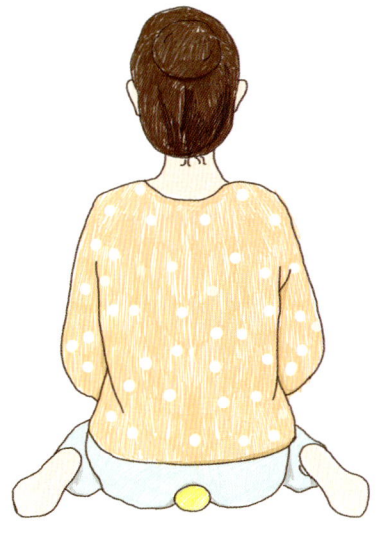

坐月子是女性健康的一个重要时期,可以说,如果将坐月子作为调养身体的最好时机,可以彻底地去除身体的一些坏毛病,使身体更加健康,让女性朋友更加美丽,富有魅力。

产后第 8～14 天

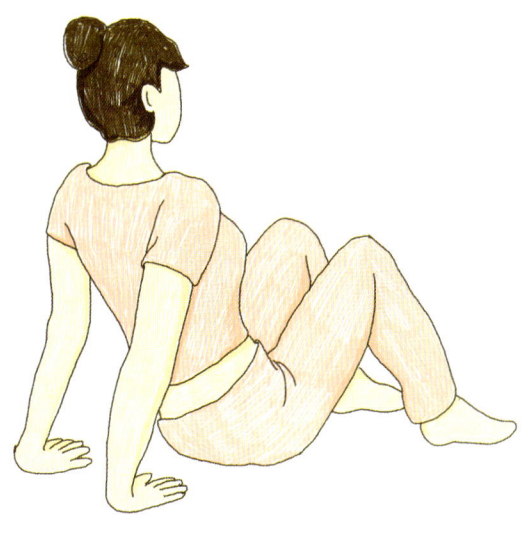

★ **妈妈变化**

1. 恶露的颜色由褐色变成黄色,量也逐渐减少。
2. 母乳分泌更加顺畅。
3. 子宫会继续缩小,恢复到分娩前的状态。

★ **宝宝变化**

1. 每天睡 20 小时左右。
2. 脐带变黑,结痂,然后脱落。
3. 吃奶量和排泄次数比较稳定。

产后第 8～14 天同步指导

1 充分摄取营养丰富的食物,促进乳汁分泌。
2 做舒缓运动,促进身体恢复。
3 请丈夫或家人帮忙清洗头发和身体。
4 坚持乳房按摩,挤出剩余的母乳。

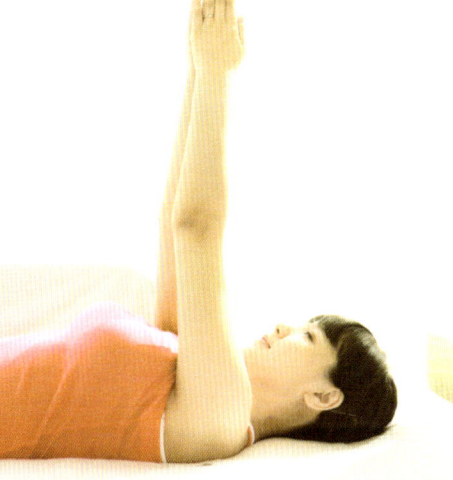

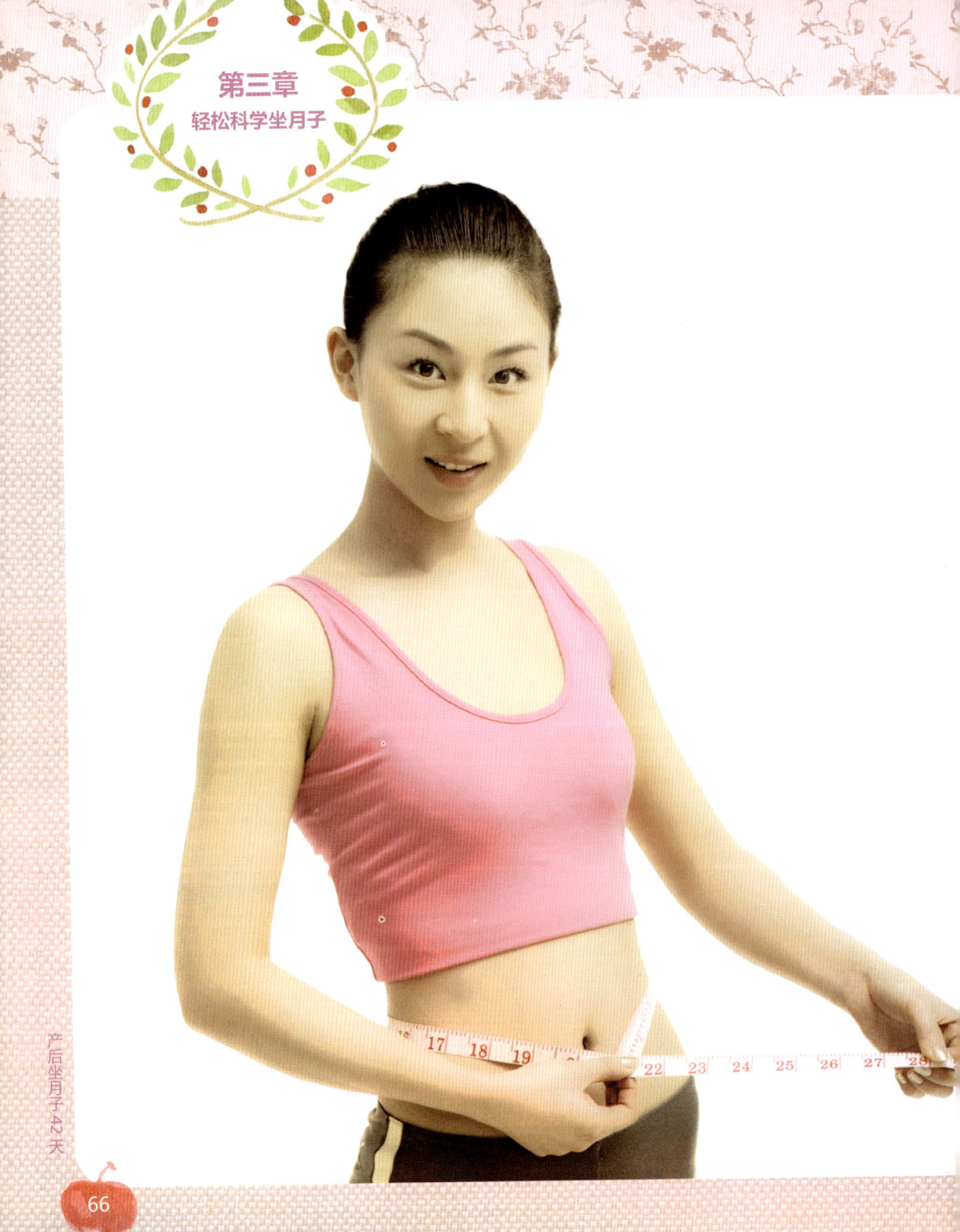

第三章
轻松科学坐月子

产后 第15～21天

★ 妈妈变化

1. 黄色的恶露几乎消失。
2. 分娩时的伤口基本痊愈。
3. 阴道和会阴在一定程度上消肿。

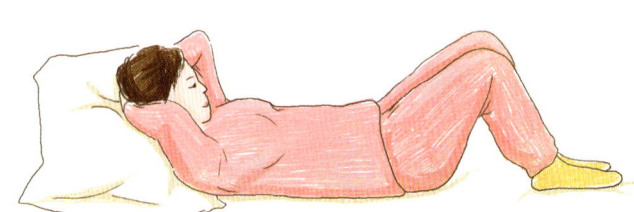

★ 宝宝变化

1. 排泄次数减少,排泄量增多。
2. 黄疸自然消失。
3. 头部茸毛脱落。

产后第15~21天同步指导

1. 保持均衡营养,注意铁的摄取。
2. 可做一些简单的家务,但应避免长时间站立或集中料理家务。
3. 进行阴部练习,加强会阴部肌肉的力量。

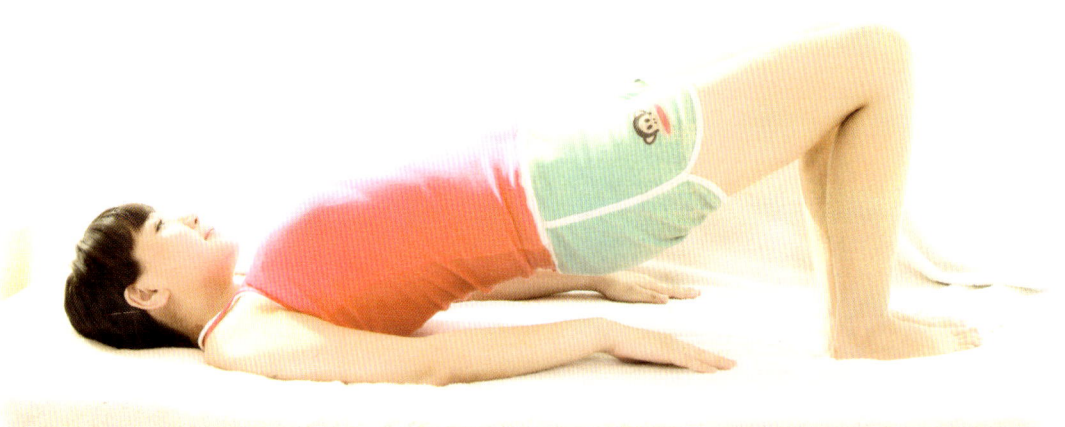

第三章
轻松科学坐月子

产后 第22～28天

★ 妈妈变化

1. 恶露逐渐消失，分泌出和妊娠前相同的白色分泌物。
2. 耻骨恢复正常，阴道恢复正常，会阴部消肿。
3. 腹部变得较为紧绷。
4. 妊娠纹的颜色变浅。

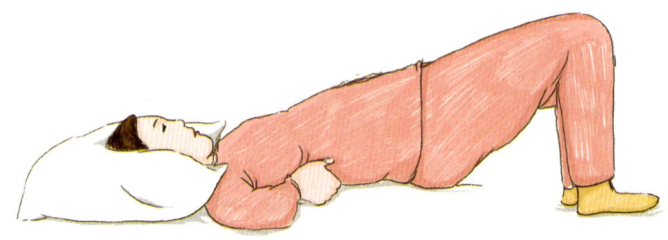

★ 宝宝变化

1. 开始有规律地吃奶。
2. 体重有所增加。
3. 应该接受健康检查。

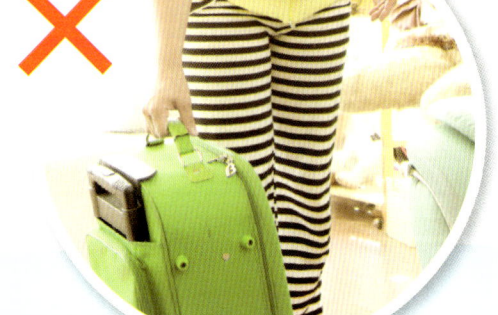

产后第22~28天同步指导

1 如果彻底停止排出恶露，身体恢复正常，可以进行盆浴。
2 应避免提重物，也不要伸手拿高处物品和长时间蹲姿。
3 可以自行为宝宝洗澡。
4 如果恶露排尽，可以不再消毒外阴部。
5 妈妈需接受产后第1个月的产后检查，宝宝接受出生后第1个月的健康检查。

产后 第29～35天

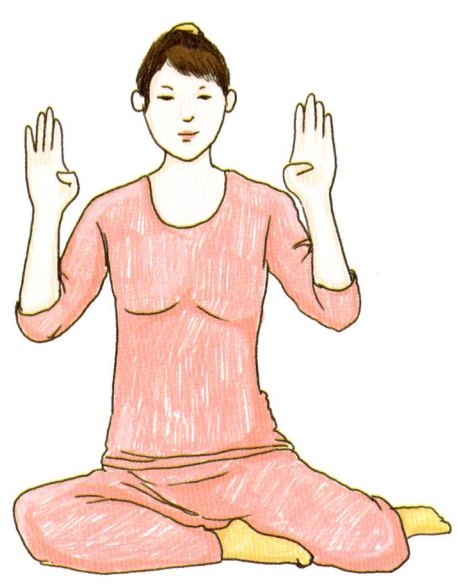

★ **妈妈变化**

1. 恶露几乎消失。
2. 腹部下垂不明显，身材大体恢复原状。
3. 身体大多已调整至原来的状态。

★ **宝宝变化**

1. 体重开始增加。
2. 积极地做下意识的动作。

产后第29~35天同步指导

1 可以独自育儿和做家务，不过不能过于劳累，也不要做整理房间、大量的清洗工作，应以做饭等简单的家务为主。

2 出现疼痛、出血、发热等症状时，应到医院检查。这一时期，要注意观察身体状态，出现异常时，尽快检查、治疗，以免留下后遗症。

3 肥胖者要适当进行体型恢复锻炼，使之恢复到怀孕前的健康状态。

4 禁止性生活。

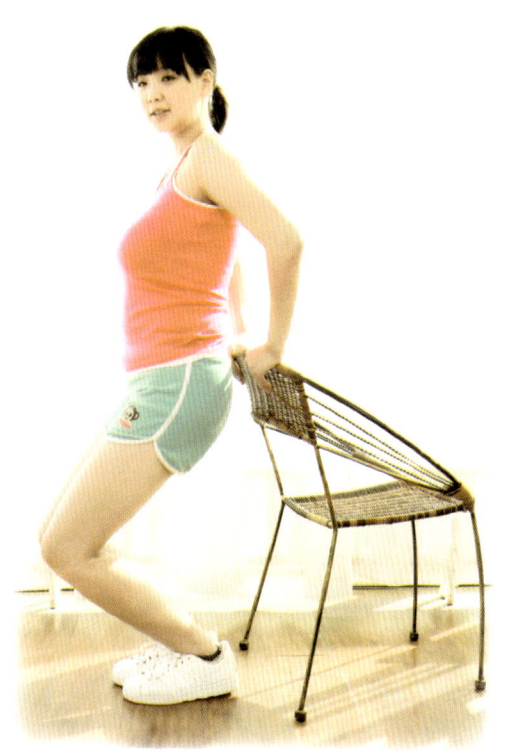

第三章
轻松科学坐月子

产后第36~42天

★ 妈妈变化
1. 子宫完全恢复。
2. 摆脱产后抑郁症。

★ 宝宝变化
1. 能够区分昼夜。
2. 应接受健康检查。

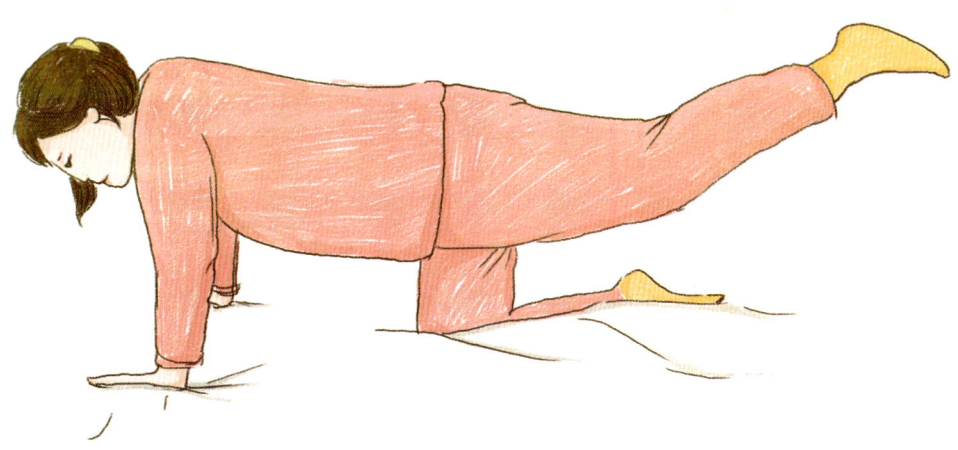

产后第36~42天同步指导

1 可以开始性生活,不过哺乳期间,也应实施避孕措施。

2 可以进行轻微的运动或短途旅行。

3 身体已基本恢复到怀孕前的状态,可以骑自行车或进行简单的运动。

4 为了尽快恢复身材,还可以练习塑身操。

5 可以到附近公园散步或到郊外呼吸新鲜空气,也可以带着宝宝一起晒太阳。

6 不能到泳池或海边游泳。

7 想一想如何解决哺乳问题,如果准备给宝宝喂配方奶,需要事先练习,使宝宝适应配方奶。

02. 顺产后的护理

产后要好好休息

分娩之后看到自己的宝宝,不少新妈妈都会心花怒放,感到非常满足,紧接着由于分娩的疲倦,会不知不觉地睡意袭来,这时,你可闭目养神或打个盹儿,不要睡着了,因为要给宝宝喂第一次奶,医护人员还要做产后处理,顺产的新妈妈还要吃点儿东西。

积极预防产后出血

产后一小时左右你会出很多血,这是子宫里未排净的余血、黏液和其他组织。血量会逐渐减少,刚开始是暗红色的,然后会变成粉红色,最后会变成褐色。产后出血会持续6周左右。一旦阴道有较多出血,应通知医生,查明原因,及时处理。

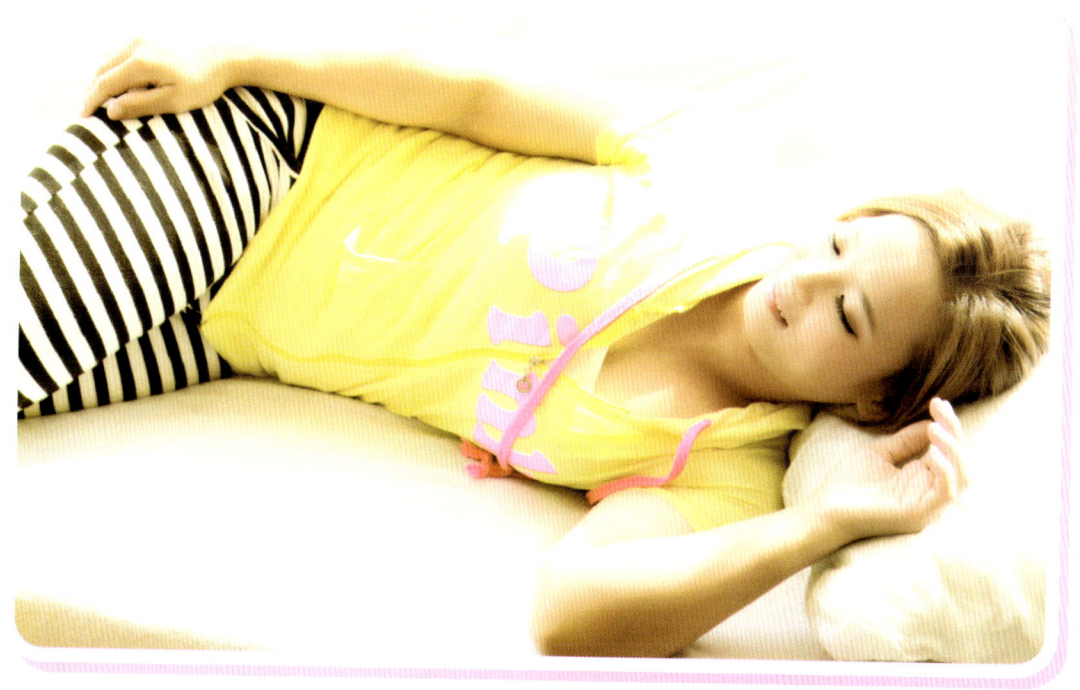

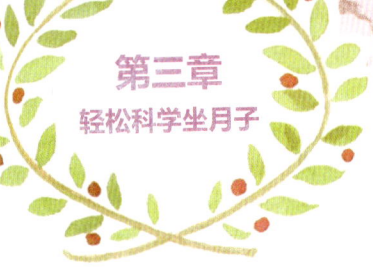

第三章 轻松科学坐月子

尽早让婴儿吸吮乳头

分娩后半小时就可以让婴儿吸吮乳头，这样可尽早建立催乳和排乳反射，促进乳汁分泌。同时，还有利于子宫收缩。哺乳时间以5～10分钟为宜。产后第一天可以每1～3小时哺乳一次，哺乳的时间和频率与婴儿的需求以及新妈妈感到奶胀的情况有关。产后第一天，新妈妈身体虚弱、伤口疼痛，可选用侧卧位哺乳。每次哺乳后应将新生儿抱起轻拍几下，以防吐奶。

尽早排尿

医生会鼓励新妈妈在产后4小时开始排尿。自然分娩的新妈妈，在分娩后4小时即可排尿。少数新妈妈排尿困难，发生尿潴留，其原因可能与膀胱长期受压及会阴部疼痛反射有关，所以要尽量鼓励新妈妈在产后起床小便。

正常情况下，新妈妈在分娩后2～4小时会排尿。由于利尿剂作用，在产后12～24小时排尿会大为增加。如果4小时后仍没有排尿，就必须请医护人员协助解决，因为尿液滞留会提高泌尿道感染的机会，而且胀满的膀胱也可能使子宫移位，影响子宫收缩，甚至造成产后出血。产后排尿不顺的原因主要有两种：一是因为膀胱、尿道因分娩而受伤、水肿，新妈妈无法感觉膀胱满了；另一个原因则是会阴伤口疼痛及腹内压减少，造成产后小便困难或有解不干净的感觉。

便秘

产后最初几天，新妈妈几乎都有便秘的困扰。这是由于肠道和腹部肌肉松弛的缘故。所以，顺产的新妈妈从分娩当天就可多补充液体和吃些青菜水果来加以改善。

注意会阴卫生

分娩时体力消耗大，产后疲乏，抵抗能力差，恶露多，若不注意会阴卫生，就易发生感染，引起生殖道和盆腔炎症，影响生殖器官康复会殃及新生儿，所以要及时更换无菌卫生纸或卫生巾，及时清洗会阴部，并注意科学清洗。产后24小时内，若有发热、会阴部或肛门下坠不适感及疼痛时，应请医生诊治，以防感染、血肿。

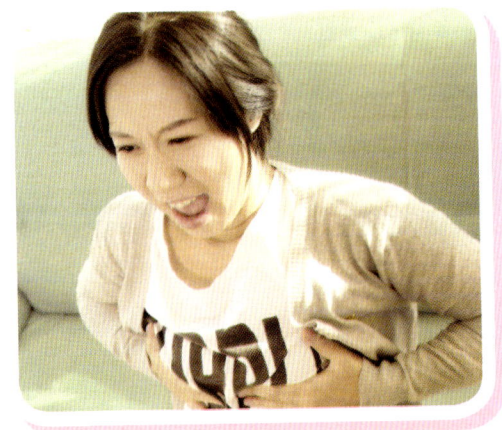

尽早开始活动

正常分娩后，经过适当休息后就可以下床活动了；即使是剖宫产的新妈妈，在手术后一天甚至是当天，也可以下床活动，不会影响伤口的愈合。除非有明确的医学原因必需卧床外，孕妇也需要运动。

分娩时新妈妈付出很多体力，感到十分疲劳，的确需要很好休息，但长期卧床休息，不活动也有许多坏处。因此一般情况下，新妈妈无特殊情况，阴道分娩或剖宫产后24小时，都可起床下地活动了。

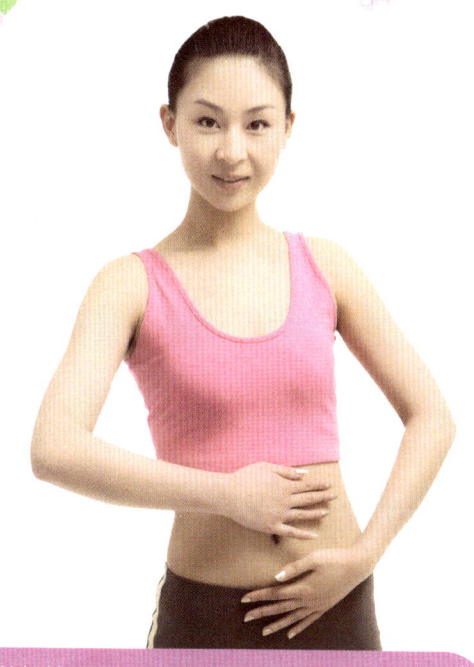

及早下床活动的好处

1	促进子宫内积血排出，减少感染的发生。
2	产后血流缓慢容易造成血栓形成，早下地活动可以促进血液循环，组织代谢，防止血栓形成，这对有心脏病及剖宫产的新妈妈尤为重要。
3	早下地活动，可促进肠蠕动，排气早，防止肠黏连，这对剖宫产的新妈妈是很重要的；早下床活动有利防止便秘、尿潴留的发生。有利于体力恢复，增加食欲，促进母乳产生及产后的营养吸收。产后所谓"坐月子"，并不是指要卧床休息1个月，而是要适当地休息加活动，才能更好地恢复。

起床以后的活动量应当慢慢增加。起床的第一天，早晚各在床边坐半小时，第二天可以在房里走走，以后再逐渐增加活动范围与时间。一周后可适当地做些轻微的手、腿、腰部的摆动练习，并逐渐过渡到做床上操、塑形体操、或广播体操。而俯卧撑、仰卧起坐等锻炼方法，对于减少腹部、腰部、臀部的脂肪积累具有明显的效果。值得一提的是，要注意避免一开始就锻炼时间过长，活动强度过大，以免适得其反，影响新妈妈身体康复。另外，产褥期间不宜站立过久，尽量少做蹲位练习动作，以防止子宫脱垂等疾病的发生。

第三章
轻松科学坐月子

尽可以在床上坐起吃饭

很多新妈妈在产后第一天基本上是躺着度过的，这样可不好。

其实，顺产新妈妈可以在产后6～8小时坐起来；剖宫产的新妈妈在术后24小时可以坐起。要多坐少睡，不能总躺在床上。躺在床上不仅不利于体力的恢复，还容易降低排尿的敏感度，还有可能阻碍尿液的排出，引起尿潴留，并可能导致血栓形成。

因此，如分娩顺利，产后可根据体力恢复情况下床，适当活动。产后24小时可以随意活动，但要避免长时间站立、久蹲或做重活，以防子宫脱垂。

尽量母婴同室

母婴同室是让母亲与婴儿一天24小时在一起，是建立母婴关系、培养母婴感情的良好开端。新生儿在母亲床旁的小床里，母与子的相互接触，为日后生活奠定了扎实的基础。

母婴同室的含义是要把正常分娩的新生儿，出生后尽快地送到母亲的床边，实行昼夜24小时的同室，并按需要哺喂母乳。这样做的好处很多。

★ 有利于早开奶

哺乳的平衡取决于母子关系，亦即是母亲的心愿以及婴儿的吸吮，双方互相作出反应才能维持。此外婴儿的哭声可以激发母亲垂体催乳素的分泌，促使母亲乳房的充盈和泌乳，显然母子间协调是必要的。据说新生儿早在6天内就能识别自己母亲的母奶。母婴同室使母乳喂养的成功率较高，有利于孩子的生长发育。

★ 有利于母子感情交流

分娩前母子原是一体，直到婴儿诞生。故出生后母婴同室可避免人为的隔阂，母婴生活在一起显得非常亲切，表现在出神地面对面相视和拥抱，或经常轻轻呼唤激起婴儿的合拍动作，这是母子密切关系的伊始。他们不是靠语言的沟通，而是靠视、触、听、嗅，甚至味觉等方面的传递，以达到心灵上的沟通和感应。如果婴儿哭了，母亲轻轻地对他说话，婴儿也常常停下来不哭了；如果有时抚摸他，拥抱他，婴儿很快就会辨别母亲的触摸和气味。母亲能听出婴儿不同的哭声：是饥饿还是不舒服，或是疲倦。婴儿也常给母亲发出信号，饿了、渴了就要哭，吃奶以后打个饱嗝等，母亲应以最大的努力满足婴儿的各种需要。

★ 保证新生儿得到营养丰富的初乳

按过去旧习惯新妈妈不觉得奶胀就不哺喂，或把初乳挤掉，这都是不正确的。母婴同室有条件随时哺喂，宝贵的初乳就不会丢弃了。

★ 解决母亲乳房胀痛的难题

母婴分室时新妈妈经常出现乳房胀痛，早期乳汁充盈阶段还可能出现高热等不适，为此要人工或电动按摩吸乳，增大护理的工作量。母婴同室后可随时哺乳，从根本上解决了乳房胀痛的问题。

★ 有利于新生儿身心健康

母婴同室又可使母亲对孩子的变化作出立即的反应，如孩子饿了、尿布湿了等等，母亲随时可根据孩子的需要立即喂奶，换尿布。由于勤哺乳，下奶快，孩子就吃得够，这样孩子的体重增加就会快。孩子生活在舒适的条件下，当然哭闹也会减少。孩子有任何一点异常都能及时被发现，及时处理。另外新生儿有视听及一定的感知能力，母亲与新生儿频繁地接触、说话、逗引等都有助于新生儿早期智力开发。

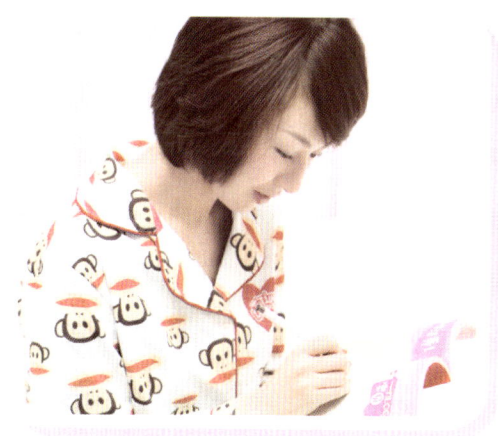

★ 减少婴儿室疾病流行

医护人员经常深入病房进行健康教育和护理指导，不仅能密切医护人员与产妇的关系，还可以减少婴儿室的医源性感染。有关母婴同室的资料表明，新生儿的发病率明显下降，只要在母婴室注意通风换气和适当使用空气消毒剂，接触新生儿前注意洗手等，就可以预防许多疾病的发生。

★ 让爸爸有参与感

在母婴同室时，爸爸可以和妈妈一起学习照顾宝宝，分享新生儿诞生的喜悦，不再觉得照顾宝宝只是妈妈的责任，还可以增进夫妻和亲子关系，拉近与宝宝的距离，回家之后也不会手忙脚乱。

母婴同室的新妈妈和婴儿出院后能很快适应家庭生活，消除和减少许多后顾之忧，深受丈夫和家人的欢迎，为每个家庭带来了幸福和欢乐。

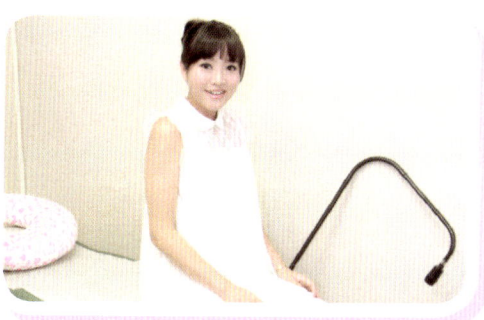

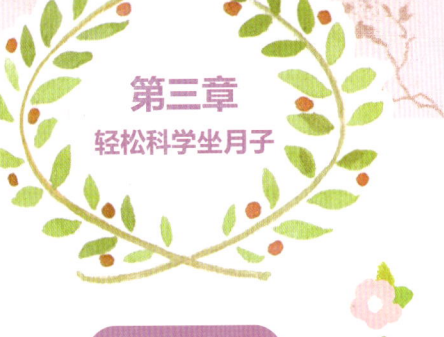

第三章
轻松科学坐月子

阴部疼痛

这是一般产妇都会遇到的痛触。从阴道一直到直肠部位都会有痛感。因为胎儿在娩出时这些部位都要扩张，然后再逐渐恢复到原状。由此，这些部位的肌肉或许会肿胀，就会让你感到疼痛。再有就是，如果在分娩时进行了侧切缝合，在产后更会感到疼，在最初几天甚至行动都很不方便。如果使用了真空吸引术和产钳，那么肌肉肯定会受到更多的伤害，也就会更疼了。

在产后立即冷敷，对会阴处的恢复很有帮助。另外，坐浴对缓解这类疼痛也很有效，在家里就可进行坐浴治疗。现在市面上有些产品含有植物成分，专门用于坐浴，治疗和缓解这类疼痛的功效都很不错。产后你还可试试使用一种专门可冷却的卫生护垫，这也会让疼痛部位觉得舒服些。如果疼痛真的难忍，必须用药止痛，一定要先问问医生。

伤口护理

自然分娩后，当你愉快地迎接新生命到来，并予以无微不至的照顾时，也别忘了多照顾自己，一定要养成勤泡温水的习惯，一天最好泡4次，一次15分钟，如此可帮助缝线的吸收，也可促进血液循环，使得伤口尽快愈合而避免感染。要注意的是，泡温水时最好不要加入清洁液，因为它会使得伤口过分干燥而有脱皮现象，伤口反而会更加疼痛，一般在伤口没有感染的情况下，使用清水即可。此外，最好养成每天检视伤口的习惯，一直到产后两周为止，可以自己用镜子检视或请先生帮忙观察。如果伤口有红肿、裂开、流血水、流脓，或伴有发热现象，最好尽快就医。另外，分娩后会阴伤口疼痛是正常的现象，依个人体质而有程度上的差异，一般在产后一两周内疼痛会逐渐减轻，但是若伤口疼痛有越来越严重的现象，则要就医检查有无伤口感染情况。

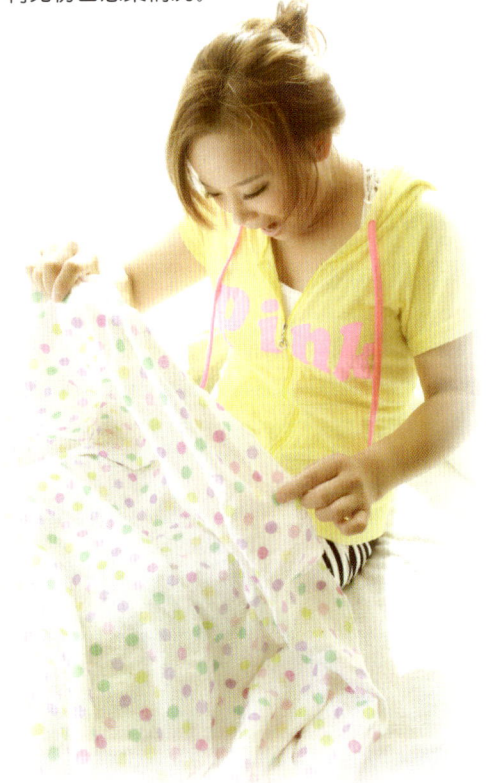

简单的恢复动作

健康的新妈妈,在产后6～8小时即可坐起用餐,24小时可下床活动,有感染或难产的新妈妈,可推迟2～3天以后再下床活动。下床后开始做产后保健操。产后第一天的保健操包括以下几节:

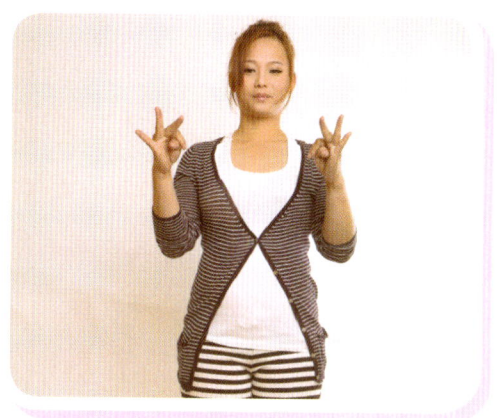

★ 手指屈伸运动

从大拇指开始,依次握起,再从小拇指依次展开。两手展开、握起,展开、握起,握起时要用力,反复进行。

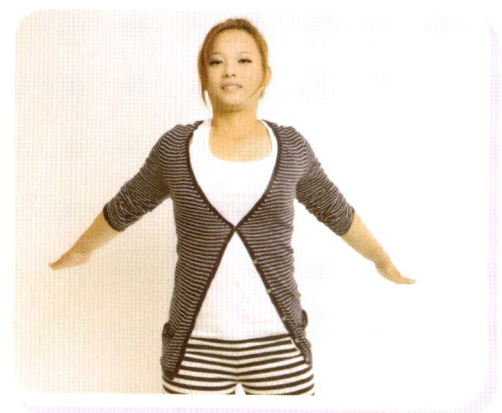

★ 深呼吸

用鼻子缓缓地深吸一口气,动作要轻缓,再从口慢慢地吐出来。

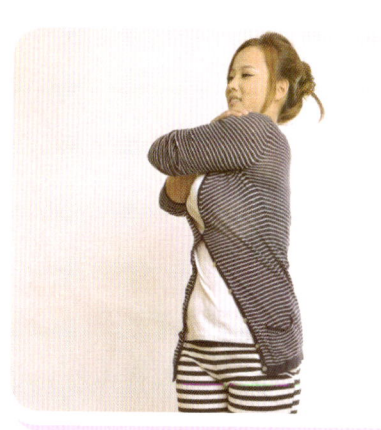

★ 转肩运动

屈臂,手指触肩,肘部向外侧翻转。返回后,再向相反方向转动。

第三章
轻松科学坐月子

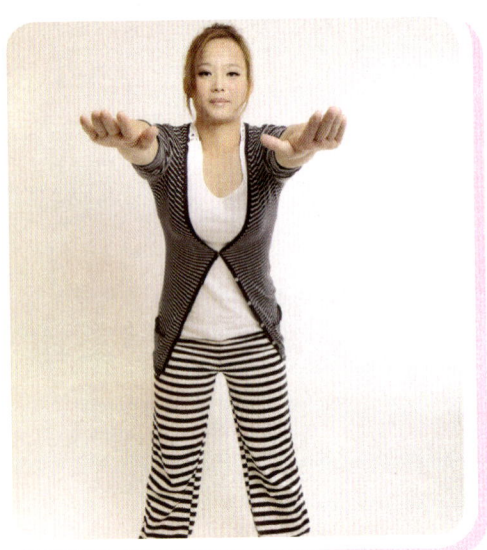

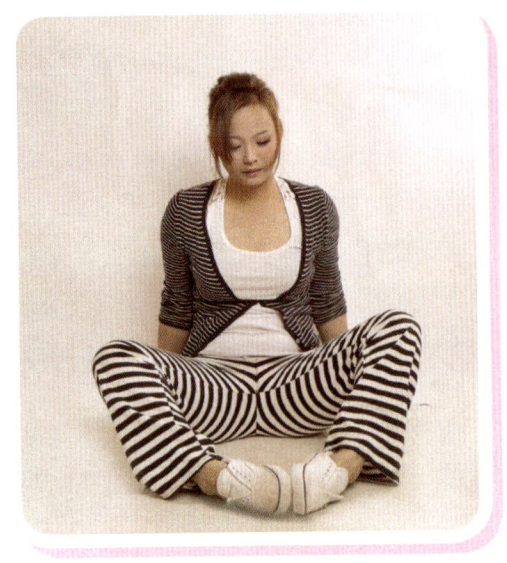

★ **脚部运动**

脚掌相对,脚尖向内侧弯曲,再向外翻。

两脚并拢,脚尖前伸。紧绷大腿肌肉,向后弯脚踝。呼吸2次后,撤回用在脚上的力。

两脚并拢,右脚尖前伸,左脚踝后弯,左右交替。

★ **背、腕伸展运动**

两手在前,握住,向前水平伸展。

手仍向前伸展,背部用力后拽。两肘紧贴耳朵,两手掌压紧。坚持5秒,放松。

两手在前相握,手掌相外,同样向前伸展,握拳。坚持5秒,放松。

★ **颈部运动**

仰卧,两手放于脑后,肩着地,只是颈部向前弯曲,复原。颈部向右转(肩着地),犹如向旁边看,然后向左转。

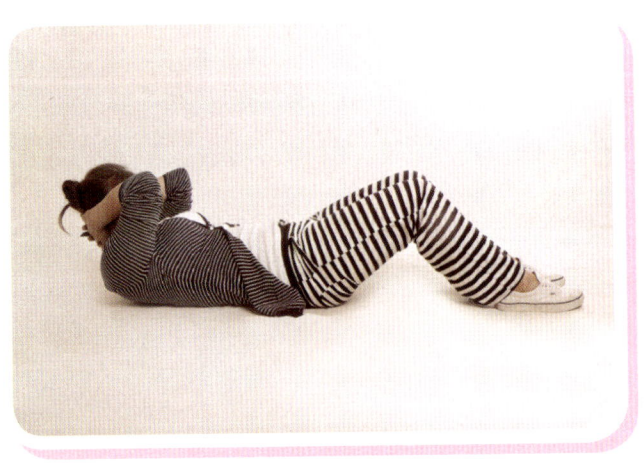

03. 剖宫产后的护理

睡姿

★ 6小时前

产妇分娩后回到病房,需要头偏向一侧、去枕平卧6个小时。原因在于大多数剖宫产选用硬脊膜外腔麻醉,头偏向一侧可以预防呕吐物的误吸,去枕平卧则可以预防头痛。

★ 6小时后

6个小时以后,可以垫上枕头了,并应该鼓励进行翻身,以变换不同的体位。采取半卧位的姿势较平卧更有好处,这样可以减轻身体移动时对伤口的震动和牵拉,产妇会觉得舒服一些。同时,半卧位还可使宫血流向后穹窿,以防止宫血渗入到腹腔内。对产妇而言,半卧位的程度,一般使身体和床成20～30度为宜,方法可用摇床,或者垫上被褥即可。

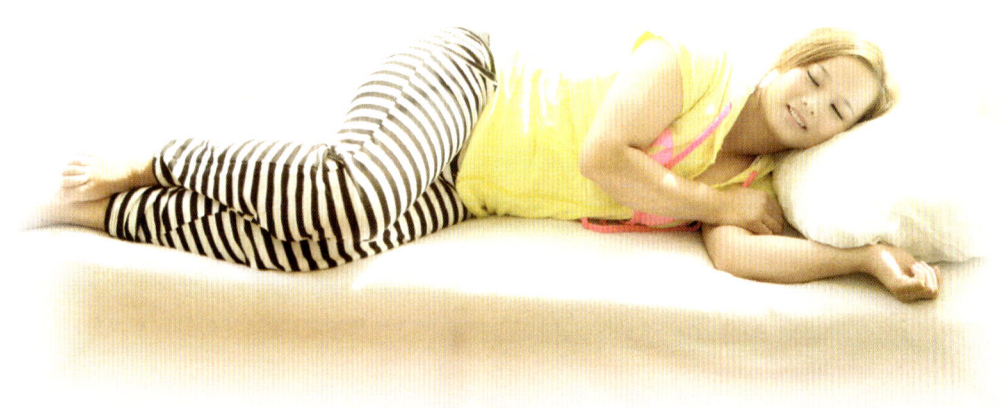

第三章
轻松科学坐月子

腹部放置沙袋

有时护士会在产妇的腹部放置一个沙袋，这样做是为了减少腹部伤口的渗血。护士会按规定每隔一段时间为产妇测量血压查看面色测量脉搏和体温，每隔一段时间观察小便的颜色、尿量的多少、尿管是不是通畅等等，并将这些情况记录下来。

坚持补液

防止血液浓缩、血栓形成：孕妇在产期内消耗多、进食少、血液浓缩，加之孕期血液呈高凝状，故容易形成血栓，诱发肺栓塞，导致猝死。故术后三天内应该输液，补足水分。

及时哺乳

宝宝饿了，护士会把他抱给产妇，产妇一定要将这最珍贵的初乳喂给宝宝。这是值得回味的经历。宝宝的吸吮还可以促进孕妈妈子宫收缩，减少子宫出血，使伤口尽快复原。

禁食

在术后6小时内应当禁食。这是因为手术容易使肠子受刺激而使肠道功能受到抑制，肠蠕动减慢，肠腔内有积气，因此，术后会有腹胀感。为了减轻肠内胀气，暂时不要进食。剖宫产6小时后可以饮用一些排气类的汤，如萝卜汤等，以增强肠蠕动，促进排气，减少腹胀，同时也可以补充体内的水分。但是，一些容易发酵产气多的食物，如糖类、黄豆、豆浆、淀粉类食物，应该少吃或不吃，以防腹胀严重。术后6小时可进食些炖蛋、蛋花汤、藕粉等流质食物。术后第二天才可以正常地吃粥、鲫鱼汤等半流质食物。

注意阴道出血

剖宫产子宫出血较多，家属应经常看一下阴道出血量，如果超过了月经量，应通知医生，及时采取止血措施。

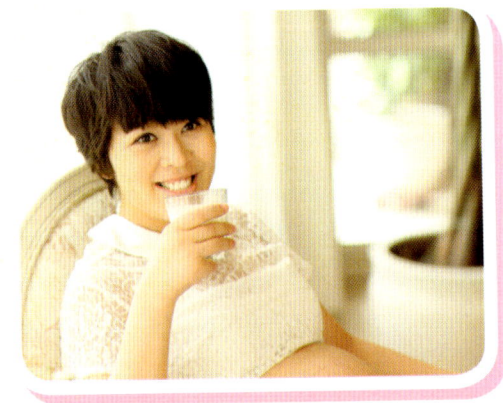

防腹部伤口裂开

咳嗽、恶心呕吐时应压住伤口两侧,防止缝线断裂。注意体温:停用抗生素后可能出现低热,这常是生殖器官炎症的早期表现。如超过38℃,则不宜出院。

感觉恶心

手术后,你可能会觉得头重脚轻,可能还会感到恶心。恶心有时会持续48小时,不过,医生会给你服用一些药物来减轻不适。很多产妇还会觉得全身瘙痒,特别是那些通过硬膜外或腰麻用过麻醉剂的产妇。如果你也出现这种情况,要告诉医生,医生可以给你服用一些药来缓解不适。

伤口疼痛

你也许会觉得切口部位麻木和酸痛,而且伤口会轻微鼓起、肿胀,颜色也比正常的肤色深。医生会每天来看你,了解你的恢复的情况,检查伤口是否在正常的愈合。最初,在打喷嚏、咳嗽,或者做其他会对腹部造成一定压力的动作时,你都会感到疼痛,但你会感觉一天比一天好。

尽早活动

这是防止肠黏连、防止血栓形成、防止猝死的重要措施。麻醉消失后,上下肢肌肉可做些收放动作,术后6小时就可起床活动。这样可促进血液流动和肠胃活动,可防止血栓和肠黏连。此时特别需要注意保暖以及各种管道的畅通情况;勤换卫生巾,保持清洁;腹部的沙袋需放置8小时;12小时后,新妈妈在家人或护士的帮助下可以改变体位、翻翻身、动动腿。术后恢复知觉后,就应该进行肢体活动,24小时后应该练习翻身、坐起,并下床慢慢活动,条件允许还应该下地走一走。运动能够促进血液循环,使伤口愈合更加迅速,并能增强胃肠蠕动,尽早排气。剖宫产与自然产的生理变化大致相同,但是因为有伤口的缘故,会有更多的不便,产妇除了排尿、排气与伤口等需要特别地照顾,其他的生理护理都与自然产相同。

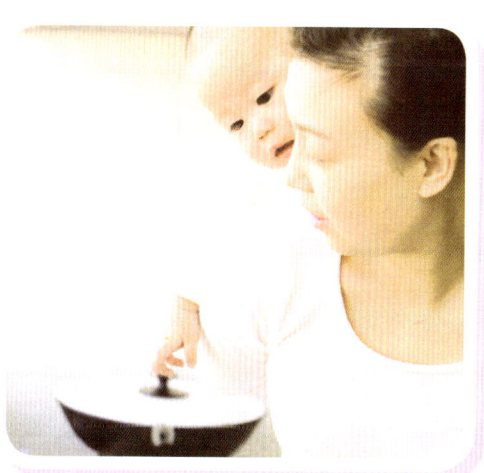

第三章
轻松科学坐月子

产后排尿

产后数天产妇的尿量会增加，尿管通常需留置1～2天，或等到点滴拔除后1～2小时移除尿管，拔除尿管后，新妈妈一般可在4～8小时内自己解小便。但是由于腹部伤口疼痛，而不敢用力，容易造成排便困难。

预防伤口感染

剖宫产的伤口约在下腹10厘米左右，愈合约需一周。肥胖的产妇由于皮下脂肪较厚，容易发生伤口感染。剖宫产伤口的照顾必须遵循两个原则：一是保持干爽；二是在手术隔天视情况换药，但是不可天天换，以免伤口刚愈合又撕裂。由于伤口会疼痛，产妇要特别注意翻身的技巧。

大量饮水

产后的三到五天内，产妇的身体还是很虚弱。伤口仍然疼痛，年轻的产妇会有便秘和肿胀的感觉，这是麻醉所引起的，因此大量饮水是非常必要的。最好饮用热茶和不低于室内温度的水，这样能促进肠子的蠕动。

及时排便

产后第五六天，剖宫产的新妈妈应该可以开始正常大便了。

剖宫产后，由于疼痛致使腹部不敢用力，大小便不能及时排泄，容易造成尿潴留和大便秘结。因此更应该按正常的作息，养成良好的习惯及时大小便。

请家人帮忙

剖宫产的产妇一般是5～7天出院。在出院之前，产妇需要找好能够帮助她共同分担家务劳动、做饭和带孩子的帮手。最好是丈夫能够休假，或者孩子的爷爷、奶奶、外公和外婆能够提供帮助。现在很多月嫂公司的服务也很规范，而且月嫂都是经过专业培训的，也是不错的选择。因为，剖宫产分娩的妈妈比自然分娩的产妇需要更多地"做妈妈了的感觉"，因此她们常常抱着孩子不放手，所以其他的工作应该有人为她分担。

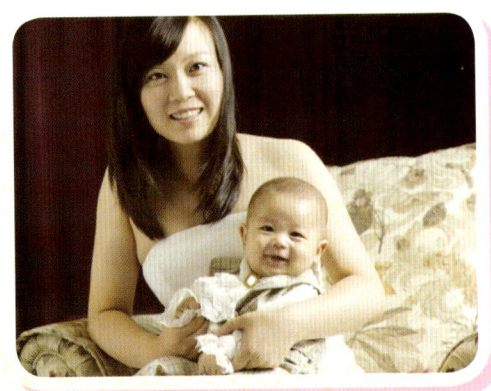

产后恶露

如果产后恶露仍淋漓不净，属于恶露不净，肯定有病理因素存在。常见的原因有子宫腔感染，子宫腔内有妊娠产物，如胎盘、蜕膜、胎膜等组织遗留，子宫复旧不良，最严重的并发症是绒毛膜癌。这些都是不可忽视的病理现象。因而，如遇到产后恶露持续不净，应及时去医院检查治疗。

如果在一个月后，恶露不净，同时伴有臭秽气味或腐臭气味，或伴有腹痛、发热，也可能是子宫、附件（输卵管、卵巢）、阴道有感染；如果恶露量逐日增多，颜色逐日变红变深，或出现淤块，或有子宫出血、阴道创伤，或有感染发生等情况，都属于异常现象，应及时引起注意，并到医院检查治疗。

伤口护理

在手术刀口结疤2～3周后，剖宫产瘢痕才开始增生，增生期要持续3～6个月，纤维组织增生才逐渐停止，瘢痕也逐渐变平变软，颜色呈暗褐色。

护理时要特别注意	
1	伤口要勤换药，保持伤口和周围清洁干爽。
2	保护好手术后刀口的刀痂，过早揭痂会把尚停留在修复阶段的表皮细胞带走，甚至撕脱真皮组织，刺激伤口出现刺痒。
3	休息时最好采取侧卧微屈体位，以减少腹壁张力。
4	可在医生指导下，涂抹一些外用药，如曲安西龙、地塞米松等。
5	随时保持瘢痕处清洁，及时擦去汗液，不要用热水烫洗。
6	拆线后，要避免剧烈运动、身体过度伸展或侧屈。
7	适当改善饮食，多吃水果、鸡蛋、瘦肉等富含维生素C、维生素E，以及富含氨基酸的食物。切忌吃辣椒、葱、蒜等刺激性食物。

第三章
轻松科学坐月子

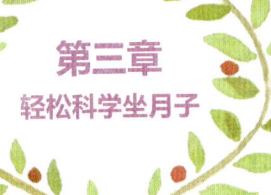

剖宫产后预防瘢痕的绝招

现在有不少的孕妈妈都选择剖宫产，但留在肚皮上的瘢痕却成为困扰新妈妈的一大难题。产妇要做到的就是不要进补过量和体重增加过度，会造成瘢痕附近皮肤张力增大，瘢痕消除起来就会更难。

要想去除瘢痕，同样可选择美白滋润产品。如果瘢痕很难消除，则可以求助于医疗手段，用激光去除。

剖宫产后还能生孩子吗

剖宫产后最好两年以后再考虑怀孕，怀孕后要注意按时做好产前检查，注意休息及合理营养膳食！再次怀孕时要根据胎儿大小、羊水多少等情况及时住院观察，防止宫内压力过高导致子宫破裂。有过剖宫产的孕妇再次妊娠，选择分娩方式时，建议考虑以下几点：

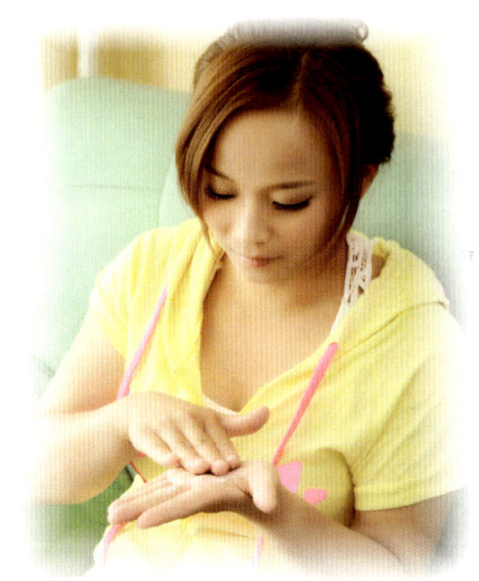

1	前次剖宫产指征是否存在。若产妇上次因骨盆狭小而行的手术，则不必考虑经阴道分娩；如因胎儿子宫内窒息而行的手术，且这次妊娠并不存在，可试行顺产。
2	和医生交流一下前次剖宫产的类型。若产妇上次行的是宫体剖宫产者（手术切口在子宫体部）最好不试顺产。
3	若有过二次剖宫产且此次仍需行剖宫产。
4	若此次妊娠仍有剖宫产指征者，如并发前置胎盘、胎儿过大，应继续进行剖宫产术。

04. 月子里的日常护理

产后记着做检查

不少产妇认为，只要孩子顺利生下来就没事了，其实不然，产后检查也十分重要。产后检查能及时发现新妈妈的多种疾病，还能避免患病的产妇对婴儿健康造成的影响。

你终于将孩子生出来了，度过了难熬的"月子"，你的身体复原了吗？你自己感觉良好是一回事儿，可是身体内部各个脏器究竟恢复得如何，这还需要你去医院做产后检查。而且，你在给自己做检查的同时，别忘了去儿科，给你的宝贝也进行一次检查，这样不仅能够知道孩子生长发育的情况，而且也利于早发现孩子是不是缺钙等一些营养方面的问题。这种检查一般应在产后42～56天进行。

产后检查的具体项目有很多，除了全身一般情况检查外，还有专业的妇产科检查。

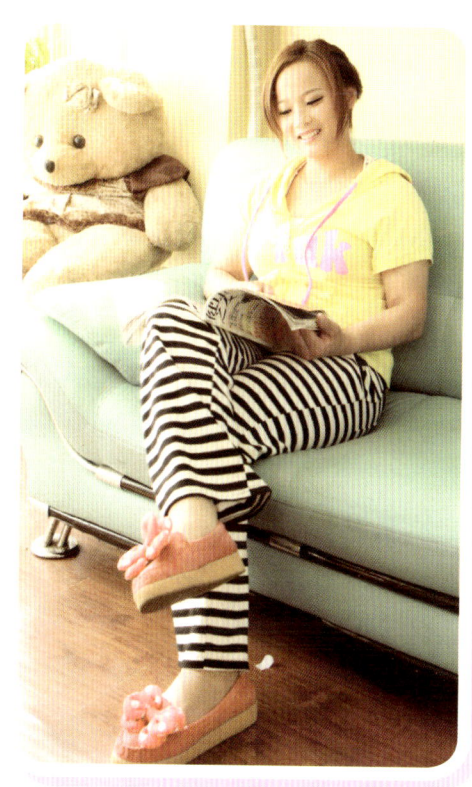

★ 量体重

体重是人体健康状况的基本指标，过重或过轻都是非正常的表现，一旦超过限度会带来很多健康隐患。体重测量可以监测产妇的营养摄入情况和身体恢复状态，时刻提醒产妇注意，防止不均衡的营养摄入和不协调的活动量危害身体健康。

第三章
轻松科学坐月子

★ 内科检查

对于有产后并发症的新妈妈，如患有肝病、心脏病、肾炎等，应该到内科检查。对于怀孕期间有妊娠高血压综合征的产妇，则需要检查血和尿是否异常，检查血压是否仍在继续升高，如有异常，应积极治疗，以防转为慢性高血压。另外，对于产后无奶或奶少的新妈妈，应请医生进行饮示指导，或给她们以食物、药物治疗。

★ 妇产科检查

需要检查盆腔器官，观察子宫是否恢复正常，阴道分泌物的量和颜色是否正常，子宫颈有无糜烂，会阴和阴道的裂伤或缝合口是否愈合等。剖宫产术后者，应注意检查腹部伤口愈合情况，以及子宫与腹部伤口有无黏连。

★ 乳房检查

由于充满乳汁，产后乳房变得非常丰满、娇嫩。每天和宝宝嫩嫩的脸蛋、小嘴接触，而乳房的外表又非常"柔弱"，常常抵不住一些哪怕是轻微的伤害。乳胀、乳房疼痛等常常会来困扰产妇，严重的可能感染乳腺炎，威胁乳房健康，甚至影响泌乳系统，造成乳汁滞流，而乳房分泌的乳汁又直接影响着宝宝的健康。因此，给乳房作检查，不仅是对产妇的保护，对宝宝的健康成长来说也是一道保障。

产妇应请医生帮助确定采取适宜的有效避孕措施，不要抱有侥幸心理，人工流产手术对正在恢复身体的产妇来说十分有害。

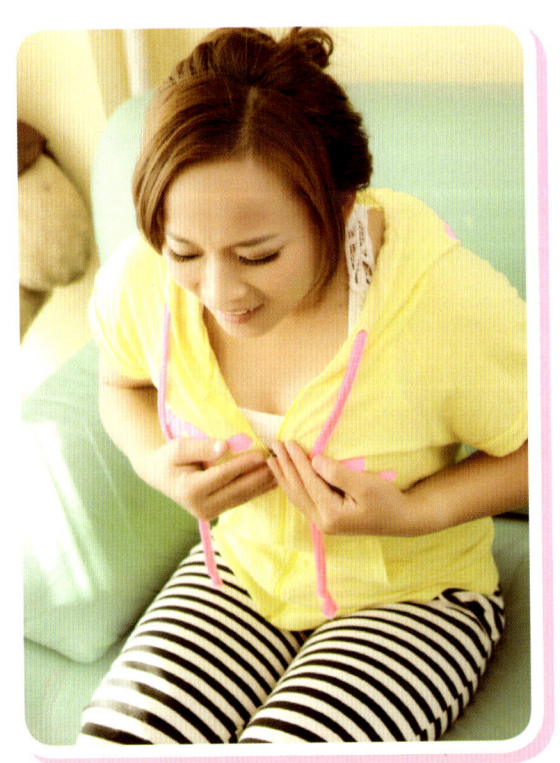

要保持卫生

传统上认为：产褥期不能洗澡、不能洗头，怕因此受风受凉留下病根。实际上这种认识是不科学的。

1. "月子"里产妇的会阴部分泌物较多，每天应用温开水清洗外阴部，勤换会阴垫并保持会阴部清洁和干燥。恶露会在产后4个星期至6个星期排干净。

2. 一般产后一周可以洗澡、洗头，但必须坚持擦浴，不能洗盆浴，以免洗澡用过的脏水灌入生殖器而引起感染。6周后可以洗淋浴。

3. 产妇"坐月子"期间，进食次数较多，吃的东西也较多，如不注意漱口刷牙，容易使口腔内细菌繁殖，发生口腔疾病。过去，有不少妇女盲目信奉"老规矩"——坐月子里不能刷牙，结果"坐"一次"月子"毁了一口牙。产妇每天应刷牙一两次，可选用软毛牙刷轻柔地刷动。每次吃过东西后，应当用温开水漱漱口。

只要体力允许，产后第2天就应该开始刷牙，最好不超过3天。

4. 至于剪指甲、趾甲也可以照常进行，指甲是角化了的上皮，不存在"剪刀风"的问题。

5. 哺乳前应用温开水清洗乳头，切忌使用肥皂、酒精、洗涤剂等，以免除去保护乳头和乳晕皮肤的天然薄膜，造成乳头皲裂，影响哺乳。

	刷牙时需要注意
1	在孕期注意摄取钙质，保持口腔卫生，避免使牙齿受到损害。
2	产妇身体较虚弱，正处于调整中，对寒冷刺激较敏感。因此，切记要用温水刷牙，并在刷牙前最好先将牙刷用温水泡软，以防冷水对牙齿及齿龈刺激过大。
3	每天早起和睡前各刷一次，如果有吃夜宵的习惯，吃完夜宵后再刷一次。
4	可在产后的3天采用指漱，即把示指洗净或在示指上缠上纱布，把牙膏挤于手指上并充当刷头，在牙齿上来回、上下擦拭，再用手指按压齿龈数遍。这种方法可活血通络，坚固牙齿，避免牙齿松动。

第三章
轻松科学坐月子

产妇一定要1个月不出门吗

产妇因分娩时消耗了大量的体力和精力，产后应得到充分的休息及充足的睡眠。特别是施行剖宫产和会阴侧切或有其他并发症的产妇，更需要得到精心的护理。传统坐月子习惯要求产妇产后1个月不出门，且家中门窗紧闭。其实，这样做既不科学也不文明，会使产妇食欲缺乏，子宫恢复慢，而且也不利于恶露的排出。通常来讲，产妇分娩后，只要身体的疲劳已消失，便可坐起来进餐、进水，也可以下床做些替婴儿换尿布之类的事情，或在室内走动，以不感到劳累为宜。

产后10天左右即可做一些轻微的家务或出门呼吸新鲜空气。适当的运动会帮助子宫如期恢复，有利于恶露的排出。

产妇穿衣服指数

有的人认为坐月子时衣服穿得越多越好，甚至捂头扎腿，结果对产妇非常有害。

因为女性产后体内发生许多变化，皮肤排泄功能特别旺盛，排出体内过多的水分，所以出汗特别多，如果汗不擦干直接吹风或在穿堂风下休息，就容易感冒。有的产妇，不管冷热，不分冬夏，老是多穿多捂，这样身体过多的热量不能散发出去，结果出汗太多，变得全身虚弱无力，盛夏时还会发生中暑，出现高热不退，昏迷不醒，甚至丧命。

夏天坐月子别"捂"着

夏天气候潮湿炎热，务必保证室内凉爽通风，光线充足，窗明几净。以室内无穿堂风为好。若产妇感到烦躁闷热，也可用扇子，以感到有微风去热即可，切不可用电扇或空调直吹。

若产妇感到闷热难忍，可将电扇置于窗口，开慢速度，以产妇不觉有风吹感为宜。当产妇熟睡时，应将电扇关掉。许多产妇为了避风，盛暑之季，仍将门窗紧闭，导致产后受热，出现尿黄、便结、热疮、痱子满身，甚至出现高热、烦闷等中暑现象。

夏天的衣着被褥皆不可过厚，以穿着棉布单衣、单裤、单袜避风即可。头部无需遮围，被褥须用毛巾制品，可吸汗去暑湿，以不寒不热为好。若汗湿衣衫，应及时更换，以防受湿。

创造产后良好休养环境

室内环境安宁、整洁、舒适,有利于产妇休养。若杂乱无章,最大限度的阳光照射,均对产妇休养不利。

★ 要清洁卫生

俗话说:"干干净净,没灾没病",这话是很有道理的,此为产妇防病保健的重要方法。产妇在月子里几乎整天都在居室内度过,故室内环境一定要打扫得非常干净。在产妇出院之前,家里最好用3%的来苏水湿擦或喷洒地板、家具及2米以下的墙壁,2小时后通风。卧具、家具也要消毒,阳光直射5小时可以达到消毒的目的。除此以外,保持卫生间的清洁卫生更不可忽视,要随时清除便池的污垢,排出臭气,以免污染室内空气。在产妇室内宜放些卫生香,这样可调节室内空气,消毒抑菌。当卫生香点燃后,紫烟缭绕,芬芳飘逸,清洁空气,香雅提神,非常有益于室内的环境卫生。一般一间屋内每次点燃1支卫生香即可,可防化学香精的烟雾引起中毒。

★ 要温度适宜

冬天温度18℃~25℃,相对湿度30%~50%;夏天温度23℃~28℃,湿度30%~60%。产妇不宜住在漏、湿的寝室里,因为产妇的体质和抵抗力都较低下,所以居室更需要保温、舒适,卧室通风,要根据四季气候和产妇的体质而定。

产妇居室采光要明暗适中,随时调节,要选择阳光辐射和朝向好的房间做寝室用,这样,夏季可以避免过热,冬天又能得到最大限度的阳光照射,使居室温暖。

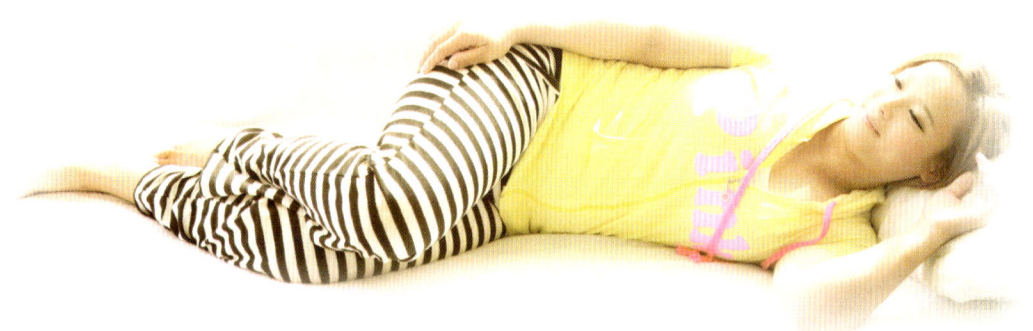

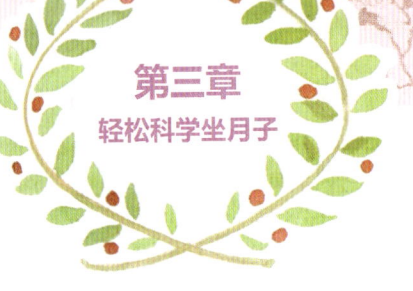

第三章 轻松科学坐月子

★ 要保持室内空气清新

空气清新有益于产妇精神愉快，有利于休息，不能为了庆贺而设宴摆酒，使室内烟雾弥漫，酒气熏人，空气污浊。但也要注意避风寒湿邪，因为产妇的身体比较虚弱，抗风寒能力较差，尤其是妊娠时骶髂韧带松弛，骶髂关节损伤，一旦受风、受寒、受湿，易患疾病。平时并非紧闭门窗，特别是在盛夏季节，紧闭门窗往往会导致产妇中暑。其实，无论什么季节，产妇居住的房间都应保持空气流通和干燥，只是产妇不能直接吹风而已。有些人以为产妇怕风，风就是"产后风"（指产褥热）的祸首，因而将门窗紧闭，床头挂帘，产妇则裹头扎腿，严防风袭。其实，产褥热的原因乃是藏在产妇生殖器官里的致病菌，多源于消毒不严格的产前检查，或产妇不注意产褥卫生等。如果室内卫生环境差，空气混浊、憋闷，很容易使产妇及婴儿患呼吸道感染。

充足地卧床休息

产妇在分娩时消耗了很大的体力，加之出血、出汗，产后一定要注意充足地休息。产褥期应保证产妇有充足的睡眠，每天要保证10小时左右的睡眠时间，这样有助于体力恢复，并可提高食欲，促进乳汁的分泌。

在宝宝出生后的前几个月，许多女性惊讶地发现她们非常容易感到疲惫，这个时候就不要过于着急，做事一定要慢慢来——你需要一定的时间来适应。通常产后半个月可做较轻的家务劳动，一个月后可逐渐恢复正常活动。但产褥期应避免重体力或蹲位姿势的劳动，也不要站立过久，以免造成日后的阴道壁膨出和子宫脱垂。

产妇不适宜睡弹簧床

现在好多家庭都已添置了弹簧床，弹簧床又称席梦思床，松软而又有弹性，睡在床上的确很舒服。但是，这种弹簧床对产妇却并不是十分适宜的。尤其是那些特别松软的弹簧床，对产妇更会产生不利影响。曾经有过报道，一些产妇因产后睡太软的弹簧床，引起骶髂关节错缝、耻骨联合分离，造成骨盆损伤。这些产妇本来属于足月顺产，分娩时并没有造成骨性产道损伤，而且产后住在医院几天里身体皆正常，但出院后，在家里睡了几天席梦思床就出了问题。最后分析，损伤的原因是因为睡在弹簧床上，翻身坐起时造成了骨盆损伤。

月子里出汗多

产妇产后出汗的程度与自身的体质、产程是否顺利等因素有关。你出汗的程度其实提示了你元气亏损的轻重。在产褥期，也就是人们通常所说的坐月子期间，如果你能及时调整身体，出汗多的状况多半可以自愈，恢复的快慢会因为你元气亏损的程度而有所不同。

坐月子期间不要哭

这个说法是有道理的。产妇产后激素水平急剧下降，伤口还未愈合，又可能有哺喂母乳遭遇挫折、身材改变、不知如何照顾新生儿等问题，容易感到抑郁，甚至哭泣。

中医认为肝开窍于目，为精血所养，产后本已气血耗损，如果再哭泣则更伤于精血，可能会造成眼睛的伤害。因此希望产妇尽量不要哭泣，看电视时也不要选那种容易跟着落泪的节目，要好好地休养。丈夫及家人也要多多给予支持，帮助产妇渡过这个难关。

月子里不能久站、久蹲

有些产妇以为，只要出了月子就表明身体恢复得差不多了。于是，一出了月子就不在意久站、久蹲或剧烈运动了。其实，盆腔里的生殖器官在这时并没完全复位，功能也没有完全恢复。如果不注意防护，仍然会影响生殖器官复位。

月子里不能长久看书或上网

产后过早或长时间看书、上网，会使产妇特别是孕期并发妊娠高血压者眼睛劳累，日后再长久看书或上网容易发生眼痛。所以，在产褥早期不宜多看书或上网，应待身体康复后量力而行。

洗发后不要马上扎辫子

有的产妇洗澡后，头发还没有干时就把湿发扎成了辫子，并且马上去睡觉。这样，很容易使湿邪侵袭体内，日后引起头痛、颈痛。产后检查的具体项目有很多，除了全身一般情况检查外，还有专业的妇产科检查。

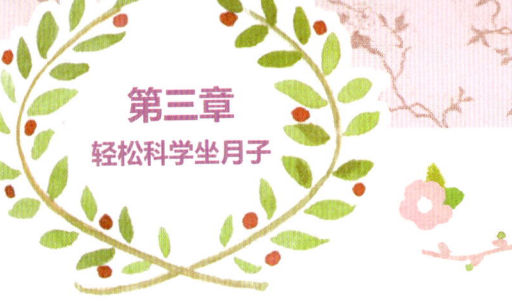

第三章
轻松科学坐月子

夏天坐月子洗澡不能贪凉

有些在夏天坐月子的产妇,为了身体舒爽会用不太热的水冲凉。这种一时贪凉的举止,往往会带来许多后患。产后触冷会使气血凝滞,以至于恶露不能顺畅排出,导致日后身痛或月经不调。洗澡的水应该与体温接近,37℃左右为宜。

内衣的选择

分娩之后,怀孕前纤瘦的身材,已变成浓浓的"妈妈味道",再加上怀孕期间体重上升的幅度大,若想早日恢复往昔苗条的身材,必须要好好努力一番才行。另外,身体内脏经过分娩时剧烈的挤压,也必须好好休养,才能恢复原状。产后坐月子期间,身材还是大一号,可继续穿着孕妇内裤,或暂时穿着纸裤;而要哺乳的妈妈,则须事先购买哺乳胸罩,方便哺喂母乳。

再者,坐月子期间可以开始穿戴束腹带、腰夹,帮助产妇恢复腹部肌肉及子宫收缩,束腹裤、提臀裤、调整型塑身内衣可以在坐月子后期穿着,帮助产妇尽快恢复窈窕多姿的身形。

★ 哺乳胸罩

特色:专为哺喂母乳的妈妈所设计,减少喂母乳时必须穿脱的麻烦。目前有前开式设计(无钢丝)、全开式设计(软钢丝)、露出乳头及乳晕部分(软钢丝)。

建议选购原则:

1. 选择适合的尺寸:注意尺寸和穿戴的方式,若穿着不适合者,可能会有乳房下垂的情形发生。
2. 建议选购数量:购买2～3件,以便换洗。

★ 产妇内裤

特色:主要是在坐月子期间使用,可选择使用纸裤或依旧穿着孕妇内裤来度过这段产后尴尬期。

建议选购原则:

1. 方便使用:纸裤用完即丢,是很方便的选择。
2. 建议选购数量:可先购买1包试用,若恶露变少,可换穿一般内裤。

★ 腰夹

特色：产后腰围多少会增加些，腰夹可以收束腰部，雕塑背部、腰部曲线。自然产的新妈妈于坐月子期间即可开始使用。

建议选购原则：选购柔软舒适材质。

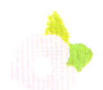

★ 束腹带

特色：分娩之后使用，能加强产后腹部肌肉的恢复、子宫收缩及帮助剖宫产妇止痛、止血及固定伤口。腹带裙亦有相同的功效。

建议选购原则：选择舒适的质材，每天使用束腹带的时间很长，要注意材质舒适感。

★ 束腹裤

特色：兼具束腹和内裤的双重功能，防止臀部下垂、加强腹部肌肉恢复，美化大腿。束腹裤有长短之分。剖宫产的产妇因肚子有伤口，坐月子期间不适合使用。

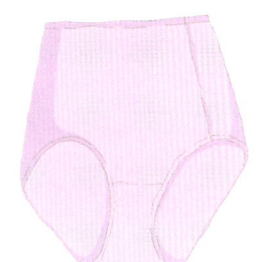

建议选购原则：

1. 依个人需求选购：长束腹裤修饰面积大，包括：腹部、臀部、大腿；短束腹裤主要在修饰腹部、臀部。依照个人的接受程度及需求而选择类型。

2. 大小适中的尺寸：穿束腹裤要依据当时身材来选择，束腹的程度应采取渐进式，千万不要一开始就穿着太紧的尺寸，以免造成压迫，导致血液循环不良。

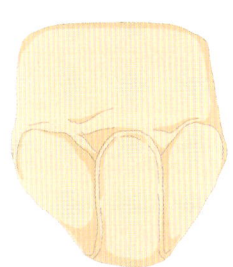

★ 提臀裤

特色：孕妇分娩后，臀部肌肉会明显下垂，提臀裤的强力雕塑功能，将臀部赘肉提高、缩紧，才能回复完美的身体曲线。

建议选购原则：选择松紧适中的设计，最好选择开高衩、松紧适中的设计，且必须能包覆整个臀部，才是最佳的提臀裤。

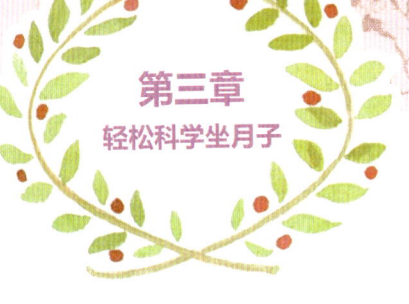

第三章
轻松科学坐月子

★ 调整型塑身内衣

特色：款式相当多样化，除了连身束衣、三合一款式（胸罩、腰夹、束裤），也有针对不同需求的单品，如：束身胸罩、束腹带、腰夹、束裤等。这些产品各有功能：雕塑胸型、美背、瘦腰、雕塑小腹、提臀、美化腿部。

此外还能挺直背脊，避免弯腰驼背，维持、矫正、塑造体型。穿着时间不宜太久，以8小时左右为宜，建议上班穿、下班就脱。

建议选购原则：

1. 内衣不能太紧或太松：必须均匀服贴身体各部位，让全身肌肉都获得相同的压力，这种压力对皮肤及皮下脂肪产生按摩作用，使皮下脂肪达到均匀分布的效果，所以购买前最好先试穿。太紧的内衣，会影响身体的循环代谢，甚至会因淋巴被压迫，而导致水肿。

2. 了解材质：内衣是贴身衣物，必须舒适、透气、排汗性强，购买前应先询问其材质，以避免过敏，使用者才能长期穿着，不至有闷热或出汗疹的现象。

3. 了解其强度及张力：调整型内衣必须稳定、持久，购买前试着拉扯布料，了解其复原速度；也得根据产妇身材变化做调整。

4. 选择有口碑的商品：有品牌的内衣，材质与设计上皆比较考究。

不要过早穿塑身内衣

穿着紧身的塑身内衣会影响身体的卫生，不利于产后恢复，特别是剖宫产者。专家建议：最好在产后1个月开始穿着，不过，哺乳的产妇还是应坚持使用哺乳文胸。

胸罩的选择应选择前开式的，这样在看病时、喂奶时都比较方便。也可以选择有伸缩性的布料，从下向上戴的，以及肩带式或比较肥大的乳罩。

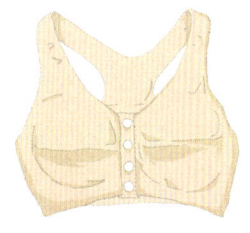 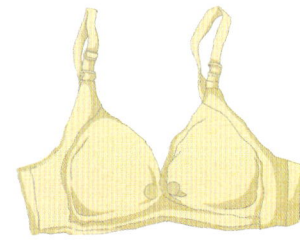 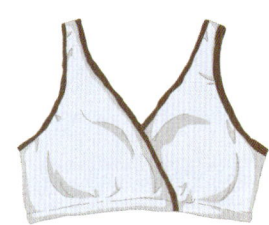

产后用腹带赶晚不赶早

产后腹肌张力的恢复与锻炼和产次有关,肌肉坚实的初产妇完全可以依靠自身的素质来使腹肌恢复正常。此外,子宫恢复的快慢与产妇的年龄、分娩次数、健康状况、产程长短、分娩方式以及是否哺乳有一定的关系。子宫复原,恢复正常的生理位置,并不必使用腹带。顺产的产妇,可以通过做做抬腿、仰卧起坐、产妇操等恢复身材,同时母乳喂养也能促进妈妈的体形恢复和子宫复原。

如果一定要使用腹带,也要赶晚不赶早。许多产妇为了保持优美的体形,刚生完孩子就戴上腹带,或穿上紧身内裤,认为这样就可以把撑开的胯骨收回去。这种做法是不科学的。腹部是人体大血管密集的地方,把腹部束紧后,静脉受到压迫,就有可能引发下肢静脉曲张或痔疮。

另一方面,刚生完孩子,子宫收缩需要一个过程,立刻束腰紧腹会造成腹压增高,引起子宫脱垂、子宫后倾后屈等症状,可能会诱发盆腔静脉淤血症、盆腔炎和附件炎等。

所以,最好等到产后 42 天,当子宫下降到盆腔后,再合理地使用腹带。不过,如果是剖宫产,则可在手术后的七天内用腹带包裹腹部,因为这样做有利于缓解疼痛,促进伤口愈合。但是,最好在下床活动时用,卧床后应解下,腹部拆线后就不要再长期使用腹带了。

不要过早做剧烈运动

产后及早运动,对促进体力恢复和器官复位有很好的促进作用,但一定要根据自身情况适量运动。有些产妇急于恢复身材,月子里便开始进行大运动量或较剧烈的锻炼。这样,会影响尚未康复的器官恢复,还会影响剖宫产刀口或侧切伤口的愈合。

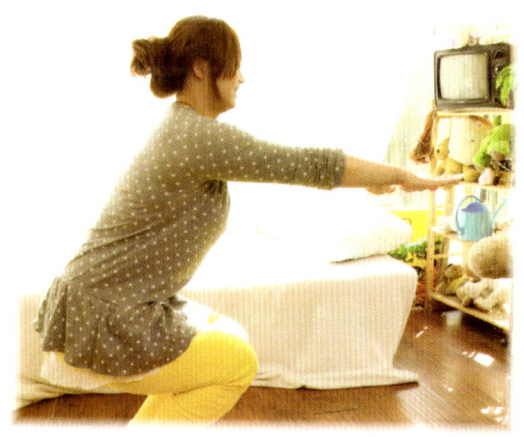

月子妈妈要睡得好

产妇的色斑大多属于妊娠斑,会随着产后的身体恢复渐渐消失,但是通常比较缓慢,如果产妇想尽早地恢复健康,就要进行一些自我的调理。产妇无论多忙都要保证每天 8 小时以上的睡眠,调整内体激素的分泌,均衡营养,维生素 C 具有美白皮肤的作用,可以注意补充摄取。

第三章
轻松科学坐月子

产妇不能用普通卫生巾

对于产妇来说,分娩后发生的生理变化要比经期更加复杂,在选择产后使用的卫生巾上,千万不能掉以轻心,不能随便使用普通卫生巾。原因如下:

分娩后,产妇外阴部位通常留有伤口,普通卫生巾是为普通女性设计,使用一般合成纤维制成,由于含化学成分,杂质多,容易起绒毛,摩擦系数大,易脱落和产生静电,极易对产妇敏感的伤口产生刺激,加大产妇的疼痛。

此外,普通卫生巾使用化纤制成,含黏合剂、荧光增白剂等化学成分,非常不适合产妇高度敏感的皮肤,容易产生刺激,引起产妇感染;普通卫生巾吸水性一般,容易侧漏、回流,无法应对产后大量恶露;使用过程中,卫生巾表面潮湿、闷热,不仅使产妇产生湿湿黏黏不舒服的感觉,产妇排出的恶露还含有适宜细菌迅速滋生的营养物质,对于产妇伤口的愈合极为不利。很多卫生巾为提高防水性能,加大制品的压层厚度,但是防水性能过高,透气、透湿性则很差,很容易导致对皮肤的刺激,引起痱子和红痒等问题,非常不适合产后妇女使用。特别值得注意的是,很多品牌的卫生巾并不专门消毒,无法达到完全无菌状态的卫生标准。对于处于敏感时期的产妇来说,显然存在安全隐患。

产妇如何清洗会阴

分娩时,由于胎儿压迫会阴部,以及医生助产时在会阴部的操作,产后会阴部常会发生充血和水肿,还有程度不同的会阴部撕裂的伤或有会阴侧切的伤口。另外,由于产后阴道内不断有恶露排出,所以,若不注意加强会阴部的清洗和护理,常易引起会阴部和生殖系统的感染。

★产后多久开始清洗阴部

产妇在产后因阴道受到损伤,在医院内的前3天,每天均有护士清洁外阴,必要时可以自己增加清洁的次数,回家后自己即可每天1~2次清洗外阴,使用温水,清洗顺序应该从前往后,保持外阴的清洁,可以防止产褥期感染。

★不能使用碱性肥皂

产妇清洗阴部不能使用碱性肥皂,应尽量选择刺激性较小的婴儿浴皂,产妇自身免疫平衡不稳定,碱性物质很容易破坏阴部弱酸性环境的灭菌"护阴"作用。

★ 会阴侧切后怎么清洗

不同情况下如何清洗	
正常情况	每天要用温水勤冲洗会阴部，尤其每次便后更要用消毒棉擦拭冲洗外阴，切忌由后向前擦，应该由前向后。
伤口发生血肿时	有些妈妈会因第二产程较长而伤口水肿，在拆线前缝合线勒得很紧，可用95%的酒精纱布或者50%的硫酸镁溶液热敷、湿敷，每天做2次。
会阴切口发生感染时	1.当伤口出现肿胀、不疼痛、硬结时，遵循医嘱服用抗生素，局部1：5000高锰酸钾温水坐浴浸泡伤口，每天2次，每次10～15分钟。 2.用清热、解毒、散结的中药（请中医师开药）煎液清洗伤口也有很好的效果。 3.可在家中用台灯进行局部理疗，但须注意不要烫伤。

★ 产后有阴道炎怎么清洗

不明原因的外阴瘙痒	
1	每天用温水清洗外阴2次以上。
2	每次洗后在外阴部涂抹止痒剂。
3	如无好转，立即去医院查找病因。

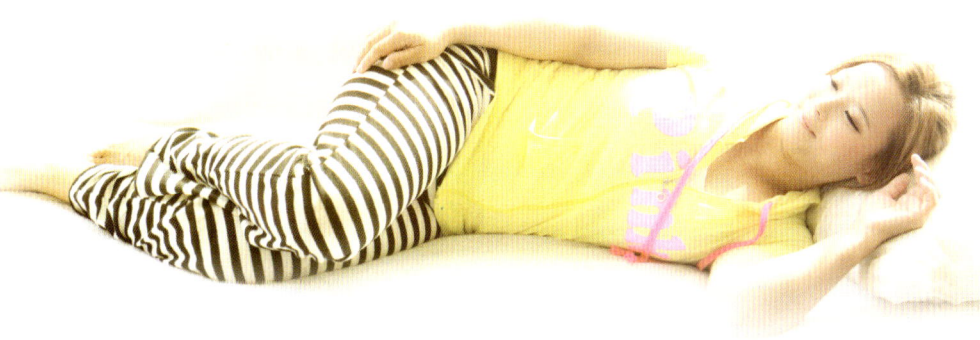

第三章
轻松科学坐月子

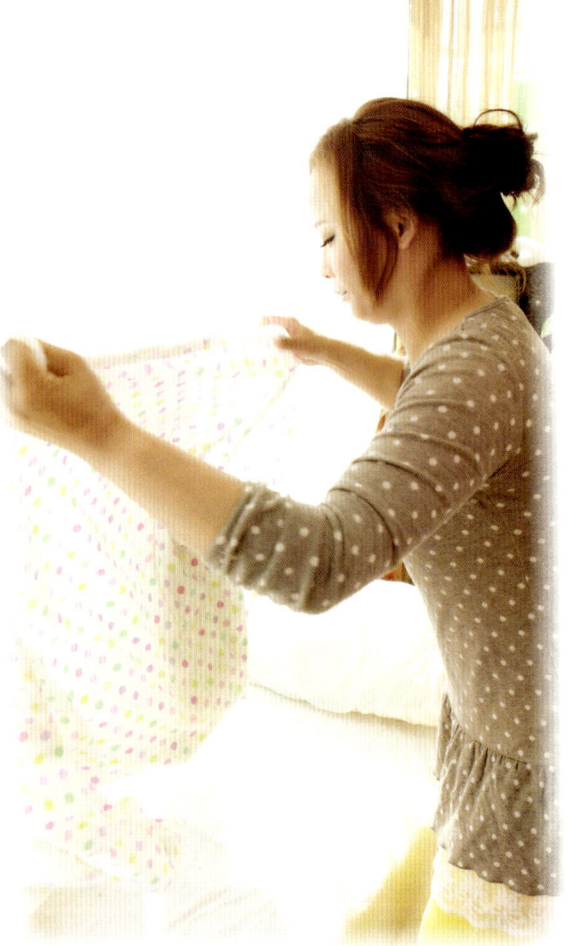

患滴虫性阴道炎

1	每天可清洗2次左右。
2	选用偏酸性清洗液,防止滴虫生长。
3	不仅要清洗外阴部,同时还需清洗阴道。

患真菌性阴道炎

1	每天可清洗2次左右。
2	选用碱性清洗液,防止真菌生长。
3	外阴部和阴道同时清洗。

宫颈糜烂

1	每天清洗1~2次。
2	采用电熨治疗后1个月内避免盆浴和阴道冲洗。
3	子宫颈放药后禁止坐浴。

坐月子期间如何待客

穿着睡衣坐着或躺着	当看到你穿着睡衣的时候,大多数人都考虑到你没有完全恢复正常,不会逗留很长时间。
限制探访时间	当你在沙发上休息的时候,你的丈夫或者父母可以帮助你招呼来访者,并且帮助你送客。别担心,这并不会被认为是无礼。
请来访者帮个小忙	来访者将会非常高兴去帮你做点儿什么,比如把热奶在凉水中冰一冰。

产后何时开始性生活

一般情况下,产后第6～8周后恢复性生活,对健康没有大妨碍,是安全的。但有些人即使分娩顺利,子宫恢复较快,体质又好,性生活也不可以恢复过早,即分娩后的4周之内,绝对禁止进行性生活。这是因为在分娩时撑大了的阴道壁黏膜变得很薄,子宫内也有裂伤,完全愈合需要3～4周时间,而且,分娩时开放的子宫口短期内也不能完全闭合。因此,若在产后4周有性生活,不仅阴道壁黏膜容易受伤,病菌也会乘虚而入,引起子宫内感染、出血和发炎,发生产褥热等严重疾病。特别是少数人在产后2周内,恶露未净的情况下就过性生活,很容易导致产褥热,危险性非常大,必须坚决杜绝。

虽然产后4周后可以恢复性生活,但由于要哺育、护理婴儿,比较容易疲劳,又因为哺乳期阴道壁较为脆弱,为此在产后哺乳期性生活有可能引起阴道壁裂伤而产生大出血。同时,卵巢激素的作用还不够充分,阴道黏膜的柔软度也稍差一些。所以,在刚恢复性生活时,忌动作过猛,节奏不宜太快,准备时间适宜更长一些,否则会引起性器官的损伤。但如果本身条件较差,分娩时产道裂伤较大,或恶露未尽,都应该推迟性生活的时间。

另外,如果在分娩过程中做过剖宫产或侧切手术,一定要根据伤口愈合的情况来决定能否进行性生活,最好请大夫检查之后再决定。倘若产后阴道血性分泌物(恶露)持续时间较久,那么,一定要等恶露彻底干净之后才能开始性生活。

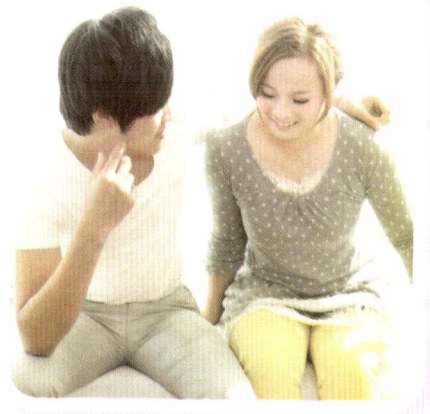

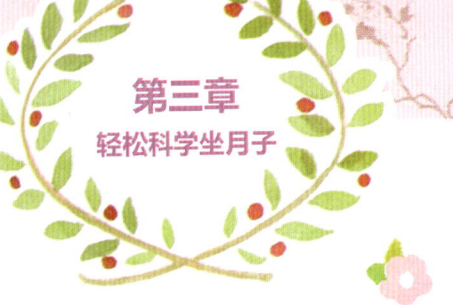

第三章
轻松科学坐月子

剖宫产8周以后，如果身体恢复得很好，就可以开始过性生活。但开始时，为不至于过分疲劳，切忌避免激烈的动作。同时，性生活的次数应有所控制，每周1～2次为宜。

此外，人们往往因为哺乳期伴有闭经现象，因而忽视哺乳期避孕。其实，许多产妇在哺乳期虽然闭经，但还是照常排卵的，如性生活时不注意避孕，同样会造成受孕，所以哺乳期性生活时切忌有侥幸心理，想碰好运气，而不采取避孕措施。

坐月子期间要不要避孕

理论上哺乳期分泌的催乳素很高，由此卵巢功能受到抑制。卵巢是分泌女性激素的，被抑制后分泌激素减少，就不能较好地促进卵泡发育，也就不会排卵，这就是哺乳期间不容易怀孕的原理所在。

但是，不容易并不代表不可能。就现实情况而言，由于产妇吃得都比较好，营养丰富，而且有的产妇是一半母乳喂养一半人工喂养，所以卵巢功能恢复得可能比较早、比较好，在这样的条件下，完全有可能在产后一至两个月就排卵。即使是全哺乳产妇，没停奶就来月经的也不少见。

产后42天，产妇的子宫、卵巢、输卵管等生殖器官都恢复到正常状态，恶露干净了，不哺乳的产妇乳房也恢复正常了，因而可以过性生活。生殖器官的恢复也同时意味着月经的重来。没有哺乳的产妇，通常产后42天后就可能会恢复月经，而且大部分都是有排卵的月经。如果此时过性生活不避孕，怀孕的概率就会大大增加，即使是不确定何时排卵的哺乳妇女也恐难幸免。

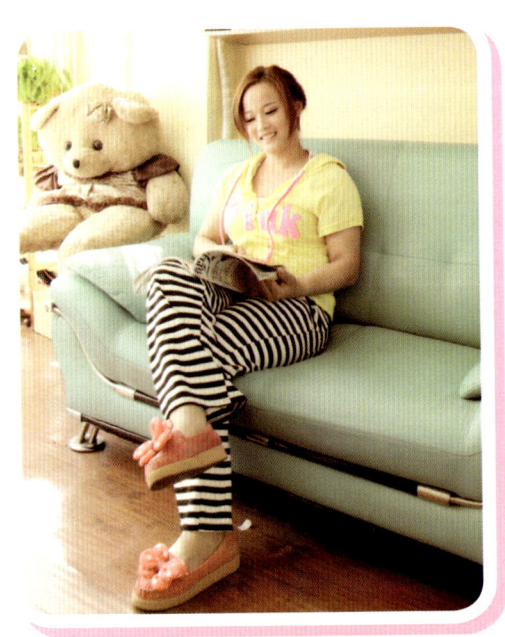

产后采取哪种避孕方式最好

随着医学技术的发展，产妇如今在选择何种避孕措施上已拥有很大的自由度。不愿意上环的，可以吃避孕药、打避孕针、采用皮下埋植或者用避孕套。但从专家角度来看，上环仍是最佳的避孕方式。上环的避孕率高，这是最利于产妇身体恢复的一点。其次，它不影响哺乳，而吃避孕药、打避孕针以及皮下埋植都属于激素用药，会通过乳汁进入婴儿体内，对婴儿的生长发育不利。再者，上环的不良反应比较小，有时可能是月经量多一点，或出现腰疼，但绝大多数人都可以用。激素类药则不同，可能会带来月经不调，并且也不适宜乳腺增生、子宫肌瘤等患者使用。上环若是不含药物的，除提高避孕效果外，还能减少月经量多等不良反应。除避孕外，考虑到产妇产后身体虚弱，激素水平偏低导致阴道干燥、组织较脆，而且有侧切的伤口，建议前几个月性生活次数少一点，动作轻柔一点，注意卫生。

宫缩痛怎么办

有的产妇在分娩后最初3～4天，由于子宫收缩而引起下腹部剧烈的疼痛，称为产后痛或后阵痛。这种疼痛多发生在经产妇，特别是双胎或分娩过快的人，初产妇的阵痛较轻，后阵痛多在产后1～2天出现。其发生的原因是在子宫复位病症，不必担心。

如果产后痛的程度很强烈，引起身体不舒服或是焦虑失眠，可以采取下面的步骤改善：

1	告知医生，视情况停止使用子宫收缩药物或减量。
2	请医生开镇静止痛药物。
3	下床走路，帮助子宫积血排空。
4	采用俯卧的姿势，可以减轻疼痛。
5	避免吃刺激性的食物或是冰冷的食物。
6	按摩足部的三阴交穴，或是背部膀胱经的相关穴道，可减轻疼痛。

第三章 轻松科学坐月子

乳房胀痛怎么办

在产后的最初两三天，乳腺开始分泌乳汁之前，由于静脉充盈、淋巴潴留及间质水肿，乳房出现膨胀。此时，仅有少量初乳而乳房却充满硬块，碰碰就痛，可能腋窝还有肿大、变硬和作痛的淋巴结或副乳腺。一般不发热，即使体温上升，也不会超过38℃。乳胀持续一两天后，即自然消退，乳腺正式开始分泌乳汁。倘若乳房极度膨胀，疼痛剧烈难以忍受，可采取下列措施：

1	用乳罩将乳房向上兜起托住。
2	哺乳前，用湿毛巾热敷乳房或在湿毛巾上放个热水袋以促使乳汁畅流。
3	哺乳间歇，用湿毛巾冷敷乳房以减轻局部充血，夏季可用冰袋。
4	如果婴儿吮吸能力不足，可用吸乳器吸出喂哺。
5	中药鹿角粉，每天9克，分2次服，用少量黄酒冲服更好，有消胀催乳作用。

哺乳后乳汁残留的对策

喂奶姿势以坐位为好，把婴儿抱在怀里，头侧稍抬高。最好不要侧卧喂奶，尤其在夜间，容易打瞌睡，不但容易压着婴儿，乳房也容易堵塞婴儿口鼻，可使婴儿发生窒息。

每次哺乳时。应先将一侧乳汁吸空后，再吸另一侧。如果哺乳后仍有剩余的乳汁，要把它排空，可用手挤除或用吸奶器吸净，不让乳汁残留在里边。有的人担心乳汁量不足，授乳后有残留，也舍不得挤出去，留着下次再喂，以为奶量能多些，这样做是不正确的，效果也适得其反。因为只有当乳汁全部排空后，才能有利于下奶。如不排空乳汁，分泌量反而减少。

产后户外活动

分娩顺利的产妇为了促使身体早日复原，于产后 8～12 小时，就可以自己到厕所大小便，并在室内行走、活动，但应以不疲劳为度。如果是剖宫产而且无并发症者，于产后第 2 天可以试着在室内行走，以后逐渐增加活动量。1 周后如果天气晴朗，可到户外活动。在户外呼吸新鲜空气，晒晒太阳，会使精神愉快，心情舒畅。天气不好如刮风或下雨，就不要出去了。

产后何时可恢复正常工作

一般产妇如身体素质很好，产时的疲劳消除得很快，同时会阴部没有裂伤，那么第二天就可坐起来或下地活动。半个月后就可做一些轻便的家务，如擦擦桌子、收拾房间等，这些活动有利于增加食欲，减少大小便的困难和恢复苗条体形。较粗重的工作如洗衣服、提水、抬重物等暂不能做，避免因重体力劳累导致子宫脱垂等疾病。

分娩后盆底组织变得松弛，而且张力较差，这是因为分娩时胎儿通过阴道，使盆底部的肌肉和筋膜极度伸张，再加上胎儿头自阴道下降时压迫盆底组织，使之缺血、水肿，肌肉筋膜发生撕裂造成的。这些变化都要在产褥期间逐渐恢复。因此，产后注意休息是完全必要的，但这种休息并不意味着坐在床上不活动。一般在产后 6～8 周，盆底组织基本恢复正常，产

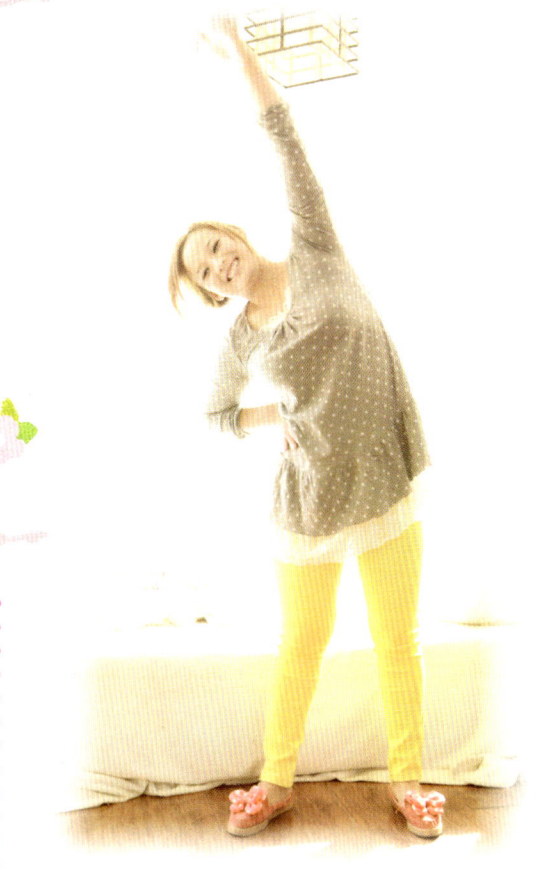

妇可到医院做一下产后检查，包括全身检查及生殖器复旧、伤口愈合情况、盆底托力检查等，正常者方可正式恢复工作和劳动。因为 8 周后，全身各器官及各系统在妊娠期间的变化也都基本恢复正常，所以一般产假规定 56 天，产后 8 周基本都可以恢复正常工作。难产或剖宫产手术的产妇，因恢复得比较慢，故恢复工作的时间应适当延长，于产后 10 周，即 70 天左右可以恢复正常工作，如从事重体力劳动者应再适当延长。

第三章
轻松科学坐月子

防止断奶后乳房萎缩

★ 乳房萎缩的原因

哺乳的影响：大多数妇女哺乳期身体消耗较大，带婴儿又辛苦，加之营养跟不上，使体内储备的脂肪耗竭，形体开始消瘦，再加上不注意哺乳期乳房保健，便造成乳房缩小。

雌孕激素的影响：妊娠期及产褥期由于大量的雌孕激素作用，使乳腺管增生，腺泡增多，脂肪含量增加，乳房丰满。而断奶后，激素水平下降，乳腺腺体萎缩，腺泡塌陷、消失，结缔组织重新取代脂肪组织，乳房则出现萎缩现象。

性刺激的影响：有些女性怕再次受孕，对性的要求淡漠，缺少性刺激等，也可能会使乳房萎缩。

★ 防止乳房萎缩的措施

具体方法	
1	孕妇保持乳头清洁，以防产后乳腺炎的发生。
2	哺乳期仍要穿上合适的乳罩，支撑乳房，以维持正常血液循环。
3	合理安排哺乳期生活，保证营养和充足睡眠。
4	产后采取避孕措施可恢复正常的性生活。

要注意烹调方法

产后饮食花色品种比较丰富，但应注意烹调方法，否则会造成营养素大量损失。如蒸馒头不应过量加碱，煮稀饭不得加碱，否则会造成B族维生素大量损失。大米淘洗次数过多或捞蒸饭也会造成B族维生素和无机盐大量损失，故米饭以焖煮或蒸煮较好。蔬菜等应先洗后切，大火快炒，以减少维生素特别是维生素C的损失及破坏。动物性食物如禽肉、鱼类的烹调方法以煮或煨为好，少用油炸。食用时要同时喝汤，这样即可增加营养，还可补充水分，促进乳汁分泌。

产后 42 天需要到医院复查吗

妊娠期为了适应胎儿发育的需要，孕妇全身发生一系列的生理变化，分娩后产妇全身各器官除乳房外，均会在 6~8 周内恢复至正常状态。产后 42 天左右到医院去做产后检查，是为了了解产妇的身体恢复得如何，婴儿的发育及其健康状况如何，并得到相关的指导。

产后 42 天检查的主要内容有：

★ 对产妇进行的检查

一般情况：测脉搏，量血压，听心肺，查血、尿常规，特别是对有孕产期并发症的产妇，如需要还可再做其他相关的检查。

乳房检查：乳房有无硬块、硬块活动度、有无压痛，乳头有无皲裂，并了解哺乳情况。

盆腔检查：外阴、阴道、子宫、盆底组织恢复情况，阴道分泌物的性状，恶露是否排净，若血性分泌物仍较多则为子宫复旧不良或有炎症，需服药治疗，若有会阴侧切伤口或腹部伤口，还要看伤口愈合情况。

★ 对婴儿进行的检查

了解婴儿的生长发育情况，测身高，量体重，检查全身各脏器有无异常，包括听心肺、摸囟门大小、摸肝脾、检查有无黄疸、外生殖器的发育情况。

★ 进行相关的指导

产妇可以对日常起居、婴儿护理、喂养中遇到的问题向医生进行咨询，医生会给予相应的建议和指导。如月经的问题、避孕方式的选择、婴儿补钙、补鱼肝油的问题、婴儿常见症状的处理等。

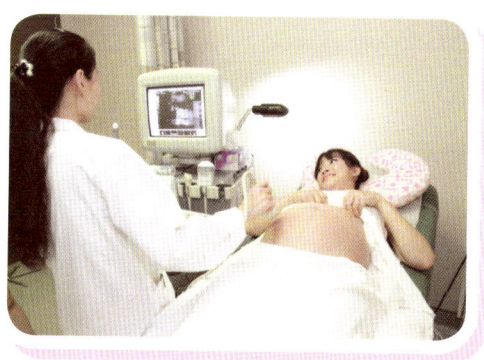

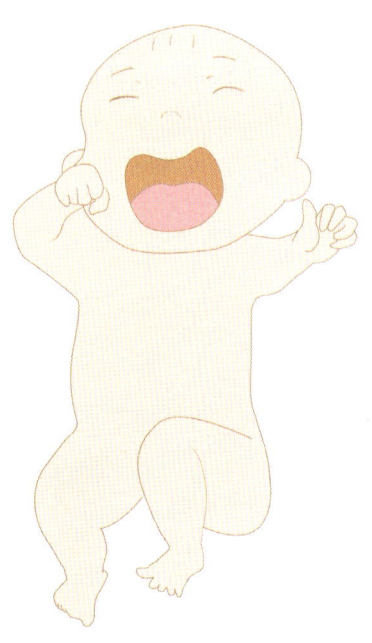

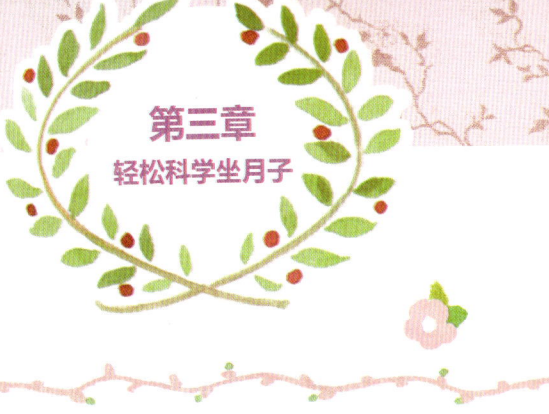

第三章
轻松科学坐月子

乳腺的自我检查

乳腺位于胸前部的体表，我国女性乳腺一般比较小，容易进行观察和检查。自我检查可以及时发现乳房病变，便于进一步确定诊断与治疗。检查方法是：

	具体方法
1	在光线明亮的房间内脱去上衣，站在镜子面前。身体要站正，两臂垂放在身体两侧。然后双手叉腰，再将两臂高举过头。对着镜子仔细观察乳房，将两侧乳房对比来看。
2	平躺在床上，两手伸开，分别去触摸对侧乳房，在触摸检查时，各个手指应当并拢伸直，轻柔平摸，如果乳房中有肿块，就会出现在手指与胸壁之间。但是，不要用手去抓捏乳房，因为正常的乳腺组织也会被抓捏起来，错误地当做肿块。
3	用伸直的手指触摸两侧腋窝，注意有无肿大的淋巴结。
4	注意乳房的皮肤，看有无鼓起或者如同橘子皮一样的坑点与凹陷，这些现象是肿块与皮肤发生黏连的症候。乳房某处出现水肿，常预示水肿部位之下存在着癌肿。
5	观察皮肤有无静脉曲张，如叶状囊肉瘤或者其他发展快的乳癌，可以使得乳房表面出现静脉曲张。
6	观察两侧乳房乳头的位置是否在一个水平线上，如果出现单侧乳头向上抬高与回缩，或者偏向一方，表示在乳头下方可能有病变存在。
7	注意乳头上有无裂口、脱皮、糜烂或者盖有黄色痂皮等情况；轻轻挤压乳房，看乳头有无流出物，注意流出物的性质，乳头有流出液或者乳头失去弹性，是内部有病变的征象。
8	乳房自我检查可以每月进行1次，一般在月经过后乳腺处于最佳受检状态时进行，有利于发现乳腺肿块。

产后为什么出汗多

分娩以后,产妇出汗特别多,尤其在睡觉或刚醒后,出汗更多,夏天时甚至大汗淋漓,把衣被都能浸湿。产后为什么会出汗多呢?这是因为妊娠时,产妇体内潴留水分较多,到产褥期多余水分将通过皮肤排出,皮肤排泄功能旺盛。所以产后出汗多是正常的生理现象,不必为此担心。

产后出汗多,虽然是正常的生理现象,但要加强护理。产后室温不要过高,适当开窗通风,保持室内空气流通、新鲜,但不要贪凉,更应避免床头对流风或用电扇直接吹。衣被不要过厚,"捂月子"更是不对的。出汗多时要勤换衣被,身体可用毛巾擦干,或用温水擦身,这样可以防止感冒。

产后为什么肚子痛

某些产妇,在分娩后最初的3～4天,可以感到小腹部阵阵疼痛,疼痛严重时,可在小腹中摸到或见到子宫明显变硬并隆起,同时恶露排出增多,当哺乳时,可以感到疼痛更明显,医学上称为产后宫缩痛。这种病多见于经产妇或急产妇,强烈的子宫收缩使子宫壁神经纤维受压,子宫组织缺血、缺氧,因而引起肚子疼痛。哺乳时子宫收缩更明显,所以疼痛就更显著。此外,若子宫腔内存留有血块或大片胎膜,残留的胎盘小叶,也可引起产后宫缩痛并有出血。疼痛一般出现在产后第一天,以后逐渐减少,以至完全消失。

产妇为什么要避风寒

中医讲由于产妇产后真气大伤,气血不足,百脉空虚,即俗称的"体质虚弱",稍有不慎,就会引起疾病。分娩之后,产妇汗腺分泌旺盛,出汗多,冷风、寒气很容易乘虚而入,可以直接引起神经性疼痛;或者由于受凉后,血管收缩,影响了血液的正常供给,因为循环障碍而引起偏头痛、腰痛、腿痛等毛病。所以,产妇在分娩后要避免直接吹风、贪凉。

为此,穿着应舒适、柔软、保暖,床铺不要放在冲风口(但要注意整个屋子的通风透光,以保持空气新鲜);尽量不要用冷水洗刷东西,更不要洗冷水澡。另外,产妇消化能力差,最好不吃生冷食物,以免寒凉伤胃,妨碍血液循环,引起胃痛或腹痛。

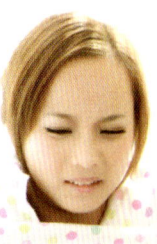

第三章
轻松科学坐月子

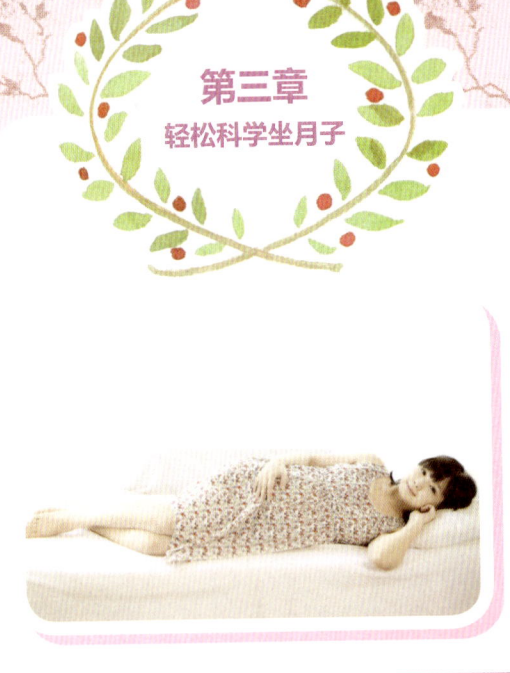

产后月经什么时候恢复

刚生后每天都有阴道流血，叫做"恶露"。其量由多渐少，颜色由深变浅，停止的日期因人而异，有的半个月，多数一个月。如果40多天还未干净，或虽然干净数日又突然大流血，此时应去医院检查。

月经的恢复与哺乳有一定关系。不哺乳的妇女，产后4～6周就可来月经，99%以上的产妇于产后3个月内恢复行经。

产后为什么会发胖

★ **肥胖标准和计算法**

有些产妇由于产后身体比孕前稍胖便大惊小怪，以为自己已经进入肥胖者的行列，其实，她们有的体重并没超重。判断一个人是否发胖，不仅与脂肪增多有关，而且还与体重的增加有关。最简单的体重计算法是身高（厘米）减去105，所得出的数字（千克），便是"标准体重数"。

★ **肥胖的原因**

多产妇认为，怀孕之后，胎儿优生需要营养；分娩之后，欲使奶水充足，产妇更需增加营养。于是，怀孕期间，摄入过量的高蛋白、高营养食物，产后又大补特补。加上孕妇少动，产后卧床时间过多，摄入多，消耗少，使得过多的热量、蛋白质转化成脂肪积聚在皮下。脂肪越积越厚，人也就胖起来了。

★ **如何避免肥胖**

为避免产妇发胖，保持健美的身材，不管是否具有使人发胖的基因，只要注意保持青春向上的心理，注意科学、合理的孕产期饮食调配，并亲自哺乳孩子；尤其要注意产后早活动，加强积极的体育锻炼就能达到瘦身减肥的目的。

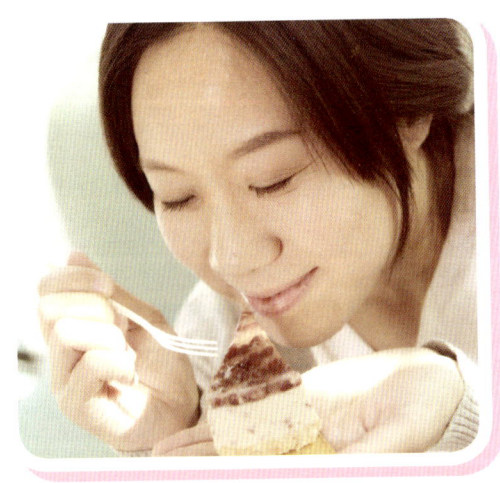

乳母需慎用西药

哺乳期妇女生病用药要十分慎重。有些药物可以通过乳汁对新生儿产生影响，如损害肝功能、抑制骨髓功能、抑制呼吸、引起皮疹以及造成中毒等。

对新生儿影响较大的药物	
抗生素	如红霉素、氯霉素、四环素、卡那霉素等。
镇静剂、催眠药	如苯巴比妥、阿米托、安定、安宁、氯丙嗪等。
镇痛药	如吗啡、可待因、美沙酮等。
抗甲状腺药	如碘剂、甲巯咪唑、硫氧嘧啶等。
其他	如碘胺药、异烟肼、阿司匹林、水杨酸钠、泻药、利血平等。

哪些食物有利于消除黄褐斑

产妇由于体内代谢变化，营养素及饮食不平衡，皮肤会发生许多变化，典型的是由于妊娠期雌激素、黄体酮浓度升高，促使黑色素细胞产生色素沉着，形成黄褐斑。产妇可进行食物调理，从内入手，表里同治，长期坚持下去，这是其他任何美容方法都无法比拟的。

有利于消除黄褐斑的食物	
猪蹄、猪皮	含大量胶原蛋白，可增加皮肤积水，使之细嫩丰满，减少干燥。
冬瓜子、丝瓜	含多酵素，可分解黑色素，使皮肤变白。
番茄	含丰富的谷胱甘肽和维生素C，利于沉着色素的减退。
黑芝麻、松子仁	含丰富的维生素E，可防止皮肤脂质氧化。

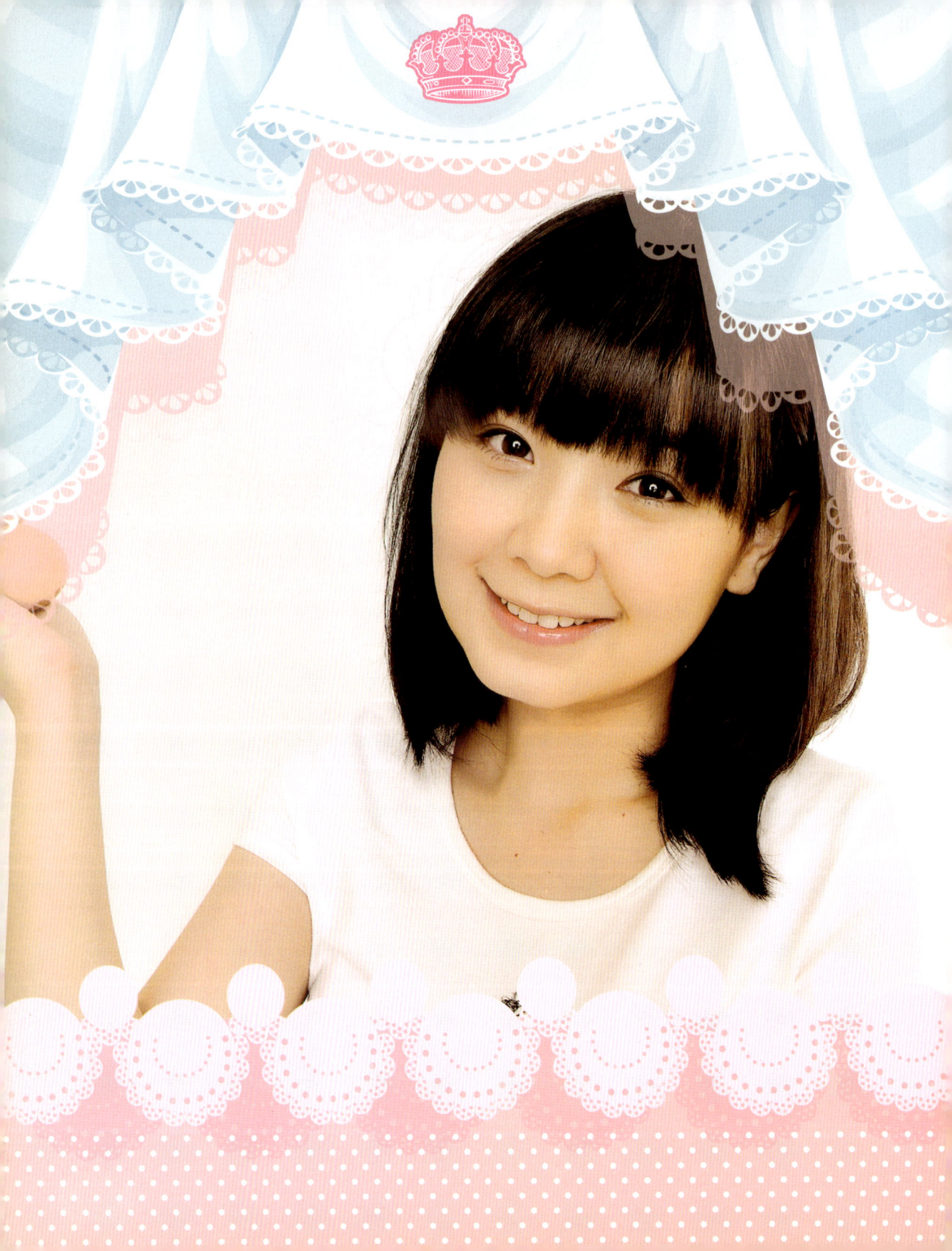

第四章 产后常见病症预防与护理

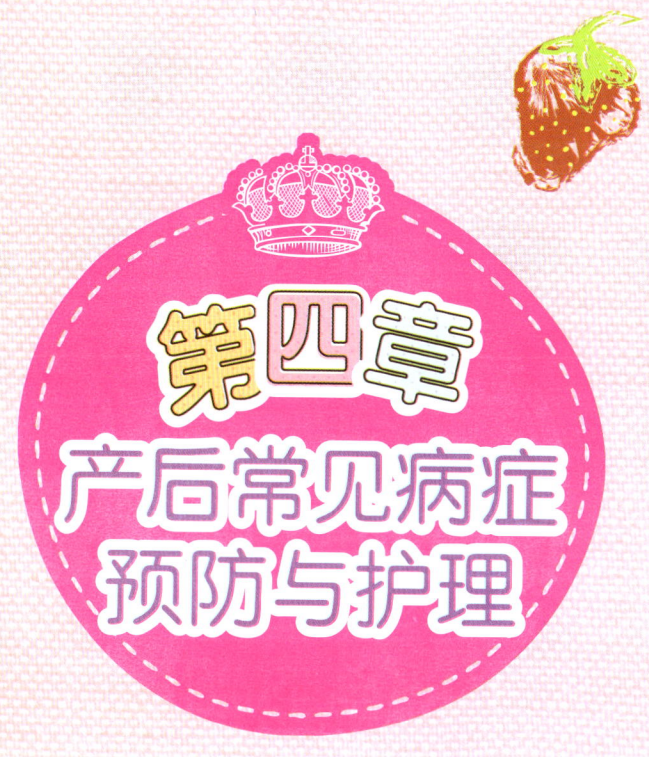
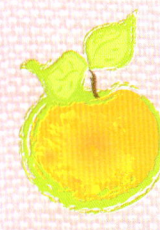
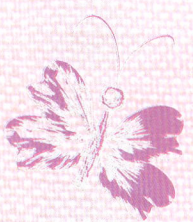

第四章 产后常见病症的预防与护理

01. 生殖器官感染

产后生殖器官感染的原因

生殖道感染是指因多种致病微生物的侵入，引起生殖道感染或经生殖道感染一大类疾病的总称。女性在妊娠和产后，体力下降，身体虚弱；子宫腔内原胎盘的附着部位遗留下一个很大的创面；子宫颈、阴道和会阴部也可能存有不同程度的损伤，因此容易导致感染。

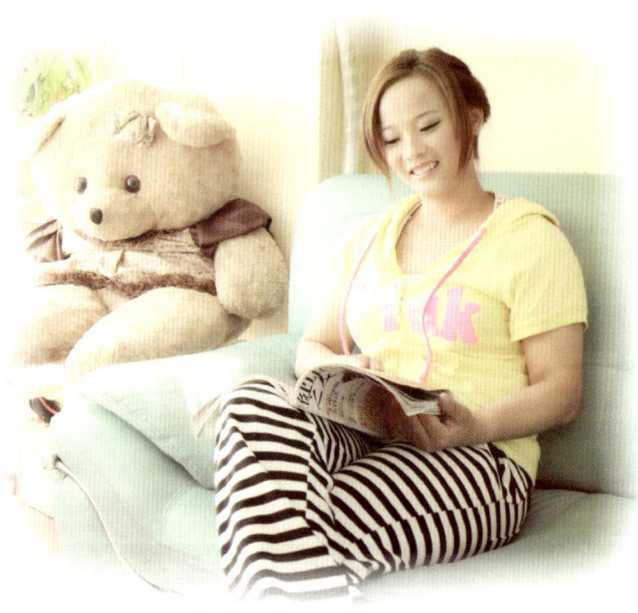

常见生殖感染疾病

滴虫性阴道炎	白带发生改变及外阴和阴道口瘙痒，白带增多呈稀薄泡沫状。
真菌性阴道炎	白带增多及外阴、阴道瘙痒，可伴有外阴、阴道灼痛，小便时尤为明显。时有尿频、尿痛、性生活痛。
急性宫颈炎	白带多，呈脓性，有时带血丝，伴下腹坠胀，腰骶部疼痛。
慢性宫颈炎	白带多，黏稠浓厚，有时呈黄脓性，有时有接触性出血，当炎症扩散到盆腔时，可有腰骶疼痛，盆腔部下坠痛等。

预防方法

★ 饮食

改变饮食可增强免疫力，避免常常感染真菌，如少吃淀粉类、糖类以及刺激性的食物（酒、辛辣物、油炸类），多吃蔬菜水果类，水分要充足。

★ 清洁

产妇在"坐月子"期间，身体分泌出的多种分泌物，会滋生细菌，这就要及时清洗来保证产妇和宝宝的健康。每天用清水清洗外阴，必须用肥皂时，选用刺激性较小的婴儿浴皂，以减少对皮肤的刺激。不与他人共用浴盆、浴巾，洗下身和洗脚的盆、毛巾要分开，尽可能洗淋浴；避免共用不洁的马桶；内裤要勤换洗，在阳光下晒干；使用清洁的月经卫生用品。如非必要不要冲洗阴道，维护女性生殖器官的天然防线，不破坏阴道内的生态平衡，不让外界的病原体进入阴道。

★ 锻炼

有研究发现，每周运动 6 个小时可使生殖道感染的风险降低 27%。

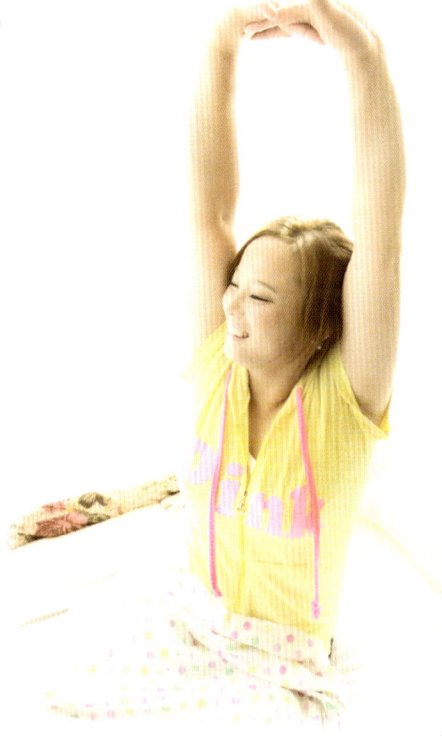

★ 晒太阳

充分的日光浴可以提高女性的免疫能力。有资料显示，在日光充裕的季节，女性生殖道感染的概率明显低于其他季节。

★ 勤上厕所

由于女性尿道比男性尿道短，又接近肛门，大肠杆菌容易侵入，所以女性阴道感染的概率很高，勤排尿可以减少尿道中的细菌含量。大便后用手纸由前向后揩拭干净，并最好养成用温水清洗或冲洗肛门的习惯。若不揩净，肛门口留有粪渍，污染了内裤，粪渍内含有的肠道细菌会趁机拐入阴道，引起炎症。

第四章 产后常见病症的预防与护理

02. 乳腺炎

感染乳腺炎的原因

★ 乳头内陷

乳腺炎多发生在乳头内陷的人,由于乳头内陷,势必在乳头上有四五对乳腺导管不通或通畅不好,致使乳腺管内分泌的大量乳汁吸不出来,产生积乳,产妇自觉乳房胀疼,经过3～4天仍排不出、乳汁开始发酵,对乳腺管产生炎性刺激,出现很硬的肿块,有自觉痛和压痛,这就是积乳性乳腺炎。

★ 乳头卫生不良

细菌入侵是导致急性乳腺炎的关键因素。在我们的生活环境中,细菌是无处不在的,尤其在我们的双手、口腔、体表皮肤和衣物上,都存在大量的金黄色葡萄球菌、链球菌等致病性细菌。对于急性乳腺炎而言,这些致病菌入侵的主要途径有以下几条:乳头皮肤破损或皲裂,致病菌经破损的乳头皮肤入侵,导致急性感染;婴儿口含乳头睡觉,其口腔内的细菌侵入乳腺管,并沿腺管上行,在乳汁淤积处大量繁殖;衣物不洁,沾染在衣物上的致病菌可侵入乳腺管;身体其他部位有感染性病灶,如上呼吸道感染等,细菌经血液循环至乳房。

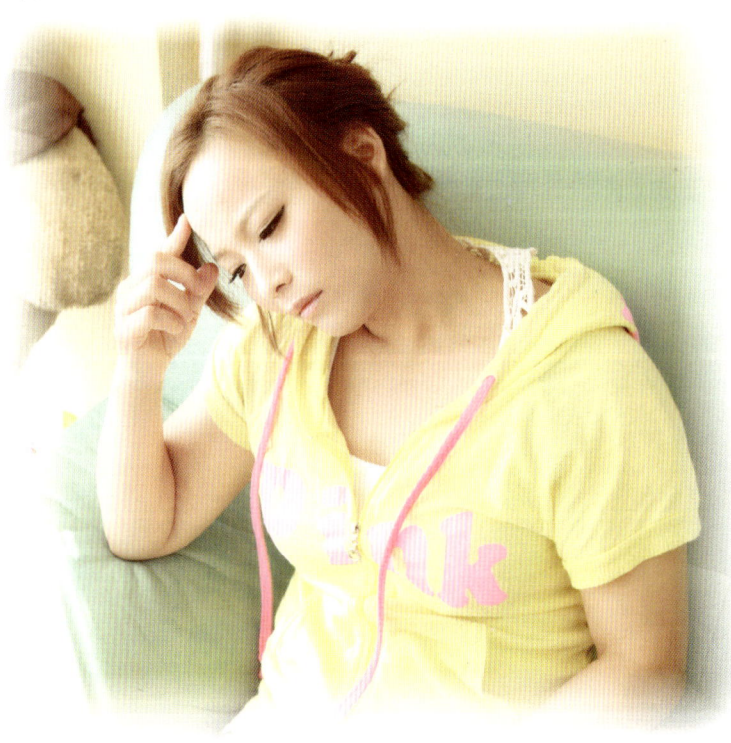

★ 乳晕裂和乳头裂

这两种裂发生以后常常有黄水渗出，发现后应该立即用高锰酸钾水在哺乳前后洗浴乳头，否则，会很快发展成乳腺炎。如果渗出的黄水很多或有脓性分泌物，要停止哺乳，不然会损害婴儿健康。

乳腺炎患者起初会感觉到乳房疼痛，局部出现硬块、胀痛。随着病情发展，还可能出现怕冷、寒战、体温一下子升高，有时可至39℃以上，脉搏加快。一般情况下，只有一侧的乳房出现发炎的症状。患病的乳房疼得不能按，局部皮肤发烫、红肿，并有硬块。同一侧的腋窝处淋巴结肿大，按压有疼痛感。如果到医院查血常规会显示白细胞数量明显增高了。

如何预防乳腺炎

1	注意宝宝含乳方式是否正确，若吸吮姿势不正确，奶水不易排空。
2	在妊娠后期，要经常用温水或用75%乙醇擦洗乳房，以增加乳头皮肤的抵抗力。
3	每次哺乳时要使奶汁完全吸空，如婴儿吸吮力不够，不能吸空时，可用吸奶器或用手将乳汁挤出，不使乳汁郁结在乳房内。
4	如发生乳汁郁结，可局部热敷或用吸奶器将乳汁吸出，用手从乳房四周向乳头方向轻轻按摩。
5	吃低盐的饭菜，可减少水肿的发生。

当乳房肿胀到一个程度时，乳头会变得扁平，宝宝不容易含住，因为宝宝吸吮少，当母乳没有被顺利排出时，妈妈的乳腺累积了太多母乳，就会造成病理性肿胀。这时除了哺乳外，还需要抗生素等额外协助。患病的乳房应暂停哺乳，但要按时把奶水挤出，每天7～8次，每次均应尽量将乳汁排空，这是治疗早期急性乳腺炎，防止形成脓肿最有效的措施。

第四章 产后常见病症的预防与护理

03. 肛裂

肛裂的主要症状

★ 疼痛

肛裂可因排粪引起周期性疼痛,这是肛裂的主要症状。当有便意时,肛门舒张,疼痛开始。排便时,粪便冲击裂口,立即感到肛门内灼痛和刀割样疼痛,称为排便痛。排便后数分钟疼痛减轻或停止,这个时期为疼痛间歇期。然后因肛门括约肌痉挛收缩,病人又感觉剧烈疼痛。疼痛的程度随着肛裂的大小和深浅的不同而有轻重。这一期间的疼痛,常持续半小时至数小时,常坐卧不安,十分痛苦。当括约肌因痉挛而疲倦时,疼痛才逐渐停止。这是疼痛的一个周期,以后又因排便或喷嚏、咳嗽、排尿等,引起周期性疼痛反复发作。

★ 便秘

多因患者恐惧排便时的剧痛,有意推迟排便时间和次数,使粪便在直肠内停留时间延长,水分被完全吸收,大便变得干硬,而此时排便,则会使裂口创伤加重,裂口加深,疼痛加重。如此往复,形成恶性循环。为此许多产妇服用缓泻剂,致肛管缺乏正常粪便的扩张,肛管狭窄,并形成药物依赖性顽固性便秘。

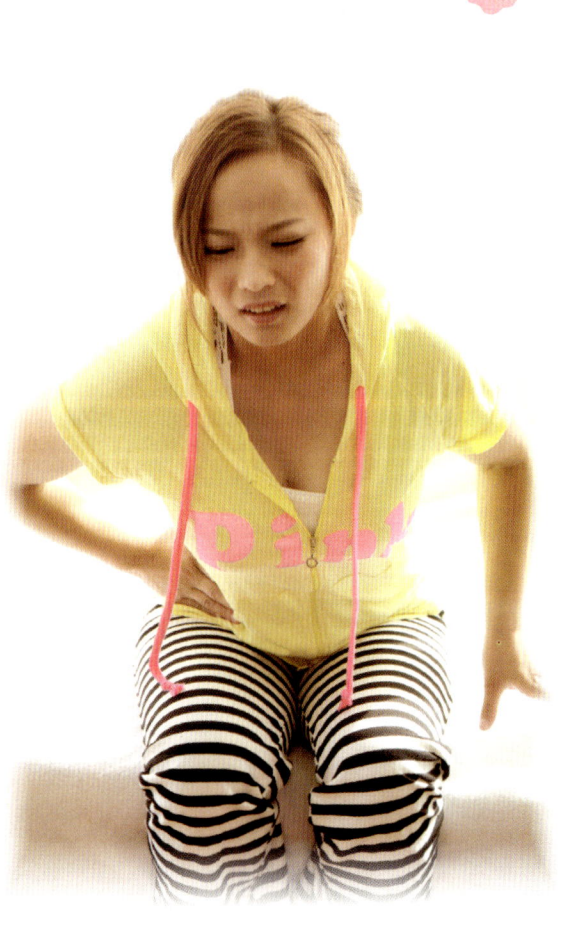

★ 便血

排便时常在粪便表面或便纸上见有少量新鲜血迹，或滴鲜血。大出血少见。

★ 肛门瘙痒

由于裂口溃疡面或皮下瘘管的分泌物，或肛门腺体流出的分泌物，刺激肛缘皮肤引起肛门湿疹和肛门搔痒。自觉肛门常潮湿不爽，并可使皮肤伴有表浅裂口或皮损。

★ 全身症状

剧烈的疼痛可加重精神负担，并影响休息，引起神经衰弱。有的人会因恐惧排便，有意减少进食量，久而久之，可引起轻度贫血和营养不良。还可出现月经不调，腰、骶部疼痛。肛裂感染期可有发热、肿痛和流脓血等。

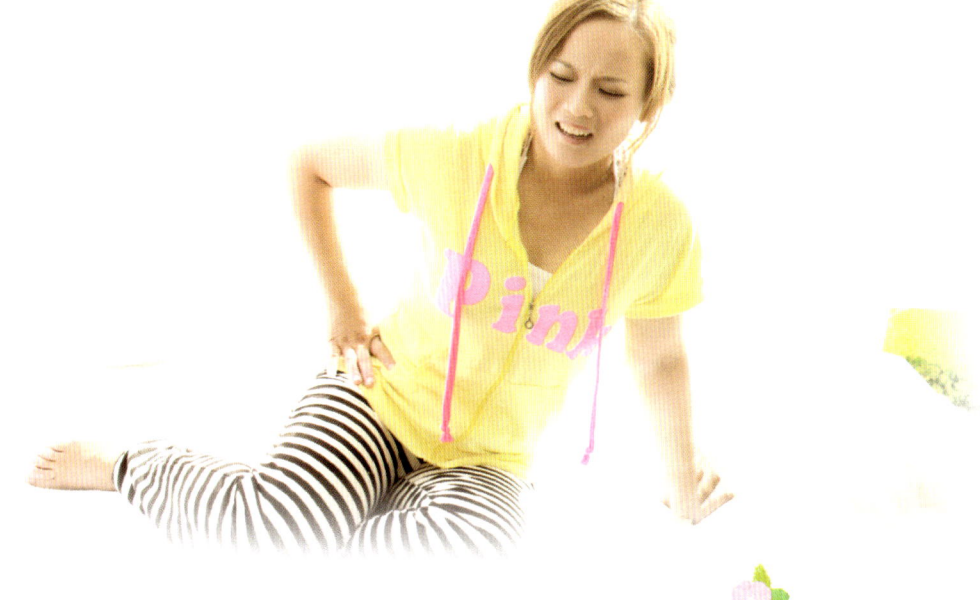

产后肛裂如何保健

一直以来，饮水疗法是防止便秘最有效而廉价的方法。按成年人的生理需要，每天摄入的液体量应达到2000～3000毫升，在秋季气候干燥时显得格外重要。饮用的可以是白开水、淡盐水、蜂蜜冲水和饭前饭后的汤水。不宜过多饮用浓茶或含咖啡因的饮料。因茶叶中的鞣酸可以收敛大便，而咖啡因则有利尿、加速水分丢失的作用。

第四章 产后常见病症的预防与护理

★ 扩肛保健法

用右手指涂上适量具有润滑作用的痔疮膏或抗生素膏,先在肛周轻轻按揉1分钟左右,然后将示指缓缓伸入肛门内约2个指节,将伸入肛内的示指向前后左右四个方向扩肛,持续3分钟,对有裂口及内括约肌瘢痕纤维处要适当加压用力,有利于内括约肌松懈。扩肛后,再在肛管口涂适量痔疮药膏。

发生便秘,可服蜂蜜、麻仁丸以利润肠通便,每次排便前在肛门内挤入开塞露再排便。适当吃梨、慈菇、香蕉以增强肠道水分。肛裂者可在便后用温水坐浴15~20分钟,在肛裂处涂九华膏等收敛消炎药。排便时注意用力不要过猛、手纸应柔软,以免擦伤肛门皮肤。必要时可手术治疗。

★ 便后坐浴

排便后最好用温水坐浴15~20分钟,一般无需加任何药物。如有肛裂迹象,则可加入适量的洁尔阴痔痛一洗消或高锰酸钾。

肛裂经久不愈或疼痛难以忍受时,可到医院用0.5%普鲁卡因溶液10毫升在肛门基底作封闭注射,镇痛效果较好。也可在局麻下行肛裂切除术。

★ 调节饮食结构

产妇在食鸡、鱼、肉、蛋等高蛋白质食物基础上,合理搭配一些含纤维素较多的食物,如粗粮、新鲜蔬菜。适当选食"土豆""红薯"等,也有利于大便通畅。多喝些水,吃植物油,能直接润肠,后者在肠道中分解的脂肪酸也有刺激肠蠕动作用,利于排便。少吃辛辣刺激食物。

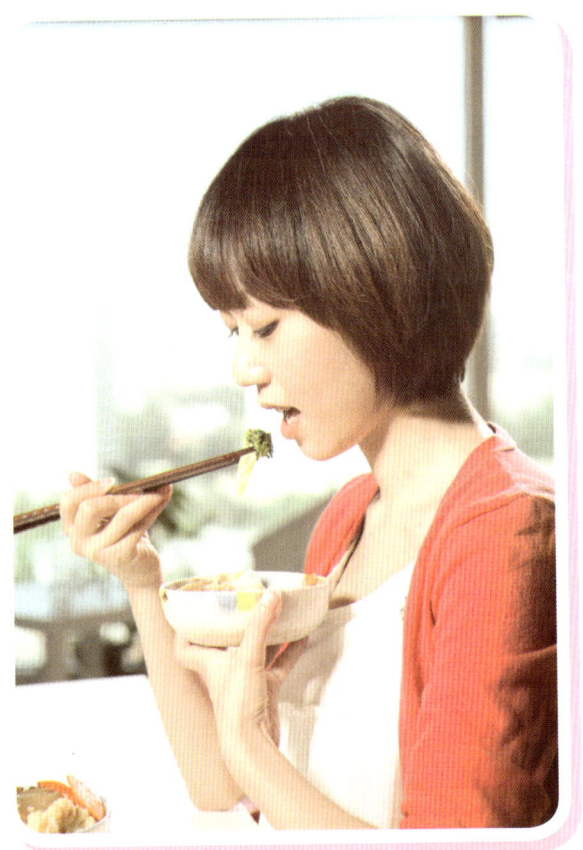

04. 子宫脱垂

产后发生子宫脱垂的原因

1. 分娩时软产道过度伸展，支持子宫正常位置的韧带、筋膜、肌肉发生损伤和撕裂；宫口未开全即向下屏气用力；难产、急产、滞产等导致盆底组织损伤；如提肛肌及会阴体裂伤，裂伤后还未能及时缝合，产后保健又不理想，就成为子宫脱垂的常见原因。

2. 分娩时未能很好保护会阴，产后又未能及时修复，导致子宫的支持组织松弛或撕裂，从而为子宫脱垂创造了条件。

3. 产妇原来体质就虚弱，产后由于经常咳嗽、便秘，腹压增加而引起。

产后发生子宫脱垂的预防和治疗

如果属于早期脱垂或症状较轻者，可取平卧位或稍坐一会儿，即可使会阴部恢复常态；也可使用运动疗法，如缩肛运动，一缩一放地进行，每次10～15分钟，每天2次。可采用针灸、中药外用和内服、子宫托等综合治疗。

严重的子宫脱垂应作保守性手术，使子宫恢复正常前位以利受孕。例如阴道前后壁修补术加主韧带缩短术及子宫颈部分切除术。但术后一旦受孕，应进行剖宫产术分娩，以免产后再次造成子宫脱垂症。除此之外，产后24小时，应开始做俯卧体操，每天2～3次，每次15分钟，这样可使子宫位置尽快复原到正前倾位。

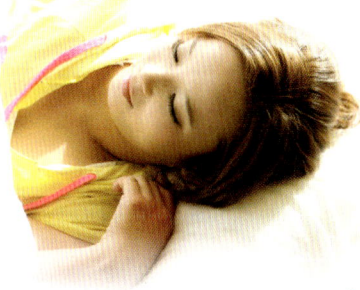

第四章 产后常见病症的预防与护理

05. 产后风湿病

产后风湿病的原因

女性在产褥期间,由于风寒湿邪,出现肢体关节酸楚、疼痛、麻木,重者称为产后风湿,又称产后风。产后风往往有不同的原因,而且有时同样的症状也可由不同的原因引起。它的临床反应症状:除了怕冷、怕风、活动关节疼痛之外,还伴有麻木、抽搐、胀痛等因素。

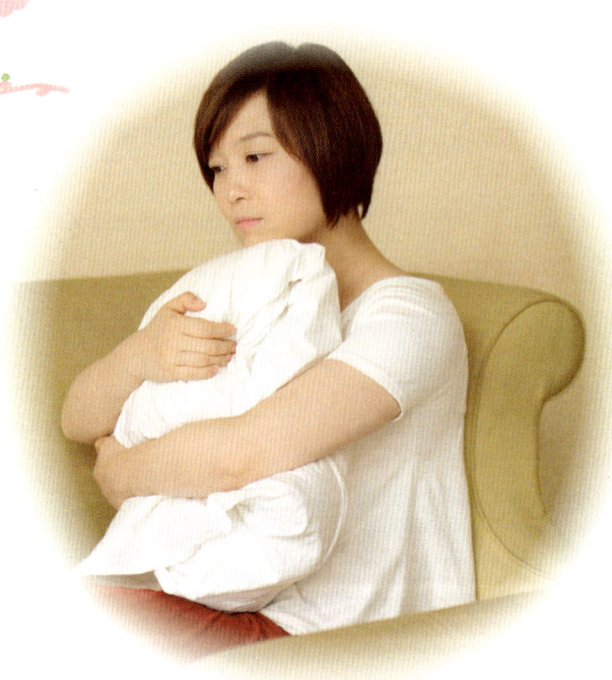

风湿寒邪侵入的途径有	
1	产后大汗淋漓,而未保暖,感受了风寒之邪。
2	产妇所住房屋潮湿阴冷。
3	产妇淋雨受湿。
4	产妇过早劳累或使用冷水洗衣。
5	产妇过早进行性生活。

尽管"产后风"不是产后通风所致,但的确有许多产妇在分娩后,特别是冬季会出现怕"风"、怕"冷"的情况,这是因为分娩后大量血液从子宫进入体循环,加之妊娠期间许多组织间液也被吸收进入血液循环中,因此产妇体内血容量升高,产后24小时内增加尤其明显,致使心脏的负担加重,这种状态一般要到产后3周或更长时间才可逐步恢复到孕前水平,所以在此期间产妇体内水分必须很快排出。主要有三条途径:一是排尿,产后尿多是常见现象;二是通过呼吸,把水分以蒸汽方式呼出体外;还有皮肤大量出汗。因此产妇的汗毛孔总是处于开张状态,遇风就会觉得全身湿冷。

部分病人发展为类风湿,长期风湿侵入人体,占位机体,影响血脉流通,导致体内器官血脉失去营养、变形,有些机体肌肉组织萎缩,重者直接侵入到五脏六腑,引起脏腑疾病,导致脏腑功能衰退,气血运行无力,四肢供营不足,筋骨干燥,形成严重的类风湿。而致产后风难治的一个主要原因,如风入肾脏可导致肾功能下降。

产后风湿病的预防和治疗

★ 避免受凉

产妇在产褥期要避免受寒,不能吹冷风或是喝凉水,饮食方面也不能吃凉或刺激性的食物。平时要特别注意避免身体劳累或精神刺激。不仅是正常分娩的产妇,剖宫产、自然流产后的产妇,也有患产后风的可能性,因此一定要注意。

★ 注意增加营养

应吃容易消化,富含蛋白质、糖类及维生素C的饮食。重症病例可额外供给B族维生素及维生素C。有充血性心力衰竭者可适当地限制盐及水分的摄入。为防止胃部膨胀压迫心脏而增加心脏负荷,可采取少食多餐的方法。应用肾上腺皮质激素的患者亦应适当限盐。冷饮、冷水浴暂时跟你无缘。尤其是汽水,不但伤脾胃,它的高糖分更会带走骨中的钙质,令矿物质失平衡。

★ 红外线照射或超短波治疗

亦可根据疼痛部位的大小,将食盐放入锅中炒热,用布包好敷于疼痛处,每天1次,每次20~30分钟。此外,用电针治疗效果也较好。

第四章 产后常见病症的预防与护理

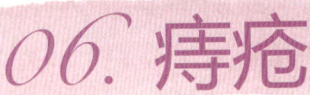

产后痔疮的原因

产后易患痔疮的原因，是妇女产后由于子宫收缩，直肠承受胎儿的压迫突然消失，使肠腔舒张扩大，粪便在直肠滞留的时间较长，容易形成便秘。加之在分娩过程中扯破会阴，造成肛门水肿疼痛等。因此，妇女产后注意肛门保健和防止便秘是防止痔疮发生的关键。

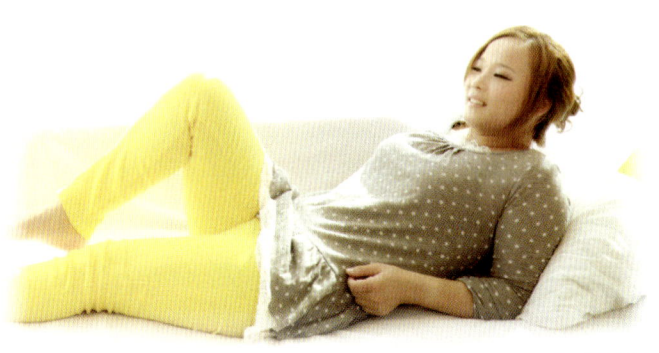

产后痔疮的预防方法

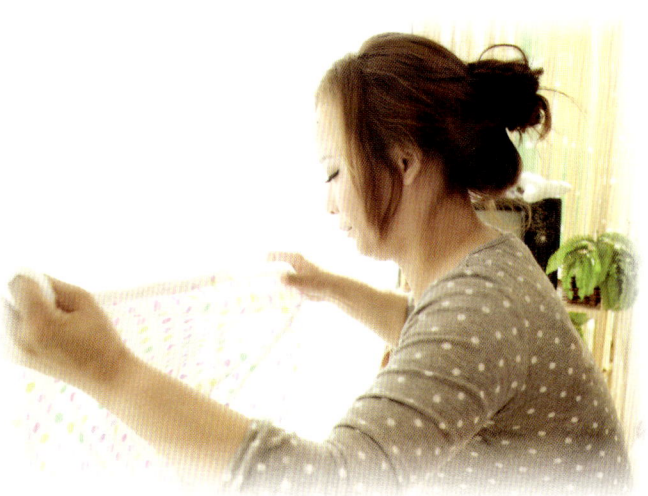

★ **勤喝水、早活动**

由于产后失血，肠道津液水分不足，以致造成便秘，而勤喝水、早活动，可增加肠道水分，增强肠道蠕动，预防便秘。

★ 多食粗纤维食物

一些妇女产后怕受寒,不论吃什么都加胡椒,这样很容易发生痔疮。同样,过多吃鸡蛋等精细食物,可引起大便干结,使粪便在肠道中停留时间较长,不但能引起痔疮,而且对人体健康亦不利。因此,产妇的食物一定要搭配芹菜、白菜等纤维素较多的食品,这样消化后的残渣较多,大便时易排出。

★ 勤换内裤、勤洗浴

不但保持了肛门清洁,避免恶露刺激,还能促进血液循环,消除水肿,预防外痔。

★ 早排便、早用开塞露

产后应尽快恢复产前的排便习惯。一般3日内一定要排一次大便,以防便秘;产后妇女,不论大便是否干燥,第一次排便一定要用开塞露润滑粪便,以免撕伤肛管皮肤而发生肛裂。

★ 应用药物坐浴或软膏治疗

有痔的产妇,产后应用药物坐浴或软膏治疗。痔翻出过大,在痔的表面涂些油膏,用手指将充血水肿部分慢慢推送肛门内,待水肿消退后,病情就会减轻,大约1个月,红肿和疼痛都会消失。

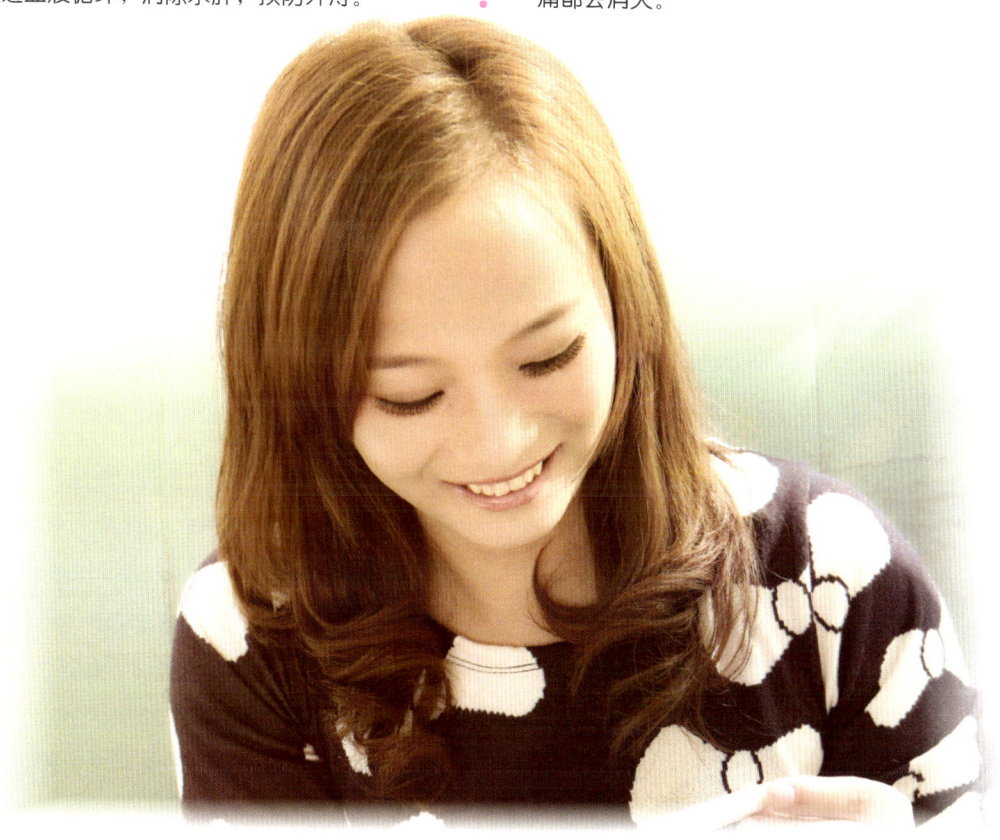

第四章 产后常见病症的预防与护理

07. 产后痛

手关节痛

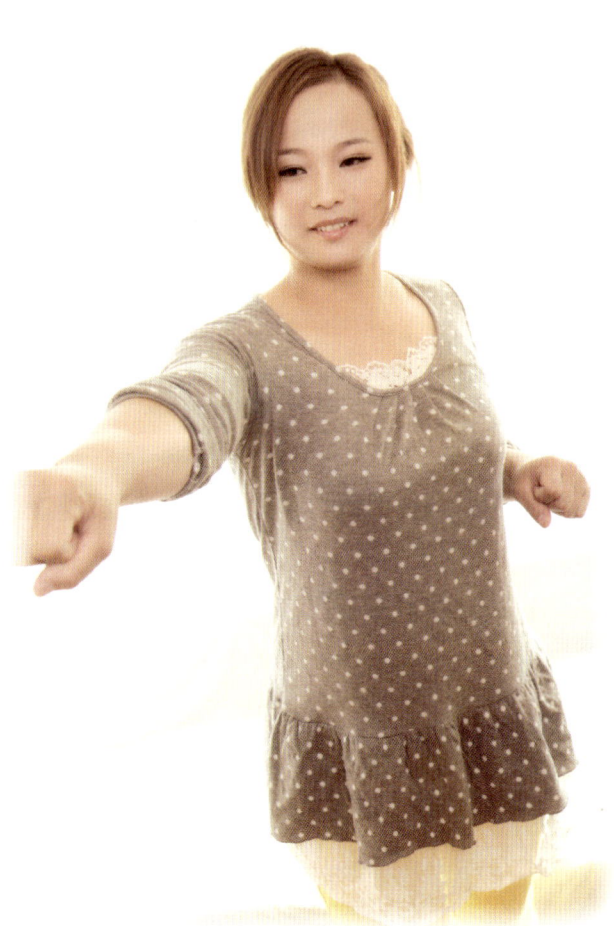

★ 手关节痛的原因

孕妇分娩后,体内激素发生变化,结果会导致关节囊及其附近的韧带出现张力下降,引起关节松弛。此时如果过多从事家务劳动,或过多抱孩子,接触冷水,就会使关节、肌腱、韧带负担过重,引起手关节痛,且经久不愈。

★ 预防方法

在产褥期,产妇要注意休息,不要过多做家务,要减少手指和手腕的负担,少抱孩子,避免过早接触冷水。

骨盆疼痛

★ 骨盆疼痛的原因

骨盆疼痛的原因是产妇分娩时产程过长，胎儿过大，产时用力不当，姿势不正以及腰骶部受寒等，或者当骨盆某个关节有异常病变，均可造成耻骨联合分离或骶髂关节错位而发生疼痛。此外，在韧带未恢复时，由于外力作用如怀孕下蹲或睡醒起坐过猛、过早做剧烈运动、负重远行等，均易发生耻骨联合分离。表现为下腰部疼痛，并可放射到腹股沟内侧或大腿内侧，也可向臀部或腿后放射。

一般来说，此病过一段时间（几个月甚至1年左右），疼痛会自然缓解。如果长期不愈可采用推拿方法治疗，并可服消炎止痛药，既可减轻疼痛，又可促进局部炎症吸收。

★ 预防方法

1. 患有关节结核、风湿症、胃软化症的妇女应在怀孕前治愈这些疾病，然后再考虑妊娠。
2. 怀孕后，多休息，少活动，但不能绝对静止不动，要适当而不要做过分剧烈的劳动或体育锻炼，如做一些伸屈大腿的练习，尽量避免腰部、臀部大幅度地运动或急剧的动作。
3. 产后避免过早下床或在床上扭动腰、臀部。

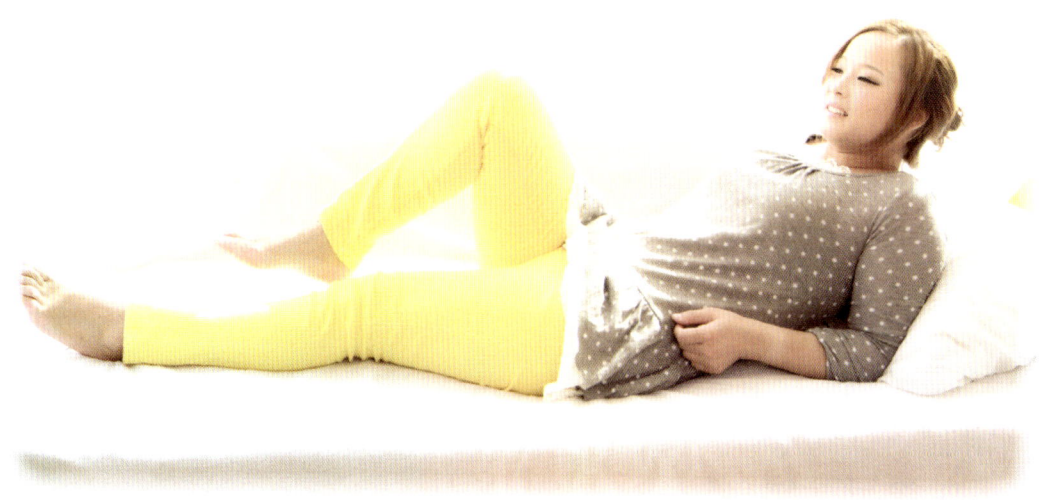

第四章
产后常见病症的预防与护理

产后腰腿痛

★ 产后腰腿痛的临床表现

产后腰腿痛的主要临床表现,多以腰、臀和腰骶部疼痛日夜缠绵为主,部分患者伴有一侧腿痛。疼痛部位多在下肢内侧或外侧,可伴有双下肢沉重、酸软等症。

主要原因
1	产后休息不当,过早地持久站立和端坐,致使产妇妊娠时所松弛了的骶髂韧带不能恢复,造成劳损。
2	产妇分娩过程中引起骨盆各种韧带损伤,再加上产后过早劳动和负重,增加了骶髂关节的损伤机会,引起关节囊周围组织黏连,障碍了骶髂关节的正常运动所致。
3	产后起居不慎,闪挫腰肾以及腰骶部先天性疾病,如隐性椎弓裂、骶椎裂、腰椎骶化等诱发腰腿痛,产后更剧。

★ 预防方法

注意休息和增加营养,不要过早持久站立和端坐,更不要负重。避风寒、慎起居,每天坚持做产后操,能有效地预防产后腰腿痛。

一般人都会想到,分娩后会阴疼,或是剖宫产刀口疼,可是为什么胳膊和腿也疼呢?这是因为分娩时会变换不同的姿势,把腿长时间放在产床的脚蹬上,或身体下垫了一些什么东西,致使腿一直处于比较别扭的姿势,因而引起腿痛。另外,分娩时用力,胳膊也在帮助使劲,或许当时根本没什么感觉,可在之后就会发现胳膊也很酸痛。由此说生孩子就像跑一次马拉松并没有夸张,即使分娩过程很顺利,时间很短,肌肉也可能被拉伤。

解除这类疼痛的最好方法是热水浴、按摩和一些能够放松的方法,产后适当做一些运动也能减轻症状。一般来说,这类疼痛无需服药就可自行消失。疼痛明显时局部进行热敷或理疗,也可采用针灸、中药熏蒸等等方法,或到医院做超短波、神灯等物理治疗。另外还可以采用食疗法缓解疼痛。

头痛

产后头痛的原因,很可能是因激素分泌水平的改变而引起的。还有一种可能则是在分娩时采用了硬膜外腔分娩镇痛或脊椎穿刺,也会引起剧烈头痛。不过,这种情况并不多见。对于第一种头痛,放松是最好的方法,头痛症状会随着激素分泌逐渐恢复正常而消失,如果需要,也可以适当地吃些止痛药。如果是后一种原因引起的头痛,应平卧几天,必要时可使用咖啡因止痛。

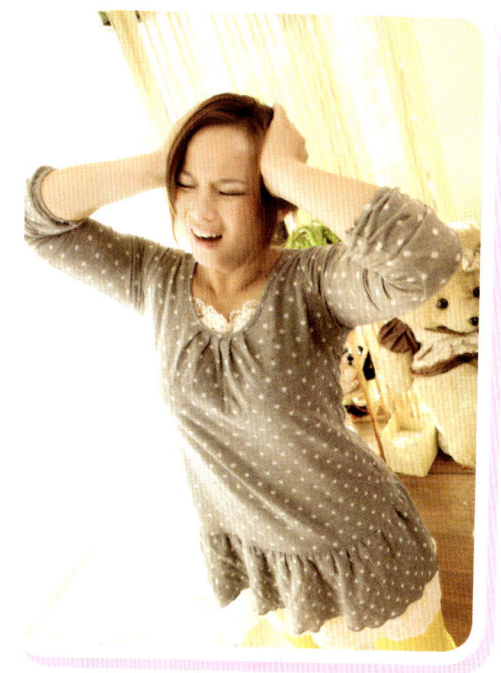

会阴部疼痛

这是一般人都会料到的痛处。从阴道一直到直肠部位都会有痛感。因为胎儿在分娩出时这些部位都要扩张,然后再逐渐恢复到原状。因此,这些部位的肌肉或许会肿胀,就会让你感到疼痛。再有就是,如果在分娩时进行了侧切缝合,在产后更会感到疼,在最初几天甚至连行动都会很不方便。如果使用了真空吸引术和产钳,那么肌肉肯定会受到更多的伤害,也就会更疼了。在产后立即冷敷,对会阴处的恢复很有帮助。另外,坐浴对缓解这类疼痛也很有效,在家里就可进行坐浴治疗。产妇还可试试使用一种专门可冷却的卫生护垫,这也会让疼痛部位觉得舒服些。如果疼痛真的难忍,必须用药止痛,一定要先问问医生。

乳房疼痛

产后乳汁充满乳房,如果乳腺管还没完全畅通,乳汁不能顺利排出,会使你感到乳房发胀、发热和刺痛,不过这些症状都是正常的。如果产妇真觉得很疼,哺乳是最好的解决办法。只要宝宝饿了就让他吸吮乳房,而不要考虑定时定量的问题,这样能够帮助乳腺尽快畅通。另外,还可试试热敷,或向乳头方向按摩乳房,都可帮助乳腺通畅。除非宝宝真的不肯吃奶,一般不要使用吸奶器,那样会使身体分泌更多的乳汁,加剧疼痛。要尽量让宝宝吃奶,这样乳房很快便只会分泌宝宝需要的乳量。

第四章 产后常见病症的预防与护理

08. 产后血晕

产后血晕的原因

产妇分娩以后,头晕眼花,难以起坐,昏倒榻下,或心中郁闷,恶心呕吐,心烦不安,甚则口噤神昏,不省人事,都是产后血晕的症状。

本病的发生是由于产后失血过多,心神失养所致。此外,产后恶露不下,淤血上攻扰乱心神亦可致头晕。

治疗方法

在治疗上,中医认为若属于血虚气脱型,证见产后失血过多、质稀、晕眩、心悸、烦闷不适、昏迷、手凉肢冷、冷汗淋漓、面色苍白、舌淡无苔、脉微欲绝,治宜益气固脱,用独参汤,即人参 15～30 克煎汤,温服,1日2次。

若产后血晕属血淤气闭型,证见产后恶露不下或量少,小腹阵痛拒按,心下气满,神昏口噤,牙关紧闭,双手握拳,面色紫暗,舌暗苔少,脉涩,治宜行血逐淤,可用夺命散,药用没药3克、血竭3克,煎汤温服,1日2次。

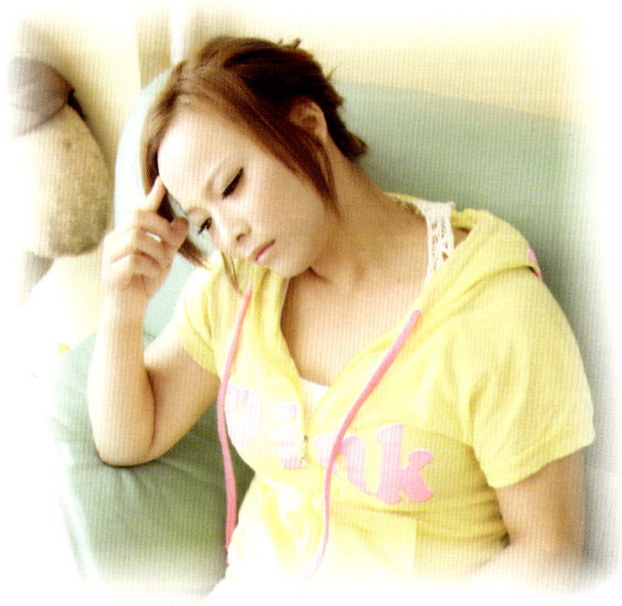

09. 产后中暑

产后中暑的原因

产褥期产妇一般体质较为虚弱，中枢体温调节功能发生障碍，在高温、高湿、通风不良的情况下，往往容易导致产后中暑。产后中暑后，患者体温升高、脉搏和呼吸加快，面红不出汗，皮肤干热，全身起痱子或出汗而体温下降。由于夏天人体水分大量地蒸发，产妇平时还要多喝些盐开水，以补充体内流失的水分。

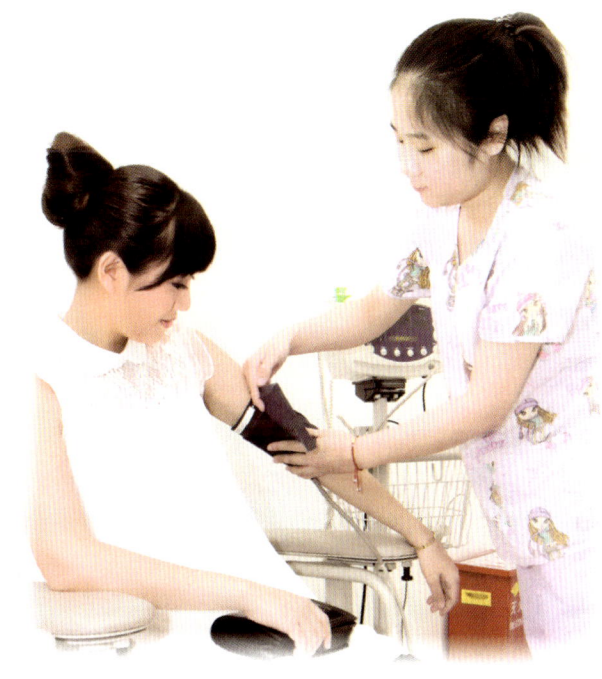

	怎样预防中暑
1	由于产妇产后对温度的调节能力较低，产妇的房间要保持适当的温度，做到经常开窗透气，穿舒适的短衣短裤即可。
2	产后的产妇新陈代谢比较旺盛，喜出汗，所以要多饮水，勤换衣裤，避免潮湿致病。
3	如果产妇感到头晕、恶心、胸闷、大汗、思饮等症状，一定要警惕是不是中暑的先兆，并加以处理。

第四章
产后常见病症的预防与护理

急救措施

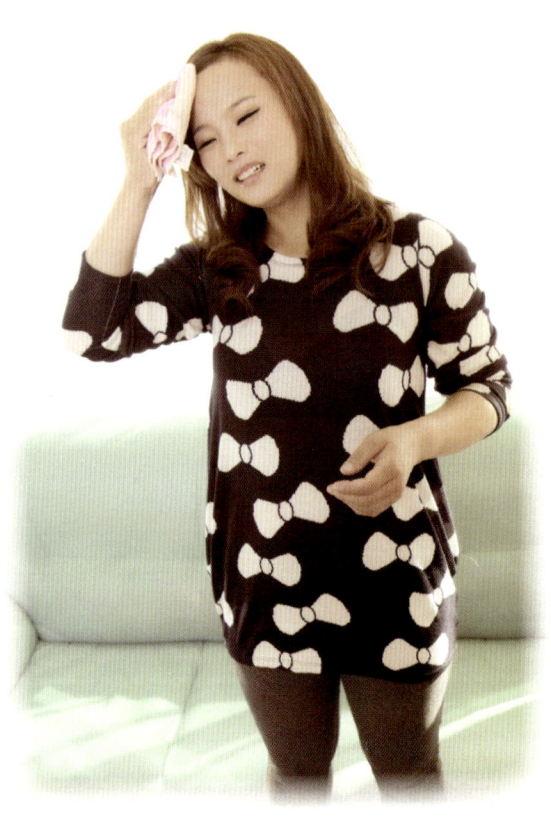

如果发现产妇中暑,首先要镇定,先要把产妇转移到通风、清凉的地方休息,并迅速解开衣物。喂产妇喝些冷开水,或者藿香正气水等,一般在短时间内都会好转。如果无好转,产妇进入高热、昏迷状态,呼之不应。应立即送往就近的医院进行抢救,在去往医院途中,可用湿毛巾擦浴前胸、后背以降温。

1. 如发现产妇有中暑的症状,应立即离开高温环境,到通风较好的凉爽处休息。

2. 解开衣服,多饮些淡盐水或服十滴水、仁丹、解暑片、藿香正气水等,短时间内即可好转。

3. 出现高热、昏迷、抽搐者,应让患者侧卧、头向后仰,保证呼吸道畅通。在呼叫救护车或通知急救中心的同时,可用湿毛巾或用30%~50%的酒精擦浴前胸、后背等处。

注意事项

1	一般产妇感觉口渴、多汗、恶心、头晕、心慌、胸闷等不适时,就应考虑为中暑的先兆。
2	产妇对高温的适应能力较低,所以产妇的居室一定要打开窗户,使空气流通,保持适当的温度。但不要让产妇直接吹风,被褥不宜过厚,可以用凉席,穿薄一些的夏季衣裤,多饮水等。
3	产后其皮肤排泄功能较为旺盛,出汗较多,可以经常用温水擦浴,勤换衣服,能避免产后中暑。

10. 产褥期发热

产后发热的原因

产妇在刚生过孩子的24小时内,可以发热到38℃,但这以后,任何时候的体温都应该是正常的。如有发热,必须查清原因,适当处置。乳胀可能发热,但随着乳汁排出,体温将会下降。如果乳汁排出后仍不退热,就可能是别的原因。

发热的最常见的原因是产褥感染。因为产妇体力比平时差,又有流血,子宫口松,阴道内本来有的细菌或外来的细菌容易在有血时孳生,并容易上行到子宫和输卵管。这时恶露有味,腹部有压痛,如果治疗不及时,可能转为慢性盆腔炎,长期不愈。毒性大的细菌,还可能引起危险的腹膜炎或败血症。发热的另一个常见的原因是乳腺炎,可以发热到39℃以上,乳房有红肿热痛的硬块。开始可行热敷,用中药和抗生素。如已化脓,就要行手术治疗。乳腺炎往往使乳汁排出不畅,在乳腺内郁积成块,再加上乳头有裂口,细菌袭入惹起的祸患。

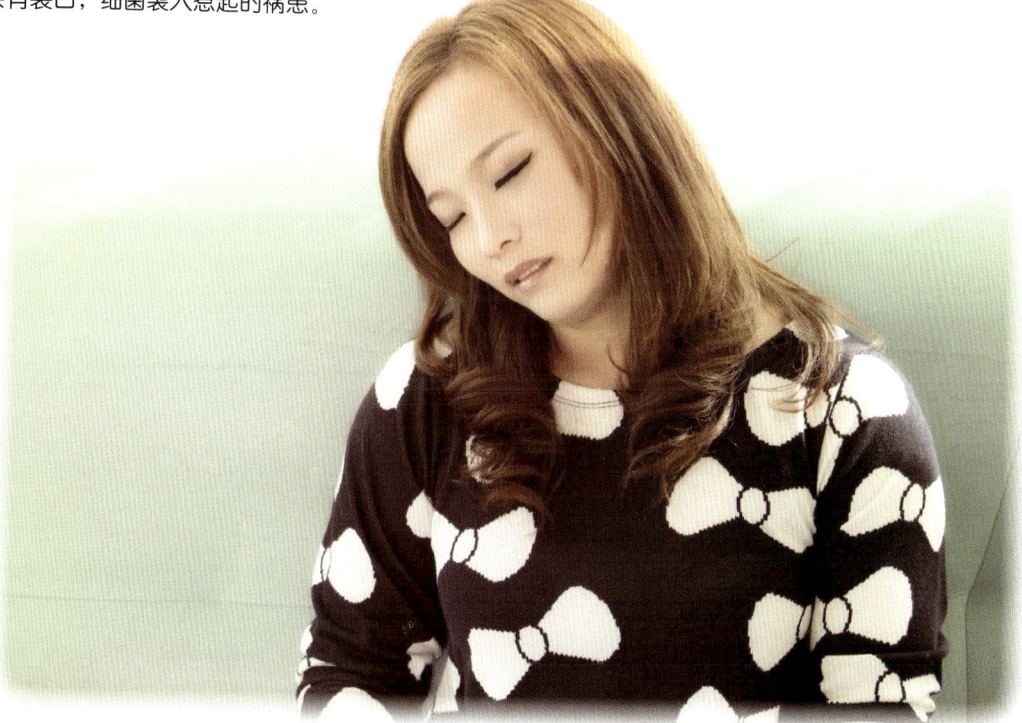

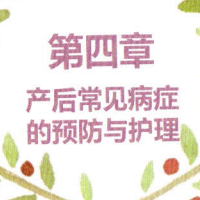

第四章
产后常见病症的预防与护理

产褥期发热的预防

产褥期间出现发热，首先要看发热出现的时间。如果从产后 24 小时起，到 10 天之内的发热，应多考虑为产褥感染。此外，还可能有此期间发生的其他一些疾病，较常见的如乳腺炎、泌尿系统感染、上呼吸道感染、产褥中暑等。所以产后一旦发热，就应积极查找发热的原因，并针对病因治疗。

产后多汗要注意风寒

怀孕以后，体内血容量增加，大量的水分容易在孕妇体内积聚。但分娩以后，产妇的新陈代谢活动和内分泌活动显著降低，机体也再不需要如此多的循环血量了，积聚的水分就显得多余，必须排出体外，才能减轻心脏负担，有利于产后机体的全面康复。人体排泄水分的途径有 3 条：一条是经泌尿系统从尿液中排出；一条是通过呼吸，从呼出的气体中以水蒸气的形式带走水分；第三条途径是通过皮肤以出汗的方式排出体外。所以，产妇在产期不仅尿量增多，而且，支配汗腺活动的交感神经兴奋性也占优势，汗腺的分泌活动增强，这就使得产妇无论是在冬天还是在春秋季节，皆是全身汗涔涔的。这是机体在产后进行自我调节的结果，并非是身体虚弱，也不是什么病态，属于生理现象，不是病，常在数日内自行好转，不必担心。

但需注意的是，在出汗时，由于毛孔张开，易受风寒，所以要防止受风、着凉，且在出汗时，要随时把汗擦干，汗液浸湿的衣服要及时更换，注意保持皮肤清洁。倘若出汗过多，长久不消失，多是产妇体虚的表现，那就要积极治疗。

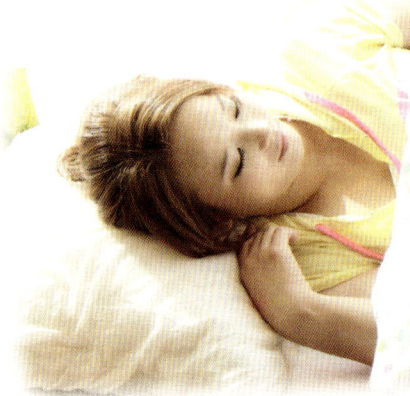

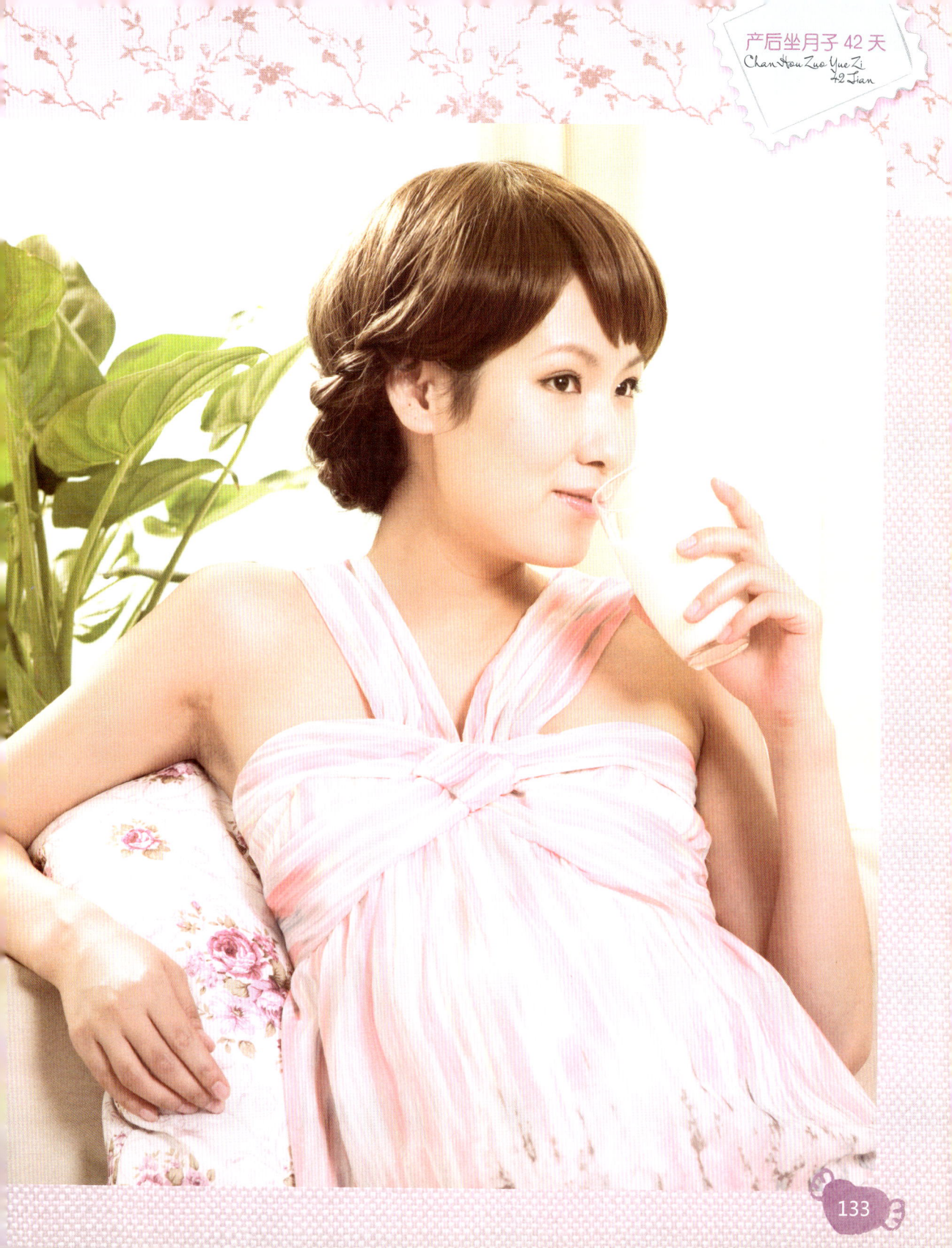

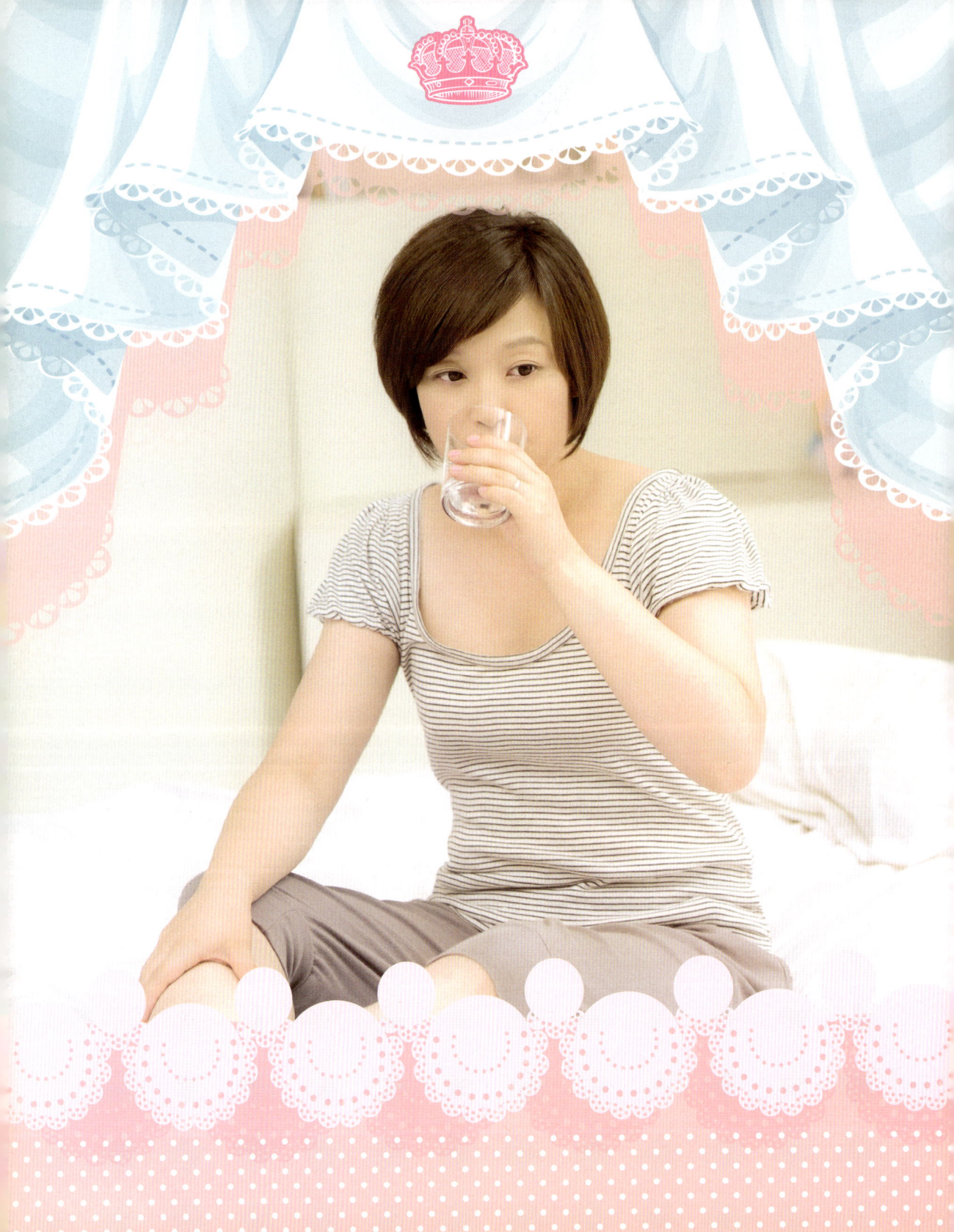

第五章 产后坐月子的饮食

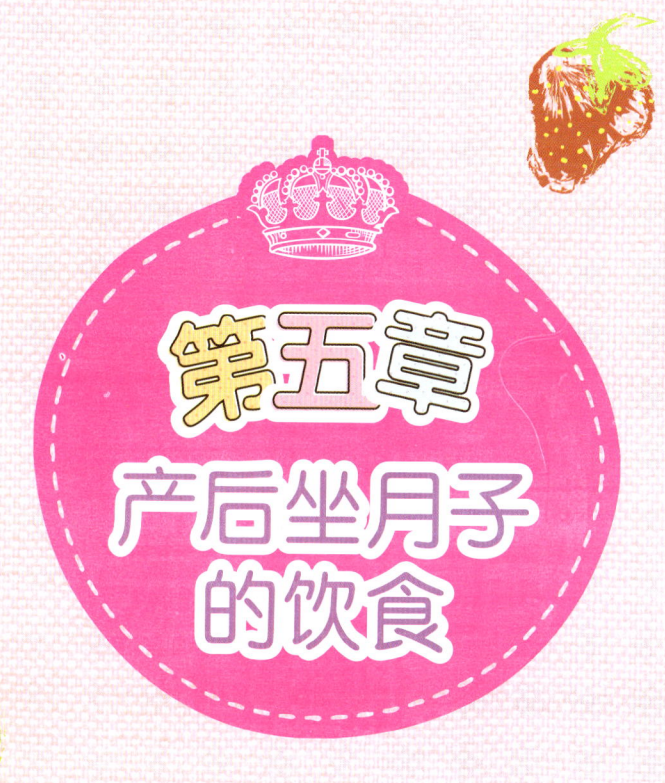
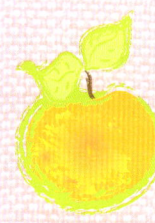
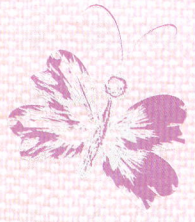

第五章 产后坐月子的饮食

01. 一手掌握月子餐的饮食原则

不同阶段的饮食规划

分娩像是一场重体力劳动，消耗新妈妈的体力，然后照顾新生儿又颇费精力。新妈妈确实需要通过合理的饮食来调补身体。授乳的新妈妈为了供应足够的高质量乳汁，更需要提高维生素的摄取量，包括适当提高维生素 B_1、维生素 B_2、烟碱酸、维生素 A、维生素 C 的摄入，还需要保持一定量的钙、磷、铁的摄入。

药补不如食补，话是不错，可是并不代表坐月子时就一定要大量喝汤，或者每天吃一只老母鸡或猪蹄膀等。这里我们就把整个月子期分为四个阶段，将每个阶段的吃法逐一介绍给新妈妈们。

★产后 1～3 天：饮食清淡，易消化

产后前三天，新妈妈的体力尚未恢复，食物以清淡、不油腻、易消化、易吸收、营养丰富为主，形式为流质或半流质。可食用牛奶、豆浆、藕粉、糖水鸡蛋、鸡蛋羹、馄饨、小米粥等，不要吃刺激性的食物。

剖宫产的新妈妈一般需要在产后 36 小时才可进食。每餐不要进食过多，因为此时新妈妈的胃肠功能还没有完全恢复。三餐之间可以加餐，做到少食多餐，这样既可以保证营养的充分供给，又不至于给肠胃增加过多的负担。

应该特别注意的是，在分娩之后的 1～3 天内，产妇不要急于进食炖汤类，因为炖汤类会促进乳汁分泌，而此时新妈妈的初乳尚不十分畅通，过早喝汤只会使乳房胀痛。以后随着身体和消化能力的慢慢恢复，新妈妈再渐渐地进入正常饮食。待泌乳通畅后，才可多喝汤。

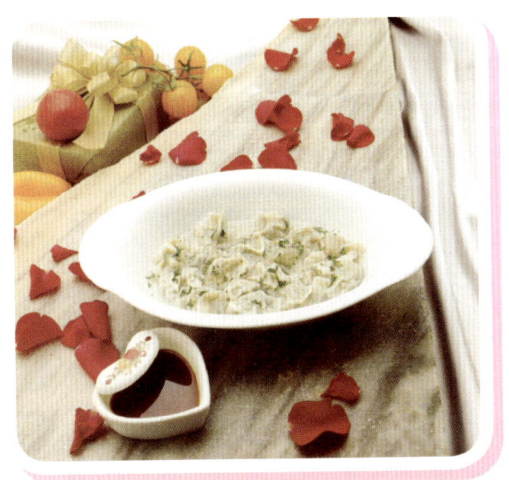

★产后4~7天：排出恶露，开胃

产后4~7天，新妈妈的饮食原则主要应突出产后恶露排除和开胃这两个功效。

很多女人刚刚做了妈妈，身体特别虚弱，侧切的伤口隐隐作痛，血块、血液伴随着分泌物不断从下身流出。这就是产后子宫在收缩恢复正常大小时，从阴道排出的恶露。恶露是由于痊愈的子宫排出阴道的正常分泌物。恶露持续的时间因人而异，平均为21天，短者可为14天，长者可达42天。

无论恶露分泌时间有多长，随着子宫内胎盘着床处愈合，分泌恶露的情形可分为三个不同阶段。前3~4天，恶露为鲜红色，即血性恶露；当子宫壁脱落时其颜色逐渐变为粉红色或棕色，即浆性恶露；产后15天左右，它会转变为黄白色或无色，即白恶露。

在恶露不断时期，除了使用专用卫生巾之外，食用有利于排除恶露功效的食谱也是非常有助于改善恶露不尽的症状。

不论是哪种分娩方式，新妈妈在刚刚生产完的最初几日里会感觉身体虚弱、胃口比较差。如果这时强行吃下重油重腻的"补食"，只会让胃口更加减退。在产后的4~7天里，可以吃些清淡的荤食，如肉片、肉末、瘦牛肉、鸡肉、鱼肉等，配上时鲜蔬菜一起炒，口味清爽、营养均衡。橙子、柚子、猕猴桃等水果也有开胃的作用。本阶段的重点是开胃而不是滋补，胃口好，才会食之有味，吸收也会好。

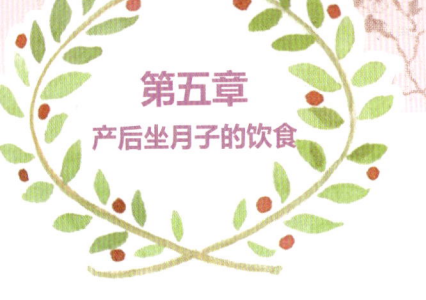

第五章
产后坐月子的饮食

★产后7～14天：收缩子宫、骨盆，补血

经过漫长的40周怀孕，子宫变为原来的10倍大，功能和外貌都变得大不相同。子宫为了容纳小宝宝，经由雌激素的变化，子宫壁会变厚、柔软、血液供应增加，整个变为一个空心大肉球。适应了新的变化，子宫各组织层充满着血液。产后，身体就会经由一个和缓的过程，让子宫恢复到原来的状态。子宫恢复的主要动作是持续地收缩，从分娩时开始不断地收缩将胎儿娩出，再将胎盘娩出。子宫内的血液不断被排出体外，即为恶露。子宫经由不断且强力的收缩，将血管的开口压住，这样就会形成血块而停止出血。子宫再进一步挤压，将血块不断排出，子宫体积就会慢慢缩小，在产后4～6周就会恢复成原来大小。

除了靠药物和物理手段协助子宫、骨盆腔进行及时收缩恢复之外，月子期间食用具有特殊功效的食物也是必不可少的。

进入月子期的第二周，新妈妈的伤口基本愈合了。经过上一周的精心调理，胃口会有明显好转。这时可以开始尽量多食用补血食物，调理气血了。苹果、梨、香蕉能减轻便秘症状又富含铁质，动物内脏更富含多种维生素，是完美的维生素补剂和补血剂。

★产后15～30天：补充营养，催乳

产后新妈妈由于大量失血，常造成气血两虚，而出现乳汁不足、大便秘结、血虚体弱、头晕、乏力、甚至产后腹痛、阴冷、性生活不协调等，影响正常生活，若能在饮食上采取对症进补，则可使新妈妈早日康复如初。

小贴士

太油腻的食物会令人反胃，新妈妈摄入油脂过多可能会让乳汁也变油，使宝宝发生腹泻。因此产后新妈妈的饮食应以清淡为主。

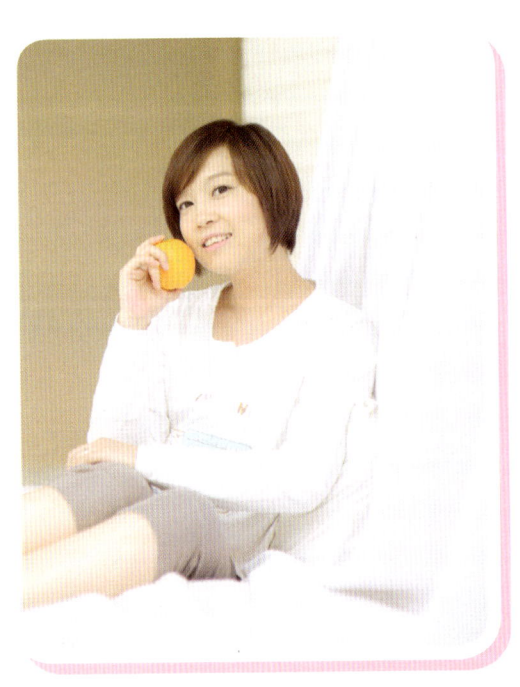

月子期的营养素储备

★ 蛋白质

新妈妈由于分娩时劳累和进食较少，相当一段时间仍表现为体质虚弱，为了使新妈妈尽快恢复健康状态，就需要补充大量的蛋白质。

★ 铁

因为新妈妈在分娩时失血过多，产后补血是十分必要的。铁是血液中血红蛋白的主要成分，因此需要补充大量的铁。

★ 钙

很多新妈妈有因缺钙造成的抽筋、牙齿松动等情况，因此还要适当补充钙。新妈妈在月子期每天需要的热量为12552千焦，其中应包括蛋白质100～200克和钙质1200毫克、铁15毫克。如果新妈妈每日能吃主食500克，肉类或鱼类150～200克，鸡蛋3～6个，豆制品100克，豆浆或牛奶250～500克，新鲜蔬菜500克，每顿饭后吃1个水果（苹果、橘子、香蕉都可以），基本上就可满足哺乳期的营养需要。新妈妈不必吃大量的滋补品，可根据自己的身体需要进行适当的补充就可以了。通过饮食可以很好地控制体重，既补充了必要的营养，又可以瘦身。在月子期可以饮用低脂奶或脱脂牛奶，少食肥肉、少糖等。

★ B族维生素

五谷类和鱼、肉、豆、蛋、奶类食物含有较丰富的B族维生素。B族维生素可以帮助身体的能量代谢，也具有增强神经系统功能和加速血液循环的功效，对于产后器官功能恢复是很有帮助的。

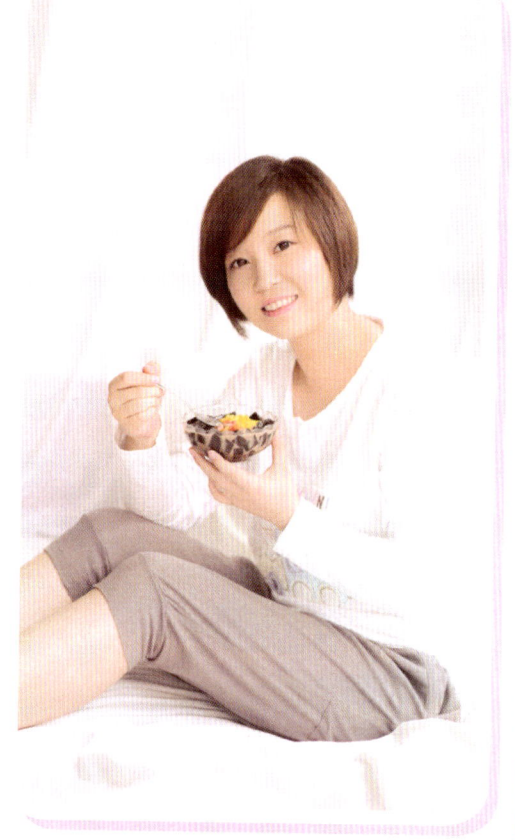

第五章 产后坐月子的饮食

含有丰富营养素的食物

营养素	食物
蛋白质	瘦肉、鱼、蛋、乳、鸡、鸭等含有大量的动物蛋白质，花生、豆类和豆类制品等含有植物蛋白质。
脂肪	肉类和动物油含有动物脂肪，豆类、花生仁、核桃仁、葵花子、菜籽和芝麻中含有植物脂肪。
糖类	所有谷物、白薯、土豆、栗子、莲籽、藕、菱角、蜂蜜和食糖等。
矿物质	油菜、菠菜、芹菜（尤其是芹菜叶）、雪里蕻、荠菜、莴苣和小白菜中含有铁和钙较多，猪肝、猪肾、鱼和豆芽菜中含磷较高，海带、虾、鱼和紫菜等含碘量较高。
维生素A	鱼肝油、蛋、肝、乳都含有较多维生素A；菠菜、荠菜、胡萝卜、韭菜、苋菜和莴苣叶中含胡萝卜素（胡萝卜素在人体内可以转化成维生素A）量较多。
B族维生素	小米、玉米、糙米、标准面粉、豆类、肝和蛋中都含有大量的B族维生素，青菜和水果中也富含B族维生素。
维生素C	各种新鲜蔬菜、柑橘、橙子、草莓、柠檬、葡萄、红果中都含有维生素C，尤其鲜枣中含量高。维生素C经烹煮而易破坏，所以烹煮过后的食物中维生素C含量非常低。
维生素D	鱼肝油、蛋类和乳类。
镁	在未加糖的可可粉、干燥水果（杏、枣、无花果）、坚果（核桃、榛果、杏仁）、巧克力中含量较多。
铁	可从动物性食品中摄取铁。肉类和其他器官（肝、肾、心）、海鲜（鱼、蚝、贝、大虾、干贝）、蔬菜（豌豆瓣、扁豆、宽豆）、坚果（核桃、榛果、杏仁、花生）、面粉和大豆。
叶酸	叶酸含量高的食物（每100克叶酸含量超过100微克）：肝脏、菠菜、莴苣、杏仁、花生、核桃、瓜类、香菜、芦笋；叶酸含量适中的食物（每100克含50～100微克）：甘蓝、花椰菜、甜菜根、鳄梨、草莓、鸡蛋。

促进乳汁分泌的营养

新妈妈要特别注意营养的摄取，因为每天要分泌数量充足和营养丰富的乳汁，还要保持身心愉快，保证充足的睡眠。也有的人认为营养不良的新妈妈乳汁中的蛋白质浓度不低于营养良好的新妈妈，其实这是由于新妈妈以消耗自身的蛋白质来合成乳汁的结果，这是一种"拆东墙补西墙"的做法。时间长了，不但乳汁中营养素的质量会变差，而且新妈妈的身体状况也会变得很差。所以良好的营养对乳母泌乳非常重要。

量。所以从事轻体力劳动的新妈妈每天应供能量2800千卡，从事重体力劳动的新妈妈每天应供能量3300千卡，其中蛋白质应占15%～20%，脂肪占20%～25%，其余由粮谷类碳水化合物供给。如果热能不足，将消耗宝贵的蛋白质来替代，因此就会降低乳汁的质量。

★ 蛋白质

孕期在乳腺组织贮存了相当多的蛋白质，如果贮量不足或贮量降低会影响泌乳。贮存的蛋白质仅为乳腺增殖及早期泌乳之用，如果产后1个月内只摄入平常饮食的量，母体会出现负氮平衡，故应补充蛋白质以促进泌乳。轻体力劳动乳母应每日供应90克，重体力劳动乳母应供应115克。其中半数以上应为动物性优质蛋白质。

★ 热能

因合成1000克母乳要消耗900千卡热能。母乳本身热能200千卡／千克，母体的营养素转换到母乳的效率仅达80%。新妈妈授乳时也要消耗能

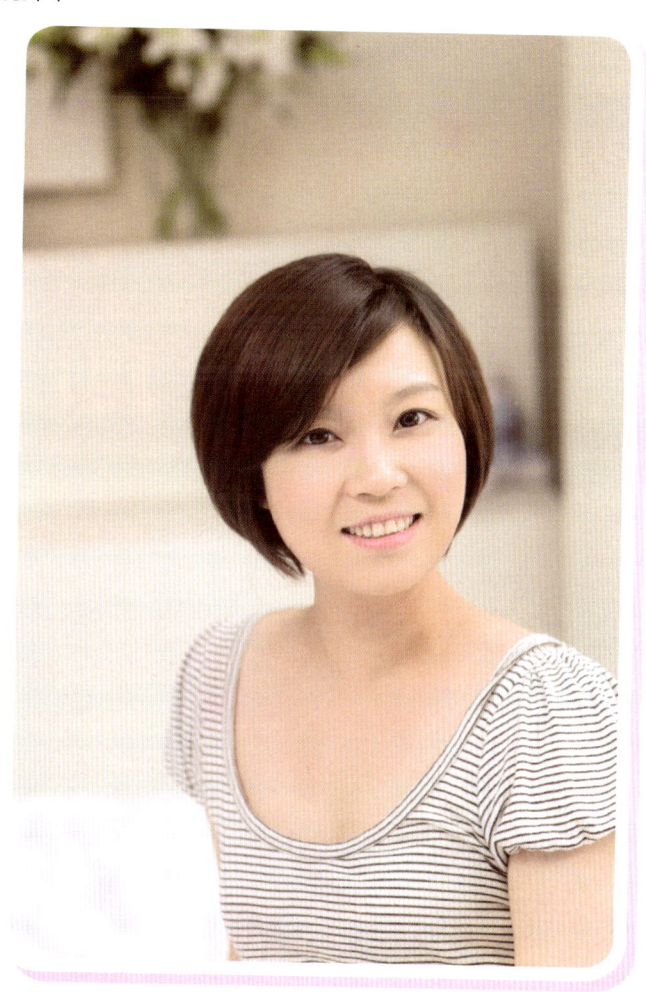

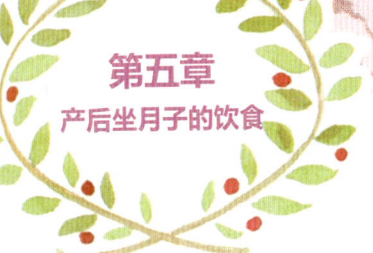

第五章
产后坐月子的饮食

★ 脂肪

促进宝宝大脑及神经系统发育之用，尤其是DHA（俗称脑黄金）和EPA对中枢神经发育很重要，可从深海鱼油或淡水鱼的脂肪中获得。母乳的中后段脂肪含量较丰富，宝宝用力吮吸可获取母乳中的不饱和脂肪酸，包括上述两种主要脂肪酸。经研究证实，母乳中所含脂肪的种类与哺乳的新妈妈所摄入的脂肪种类相似。所以，新妈妈要从膳食中获取足量的不饱和脂肪酸，才能使母乳有充足的不饱和脂肪酸。脂肪应占总热量的20%～25%，即轻体力劳动新妈妈每天摄入60克脂肪，从事繁重体力劳动的新妈妈由于热量摄入的增加，每日脂肪的摄入量应大约达到90克，其中半数为动物油，半数为烹调植物油。

★ 维生素

要从膳食中摄取维生素A促进宝宝发育，防止感染及新妈妈乳头裂口。每日应摄取5000～20000国际单位的维生素A，不足部分可用胡萝卜素补齐。维生素D每日要供应400～800国际单位，预防宝宝佝偻病，食物不足可晒太阳或从鱼肝油中补充。维生素E可防止宝宝溶血，每日需12毫克，可从植物油摄取。维生素B_2可预防宝宝皮炎，每日需要量为2.1毫克，可从肝、蛋、奶、蘑菇、紫菜中摄取。尼克酸可防治皮癣病，需21毫克，一般膳食已足够。维生素C可防止出血，每日需要100毫克，新妈妈要多吃新鲜水果或一些凉拌菜。因为母乳中的维生素C可直接被宝宝吸取，乳汁中的维生素C正是来自膳食中的维生素C。另外值得一提的是维生素B_{12}，新妈妈乳汁中的维生素B_{12}含量与血液中的含量是相关的。也就是说，如果新妈妈缺乏维生素B_{12}，将会导致宝宝发生维生素B_{12}的缺乏。而维生素B_{12}一般只来源于动物性食品，所以我们不提倡哺乳的新妈妈只吃素食。

★ 碳水化合物

一般人的膳食中粮谷占70%～80%。产后哺乳期需要摄入高蛋白和相应高能量（热量）膳食，应先计算蛋白质和所需维生素、矿物质的食物所供应的能量，再减去膳食中脂肪和烹调油的热量，不足部分就是粮谷类需要量。新妈妈膳食中的碳水化合物摄入量不会影响乳汁中乳糖的比例，因为血液中的糖可由碳水化合物、蛋白质和脂肪共同取得平衡。如果产后摄食不足，就会消耗母体的脂肪和蛋白质，使母体严重亏损。

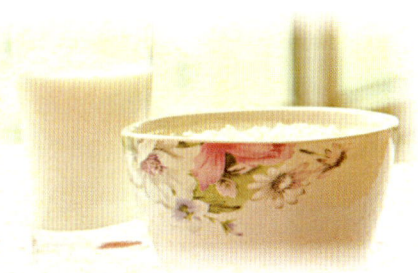

★ 矿物质及微量元素

在哺乳期间，钙的需要量为每天1500毫克，膳食中牛奶、海带、虾米皮、麻酱等都富含钙。如果从膳食中得不到足量的钙，可用钙剂和骨粉补充。铁的每日需要量是28毫克，新妈妈应摄入充足的铁以防止宝宝发生缺铁性贫血，哺乳期可适当食用猪肝、鸡肝、猪血等食物。膳食中铁的利用率较低，如果食物不能补够可酌量添加增补剂。哺乳期每日需碘200微克，用以合成甲状腺素，新妈妈最好经常食用海带和紫菜等海产品，用加碘盐，一般不需额外补充碘。哺乳期还要注意锌的摄入，瘦肉及海洋中的牡蛎等动物性食品含锌较高。

而奶水也会刺激宝宝诱发湿疹、腹泻等疾病。新妈妈喝红糖水、母鸡汤、鱼汤、小米粥的习俗都是好的，如果再配以适量的新鲜蔬菜、水果，就更有益于新妈妈身体恢复和哺乳。

★ 夏季

生产后，新妈妈身体比较虚弱，尤其是脾胃。进食生冷食物，会影响脾胃的恢复。夏季应该多喝一些温热的白开水，补充因大量出汗而使体内丢失的水分。千万不要因为天气炎热或怕出汗而喝冰水或是大量饮用冷饮。

也可以将水果榨汁，温热饮用。若产后出现大便困难，可以将香蕉加热食用，以润肠通便。但脾胃虚寒的新妈妈，即使在夏季也不宜吃西瓜，以免损伤脾胃。

季节对新妈妈进补的影响

★ 春季

春季很多蔬菜都陆续上市了，新妈妈可以适当吃些新鲜的蔬菜。静养很重要，产后1～3天要吃些清淡、易消化、营养丰富的食物。

新妈妈由于生产时身体能量消耗大，产后需要卧床休息，还要给宝宝喂奶，油炸、油腻及辛辣食物容易加剧粪便干燥，也会影响下奶。

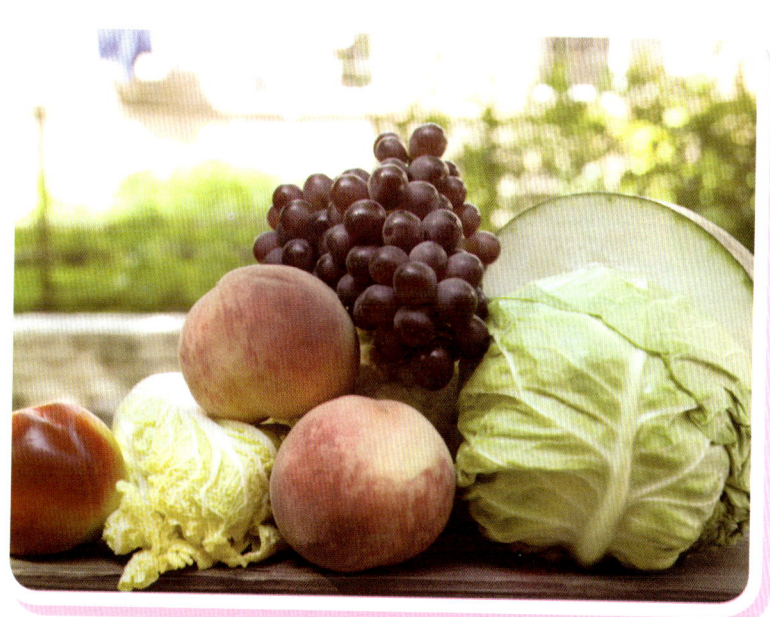

第五章
产后坐月子的饮食

★ 秋季

秋天除了进补一些鱼汤、鸡汤、猪蹄汤，还应当加入一些滋阴的食物，以对抗秋燥对人体的不利，如百合、银耳、山药、梨、葡萄、荸荠、糯米、甘蔗、豆浆、芝麻、莲藕、菠菜、猪肺、鳖、橄榄等，这些食物具有润肺生津、养阴清燥的作用，应少食葱、姜、辣椒等辛辣食品。

★ 冬季

寒性食物容易刺激胃血管，使血流不畅，而血量减少将严重地影响其他脏腑的循环，有损人体健康。因此，冬季应以温暖食物为主。原则上做到食用应季果蔬，荤素搭配以素为主。

冬季忌食寒性食物。冬季是自然界万物闭藏的季节，人的阳气也要潜藏于冬季，脾胃功能相对虚弱，若再食寒冷凉，宜损伤脾胃阳气。因此，冬季应忌食寒性食物，如荸荠、番茄、生萝卜、生黄瓜、西瓜、鸭等。同时，不要吃得过饱，以免引起气行不畅，更不要饮酒御严寒。

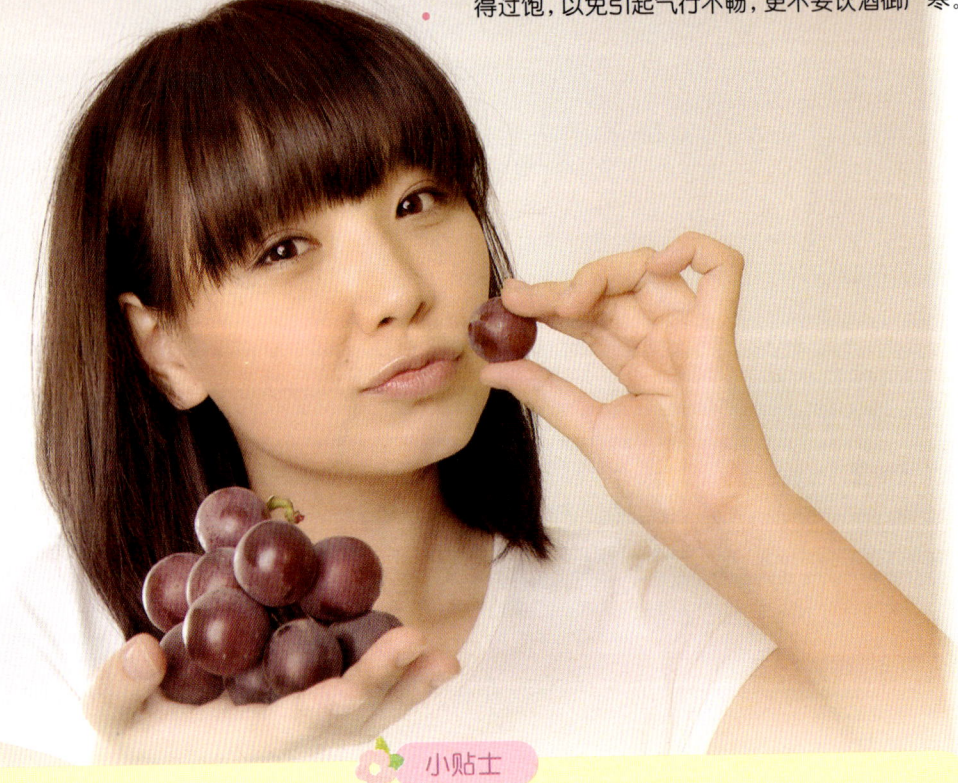

小贴士

常见寒性食物有：小米、绿豆、海带、绿豆芽、苦瓜、黄瓜、香蕉、西瓜、甜瓜、冬瓜、茭白、紫菜、荸荠、番茄、猪肠、猪脑、猪髓、桑椹、猕猴桃、甘蔗等。

体质不同，饮食原则不同

★ 寒性体质

特性

面色苍白，怕冷或四肢冰冷，口淡不渴，大便稀软，尿量多且频繁、色淡，痰清，鼻涕清稀，舌苔白，易患感冒。

适用食物

寒性体质的新妈妈肠胃虚寒、手脚冰冷、气血循环不畅，应吃较为温补的食物，如麻油鸡、烧酒鸡、四物汤、四物鸡或十全大补汤等，原则上不能太油，以免腹泻。

食用温补的食物或药补可促进血液循环，达到气血双补的目的，而且筋骨也不易扭伤，腰背也不会有酸痛之感。

忌食	寒凉果蔬，如西瓜、木瓜、葡萄柚、柚子、梨子、杨桃、橘子、蕃茄、香瓜、哈密瓜等。
宜食	荔枝、龙眼、苹果、草莓、樱桃、葡萄。

★ 热性体质

特性

面红目赤，怕热，四肢或手足心热，口干苦，大便干硬或便秘，痰涕黄稠，尿量少颜色偏黄，舌苔黄或干，舌质红赤，口唇易因干燥而破裂，皮肤易长痘疮，易患痔疮等。

适用食物

不宜多吃麻油鸡。煮麻油鸡时，姜及麻油用量要减少，酒也少用。宜用食物来滋补，如山药鸡、黑糯米、鱼汤、排骨汤等，蔬菜类可选丝瓜、冬瓜、莲藕等具有降火功效的食物，或吃青菜豆腐汤，以降低火气。腰酸的新妈妈用炒杜仲五钱煮猪腰汤即可。

不宜多吃	荔枝、龙眼、苹果。
少量吃些	柳橙、草莓、樱桃、葡萄。

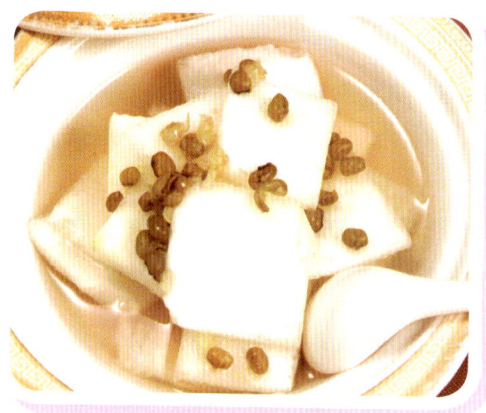

★ 中性体质

特性

不热不寒，无口干和便秘情况，无特殊常发作的疾病。

第五章
产后坐月子的饮食

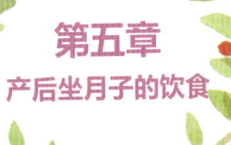

月子期间的补疗食物

适用食物

不饮食上比较容易选择，可以食补与药补交叉食用。如果进补后口干、口苦或长痘痘，就需要暂停药补，吃些可以降火的蔬菜，也可以喝一小杯不冰的柳丁汁或者葡萄汁。

宜食

姜、红萝卜、芥蓝菜、高丽菜、红豆、黑豆、绿花菜、芥菜、地瓜叶、青江菜、玉米、萝卜、山药、青椒、彩色甜椒、马铃薯、南瓜、松子、红米、扁豆、黄豆、皇帝豆、燕麦、糙米、腰果、核桃、栗子、黑枣、荔枝、释迦、木瓜、葡萄、樱桃、柳橙、龙眼、水蜜桃等。

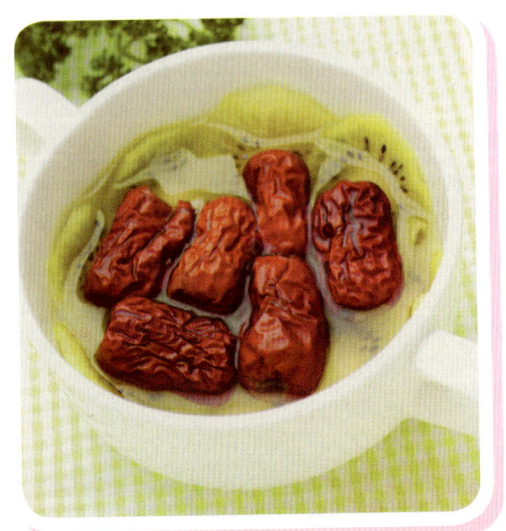

★ 改善产后虚弱的食物

海参是零胆固醇的食品，蛋白质高，适合产后虚弱、消瘦乏力、肾虚水肿及黄疸者食用。

虾、鱼子酱对需要哺乳的新妈妈而言是最好的食物，不仅有开胃作用，还有增加气力、补充体力的作用。产后体力不佳的新妈妈应多食用。

糯米性味甘、平，能补中益气，产后食用能帮助恢复元气。

鲑鱼能止血活血、补气、强筋骨驱风湿，适合产后服用。

鸡肉具有补虚益气的功效，能补充体力，促进血液循环，对贫血和虚冷症的新妈妈特别有效。

★ 促进食欲的食物

鸡胗具有促进胃液分泌、帮助消化的作用，胃胀无食欲的新妈妈应多吃。

★ 治疗产后忧郁的食物

干贝具有稳定情绪的作用。猪心有宁心安神之功效。金针菇中铁的含量是菠菜的数倍，又含有许多纤维质，可以促进新陈代谢，并有镇定的作用。

★ 预防便秘的食物

西芹富含纤维质，多吃可预防新妈妈便秘。

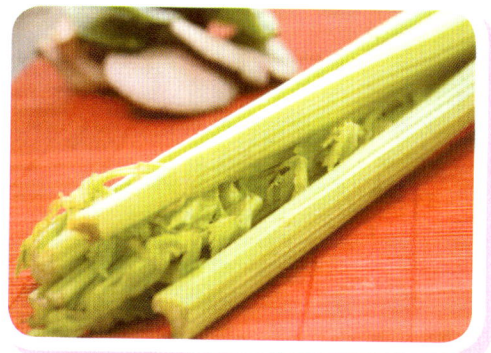

★ 补血活血的食物

红糖，又名黑糖、赤砂糖，其性温，味甘，是一种未经提炼的糖。据分析，每100克的红糖含钙90毫克，是白糖的3倍；含铁4毫克，为白糖的3倍。此外，还含有核黄素、尼克酸以及锰、锌、铬等微量元素。红糖有祛风散寒、补血、活血化淤、镇痛、健脾暖胃化食、利尿的作用。

在月子里，新妈妈怕受寒着凉，红糖可以祛风散寒；新妈妈失血过多，红糖可以补血；产后淤血导致的腰酸、小腹痛、恶露不净，红糖具有活血化淤和镇痛的作用；新妈妈活动少，容易影响食欲和消化，红糖有健脾暖胃化食之功；红糖还具有利尿作用，可使新妈妈排尿通畅。红糖对新妈妈的好处很多，但是吃红糖还是要以适量为宜，以免多余的糖分转化为脂肪，导致肥胖。

鸡蛋黄中的铁质对贫血的新妈妈有一定的疗效。

莲藕排骨汤具有缓和神经紧张的作用，可治疗坐月子期间的贫血症状。

花生能养血止血，可治疗贫血出血症，具有滋养作用。

菠菜含有丰富的铁质，具有补血的作用，新妈妈要多吃。菠菜除含有铁质外，还有丰富的维生素A、维生素C、维生素E、B族维生素及造血所需的叶酸，是坐月子所不可缺少的蔬菜。中医称其能清热消渴、补肝明目、养血止血，治疗便秘、口干、头昏眼花等症状。

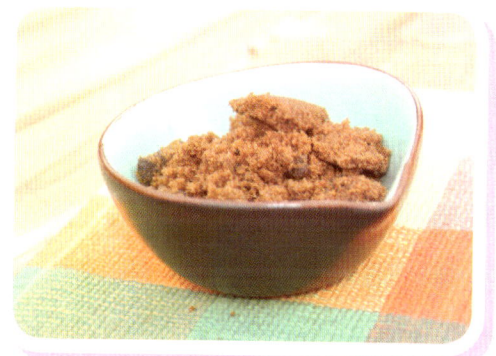

★ 缓解酸痛的食物

猪腰具有强化肾脏、促进新陈代谢、恢复子宫机能、治疗腰酸背痛的作用。

★ 催乳的食物

猪蹄能够补血通乳，可以治疗产后缺乳症。

红豆能健脾利湿、散血解毒，适用于产后缺乳及恢复身材的新妈妈。

百合具有补虚润肺、镇咳止血、宁心安神、有滋补养神、美肌催乳等作用。

第五章
产后坐月子的饮食

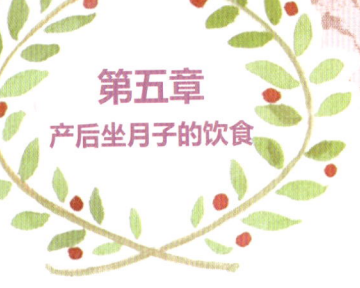

★ 改善肌肉松弛的食物

黑豆含有丰富的植物性蛋白质及维生素A、维生素C、B族维生素，对脚气浮肿、腹部和身体肌肉松弛者有改善功效。

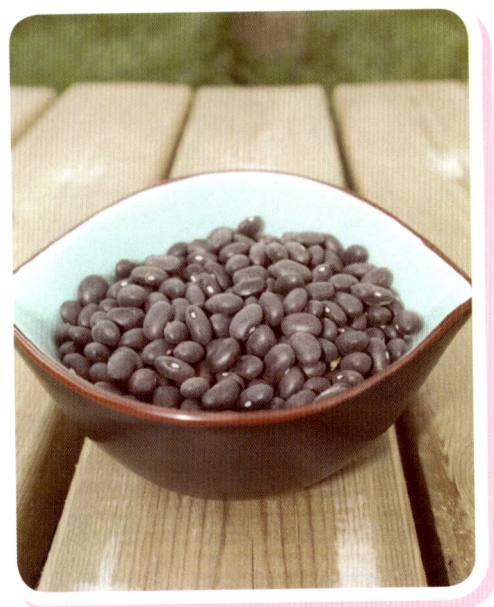

切记月子期饮食禁忌

★ 切记一：忌饮食过量

新妈妈在产后，适当进行营养滋补既可以补充营养，有利身体的恢复，同时可以确保奶水充足。但是，如果滋补过量却是有害无益的。新妈妈为了补充营养和分泌充足乳汁，都特别重视产后的滋补，常是天天不离鸡，餐餐有鱼肉。其实这样不但浪费钱财，还可引发麻烦。

滋补过量容易导致过胖。产后新妈妈过胖会使体内糖和脂肪代谢失调，引起各种疾病。调查表明，新妈妈中因肥胖而患冠心病的机率是正常人的2～5倍，糖尿病的发生率可高出5倍。这对新妈妈以后的健康影响极大。

新妈妈营养太丰富，必然使奶水中的脂肪含量增多，如果宝宝胃肠能够吸收，也会造成宝宝肥胖，并易患扁平足等疾病；若宝宝消化能力较差，不能充分吸收，就会出现腹泻，而长期慢性腹泻，又会造成营养不良。

宝宝因受新妈妈奶水脂肪含量过多的影响，还会发育不均，行动不便，成为肥胖儿，对其身体健康和智力发育都不利。

新妈妈滋补应注意以下几个方面：一般来说，产后1～3天，应吃容易消化、比较清淡的饭菜，如米粥、面条、新鲜瘦肉炒青菜、鲜鱼、鲜蛋类食物，以利消化和补充营养。新妈妈分娩3天后，就可以吃普通的饭菜了，可比正常人的好一些，多吃点肉、青菜和油类，以利健康和催乳。但不要饮酒和吃辛辣食品，如辣椒、芥末、生姜等。还要注意饮食卫生，以免患某些传染病。吃鸡蛋也有滋补作用，但不宜吃得太多，吃多了则会消化不良。

在副食安排上的原则也应是荤素搭配，干稀兼食，少吃多餐，并根据情况和新妈妈的爱好随时调节饮食，如果新妈妈发生便秘时可多吃些水果和新鲜的蔬菜，如患有贫血可多吃些动物的肝脏，以补充铁质。

★ 切记二：忌吃油条

油条是一种美味的食品，有很多人都喜欢将油条作为早点经常食用。但是，多吃油条对身体健康不利，对新妈妈和宝宝的健康尤为不利。

常吃油条会影响身体健康。因为油条属于高温油炸食品，油温达190℃，并且油是反复使用的，会造成油脂老化、色泽变深、黏度变大、异味增加，油脂中所含的各种营养物质，如必须脂肪酸、各种维生素等成分，基本或全部被氧化破坏，不饱和脂肪酸发生聚合，形成二聚体、多聚体等大分子化合物，这些物质不易被机体消化吸收。动物实验证明，食用高温加热油脂，很容易出现胃损伤和乳头状瘤，并有肝瘤、肺腺瘤，所以认为高温油脂有致癌的可能性。许多学者认为：不饱和脂肪酸经反复高温加热后产生的各类聚合物，尤其是二聚体等毒性很强，大量动物实验表明，这些聚合物能影响动物的正常发育，降低生育机能，使肝功能异常、肝脏肿大。油条面团中加入的碱和矾又对面粉的营养成分有一定的破坏作用。

在油条的制作时，须加入一定量明矾，而明矾正是一种含铝的无机物。经测定，每100克油条（约4根油条）的铝含量约为50～55毫克。人体允许每日铝摄入量是0.7毫克／千克。一个50千克体重的人，每日的铝摄入量不应超过35毫克，即一个人每天吃3根油条（按每100克面团作4根油条计算），就要摄入37.5～41.25毫克的铝。炸油条时，每500克面粉就要用15克明矾，也就是说，如果新妈妈

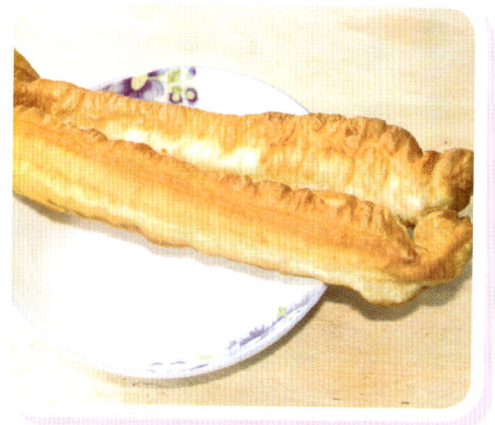

每天吃两根油条，就等于吃了3克明矾，这样天天积蓄起来，其摄入铝的量就相当惊人了。这些明矾中含的铝通过乳汁，侵入宝宝的身体，会使其形成大脑障碍，增加痴呆儿的机率。

苏打作为膨松剂加入制油条的面团中，虽然不会明显损害人体健康，但它能使面粉中的营养成分受到严重破坏，特别是B族维生素。经测定，面粉做成油条后，其中维生素B_1、维生素B_2、烟酸的损失率分别为100%、50%、48%。

臀新妈妈在坐月子期间，早餐可以选择一些营养丰富，清淡细软的粥类，主食可选择馒头、面包等。

第五章
产后坐月子的饮食

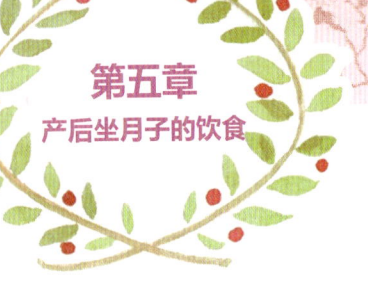

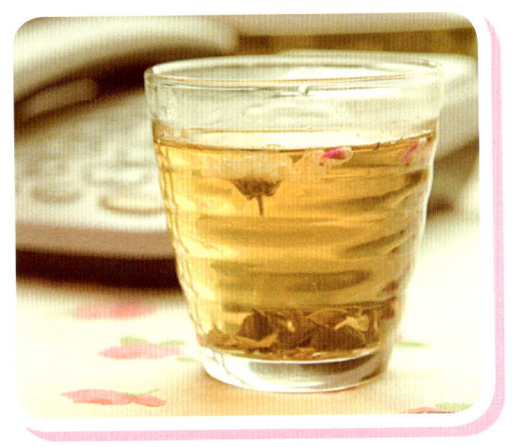

★切记三：忌饮用茶水

近些年来，由于发现茶叶中含有铁、锌、锰等微量元素，于是有些人便主张孕妈妈与新妈妈应多饮茶，这样有利于胎儿与宝宝的发育。其实这种看法很片面，甚至是错误的。

中国是茶叶的故乡，饮用茶叶已有五千年的历史，古人称茶为万病之药，茶能养生，延年益寿。人体所需要的86种元素，已查明茶叶中有28种之多，所以说茶是人体营养的补充源。茶叶对开发智慧、预防衰老、提高免疫功能、改善肠道细菌结构和除臭、解毒方面的功效已被许多科学研究所证实，因此它也是一种性能良好的机能调节剂。同时，茶还对多种疾病有一定的预防作用和辅助疗效。

但是，新妈妈不宜喝太多茶。因为月子期如果喝大量的茶，茶中含有高浓度的鞣酸会被黏膜所吸收，进而影响乳腺的血液循环，会抑制乳汁的分泌，造成奶水分泌不足。茶叶中还含有咖啡因，饮用茶水后，使人精神振奋，不易入睡，影响新妈妈的休息和体力的恢复，同时茶内的咖啡因还可通过乳汁进入宝宝体内，容易使宝宝发生肠痉挛和忽然无故啼哭现象。

茶叶含有较多铁质，但同时也存在大量鞣酸，它们会结合成难溶性物质，阻碍了肠道对铁质的吸收。况且一些新妈妈在孕期已存在不同程度的贫血，而又得不到铁的补充，以致病情加重。新妈妈也需要铁质，以增强造血机能。故饮茶不利于新妈妈的身体康复。

> **小贴士**
>
> 新妈妈在坐月子期间应饮用白开水，或用新鲜水果榨成的果汁，避免喝饮料、茶水和酒。

★切记四：忌吃辛辣温燥食物

辛辣温燥食物可使新妈妈体内生热，引起上火，出现口舌生疮，大便秘结及痔疮。给宝宝授乳的新妈妈如有内热，必然通过乳汁影响宝宝，使宝宝体内也生热。因此，新妈妈的饮食宜清淡温和，特别在产后5～7天之内，应以米粥、软饭、面条、蛋汤等为主，不要吃大蒜、辣椒、韭菜等，更不要饮酒。

★ 切记五：忌产后马上节食

通常新妈妈产后体重会增加，许多人为了恢复产前的苗条身材，产后便马上开始节食瘦身，这样会有损身体健康。新妈妈产后所增加的体重，主要是水分和脂肪。如果是给宝宝授乳，势必要消耗体内的大量水分和脂肪，而存储的这些脂肪根本不够。因此，新妈妈不仅不能节食，还要多吃营养丰富的食物，每天必须保证摄入 2800 千卡的热量。

★ 切记六：忌多吃味精

味精中的主要成分是谷氨酸钠，新妈妈在摄入高蛋白的同时，如果多食味精，大量谷氨酸钠可通过乳汁进入宝宝体内，与宝宝血液中的锌发生特异结合，形成不能被人体吸收的谷氨酸锌，从而引发宝宝急性锌缺乏。锌是人体必需的微量元素，可以改善食欲并促进消化功能，若是缺锌，则会使舌上的味蕾受累而影响味觉，以致对食物不能引起味觉而导致厌食。缺锌还会使宝宝发生弱智、性晚熟、成年侏儒症以及生长发育缓慢等病。因此在分娩 3 个月内，新妈妈食用的菜肴应注意不要多加味精。

走出坐月子吃法的误区

★ 烹调时不一定要加酒

酒的作用是活血，对于刚刚生产完的新妈妈来说，烹调时加些酒可以帮助排出恶露。但如果恶露已经排干净，仍然用酒烹调食物就不适宜了。特别是在夏天，因为酒有可能导致子宫收缩不良，恶露淋沥不尽。

★ 公鸡同样具有营养价值

新妈妈产后血中雌激素和孕激素浓度降低，这有利于催乳素发挥作用，促进乳汁的形成。而母鸡的卵巢、蛋衣中含有一定量的雌激素，可使新妈妈催乳素的效能减弱，影响泌乳。而雄鸡睾丸中含有雄性激素，具有对抗雌激素的作用。因此，产后若吃上一只清炖的大公鸡（连同睾丸一起吃），无疑将会使新妈妈的乳汁增多。雄鸡中脂肪较少，食之对母婴均有益，还有助于新妈妈在哺乳期保持较好的身材。

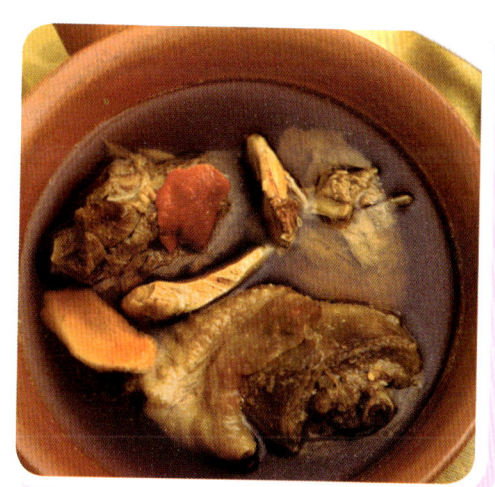

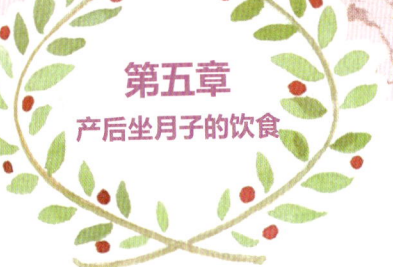

第五章
产后坐月子的饮食

★ 无需过多地食用巧克力

巧克力中所含的可可碱会进入母乳，并通过哺乳进入宝宝的体内，从而损害宝宝的神经系统和心脏，并导致消化不良、睡眠不稳、哭闹不停等。另外，常吃巧克力会影响新妈妈的食欲，造成身体所需的营养供给不足。这样，不仅影响新妈妈的身体康复，还会影响宝宝的生长发育。

★ 喝汤同时要吃肉

产后新妈妈应适当多喝些鸡汤、鱼汤、排骨汤、豆腐汤等，有利于泌乳，但同时也要吃肉。因为肉比汤的营养更丰富。高脂肪的浓汤容易产生油腻感，影响食欲，并导致产后发胖，还容易引起宝宝腹泻，因此，新妈妈不宜多饮浓汤。

★ 月子期可小量进食盐

产后体弱、出汗多、乳腺分泌旺盛，这就使新妈妈体内容易缺乏水分和盐分，所以产后还是应该适当地进食盐，只是不宜放盐过多。

★ 不必大量吃鸡蛋

有的新妈妈为了加强营养，产后和坐月子期间，常以多吃鸡蛋来滋补身体的亏损，甚至把鸡蛋当成主食。吃鸡蛋并非越多越好，医学研究表明，产后数小时内，最好不要吃鸡蛋。因为在分娩过程中，体力消耗大，出汗多，体液不足，消化能力也随之下降。若产后立即吃鸡蛋，会难以消化，从而增加胃肠负担。在整个产褥期间，根据对孕妇、新妈妈的营养标准规定，每天需要蛋白质100克左右，因此，每天吃鸡蛋3～4个就足够了。研究还表明，一个新妈妈或普通人，每天吃十几个鸡蛋与每天吃3个鸡蛋，身体所吸收的营养是一样的，吃多了，并没有好处，甚至容易引起胃病。

同样道理，油炸食物也较难消化，新妈妈也不应多吃。并且，油炸食物的营养在油炸过程中已经损失很多，比其他食物营养成分要差，多吃并不能给新妈妈增加营养，反而增加了肠胃负担。

★ 浓汤应适量进食

新妈妈产后多喝高脂肪浓汤，不但影响食欲，还会使身体发胖，体态变形，并且使乳汁中的脂肪含量过高，会使宝宝不能耐受和吸收，反而引起腹泻。新妈妈适宜喝脂肪适量的清汤，如蛋花汤、鲜鱼汤等。

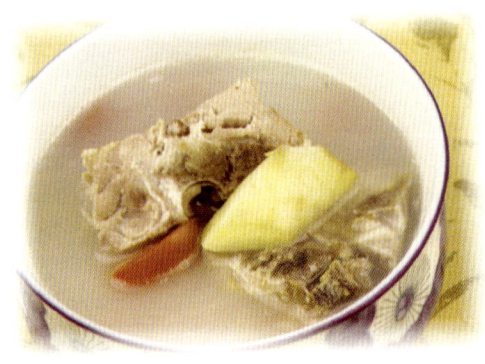

02. 产后月子餐

产后1～3天：排除恶露

★ 主食类

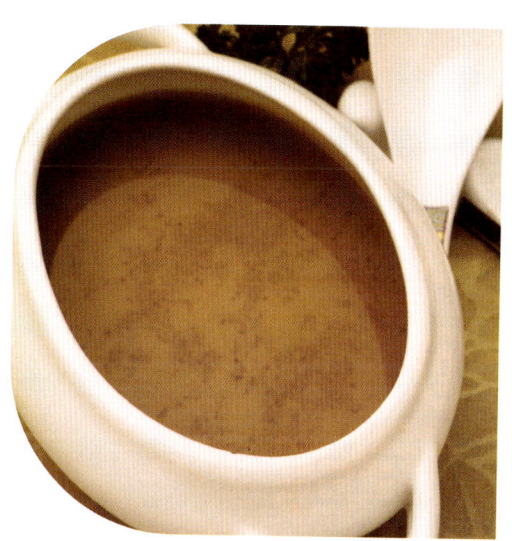

鸡蛋羹

材料：鸡蛋3个，阿胶30克，米酒100克，盐1克。

做法：
① 先将鸡蛋打入碗里，用筷子均匀地打散。
② 再把阿胶打碎放在锅里浸泡，加入米酒和少许清水用小火炖煮。
③ 待煮至胶化后往里倒入打散的鸡蛋液，加上少量盐调味，稍煮片刻后即可盛出食用。

Tips：鸡蛋含有丰富的营养，一直是月子里最佳补益品之一。阿胶具有补血、止血的功效，对子宫出血具有辅助治疗作用。本品既可养身又可止血，对产后阴血不足、血虚生热、热迫血溢引起的恶露不尽有治疗作用。

小米鸡蛋红糖粥

材料：小米100克，鸡蛋2个，红糖100克，清水适量。

做法：
① 先将小米清洗干净。
② 将锅置火上，放入适量清水、小米，先用大火煮沸后，再改用小火熬煮至粥浓，打入鸡蛋，略煮即成，加入红糖调味后进食即可。

Tips：此粥有补脾胃、益气血、活血脉的功效。适用于产后虚弱、口干，产后虚泻以及产后血痢，产后恶露不止等状况，是产后补养保健佳品。

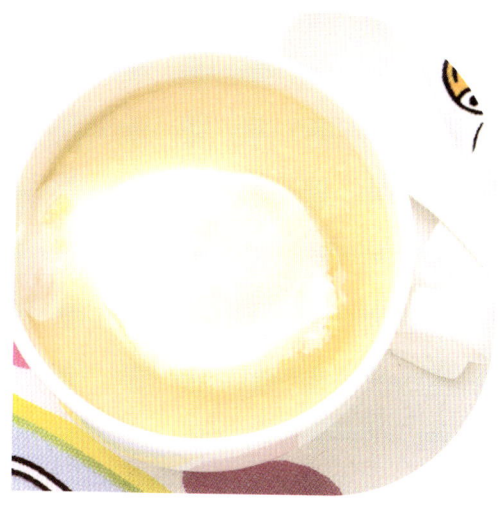

第五章
产后坐月子的饮食

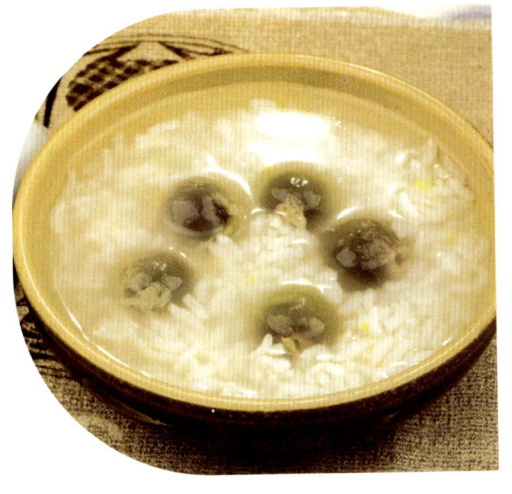

桂圆小米粥

材料：糯小米 80 克，桂圆肉 50 克，白糖适量。

做法：

① 糯小米淘洗净，加入 5 杯水煮粥。

② 粥将熟时，将桂圆肉剥散加入，稍微搅拌，续煮 12 分钟，加适量白糖调味即可。

Tips：桂圆小米粥富含糖类，有益于新妈妈补充体内糖分。

鳝丝打卤面

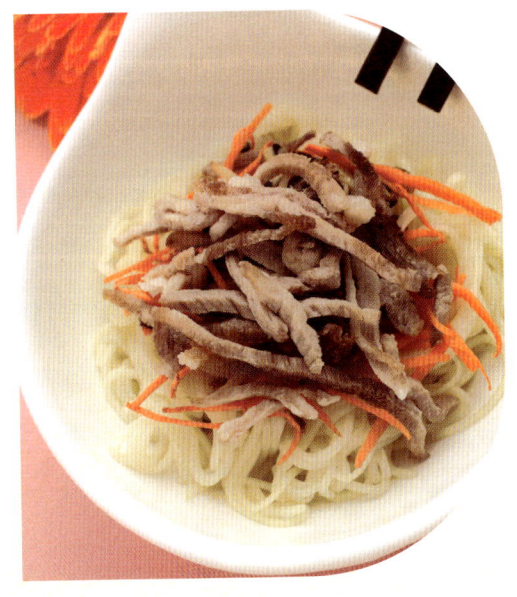

材料：面条 1 碗，鳝鱼丝 250 克，黄酒 20 克，酱油 100 克，白糖 100 克，葱末、姜末各 10 克，胡椒粉 0.5 克，盐 1 克，芝麻油 2 克，鸡精 3 克。

做法：

① 黑鳝鱼丝放入开水中烫一下，捞出，沥去水分。

② 炒锅置火上，放油烧至八成热时，下鳝鱼丝，炸至无响声，鳝鱼丝发硬时，用漏勺捞出。

③ 炒锅倒出余油，放酱油、黄酒、白糖、鸡精、葱、姜、鲜汤制成卤汁，倒入鳝丝，上下翻动，使卤汁粘在鳝鱼丝上，淋上芝麻油，出锅放在煮好的面条上，撒上胡椒粉即成。

Tips：鳝鱼含蛋白质、脂肪、钙、磷、铁、维生素 B_1、维生素 B_2、尼克酸、鳝鱼素等。具有补脾益气、除湿理血。此面适于产后血虚、恶露淋沥者食用。

小米龙眼粥

材料：龙眼肉30克，小米100克，红糖少许。

做法：

① 小米淘洗干净，龙眼肉洗净。

② 将锅置火上，放入适量清水、小米、龙眼肉，先用大火煮沸，后改用小火煮至粥熟，调入红糖即可食用。

Tips：龙眼肉含葡萄糖、蔗糖、蛋白质、维生素C、维生素D、维生素A等。具有养血安神、补虚长智等功效。小米营养丰富，含蛋白质、脂肪、淀粉、烟酸、钙、磷、铁及维生素B_1、维生素B_2等。

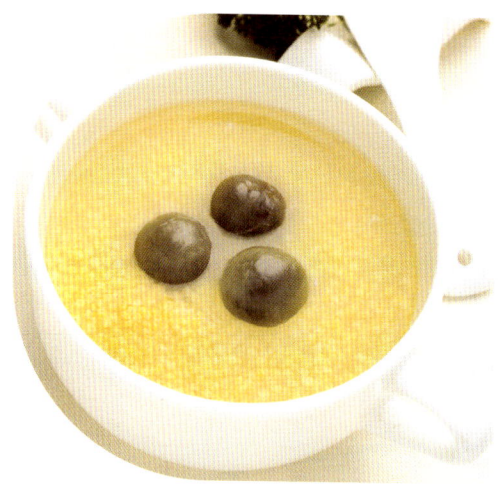

参味小米粥

材料：小米、淮山各50克，人参5克，大枣10枚，里脊肉50克，盐1小匙。

做法：

① 将里脊肉切成薄片，用开水烫熟后晾凉。

② 人参煮水取出参汁，加入大枣、淮山，把小米熬成粥，再加入里脊肉煮1分钟。

③ 加入盐调味即可。

Tips：小米具有清热解渴、健胃除湿、和胃安眠等功效，还具有滋阴养血的功效，可以使新妈妈虚寒的体质得到调养。参味小米粥可以调补脾胃，改善产后脾虚血弱。

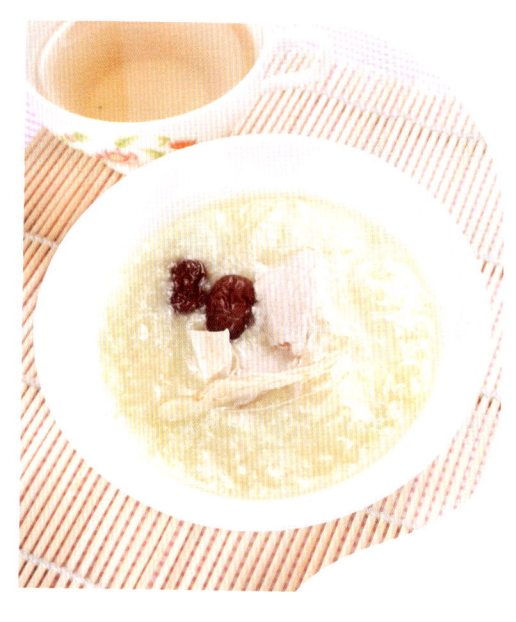

第五章
产后坐月子的饮食

补虚正气粥

材料：人参10克，黄芪20克，大米150克，白糖适量。

做法：
① 将人参、黄芪清洗干净，切成片，放入锅内，加清水150毫升，用小火煮30~50分钟，去渣取汁，待用。
② 把药汁倒入锅内，加洗净的大米和清水，置炉上煮至米汁黏稠时离火，放入白糖，拌匀，盛出即可食用。

Tips：此粥有益气健脾、补中养元的作用，可改善血液循环、促进消化、增进食欲、促进蛋白质合成，是气虚者的有益食疗粥，对于气血两虚者也有很强的疗效。

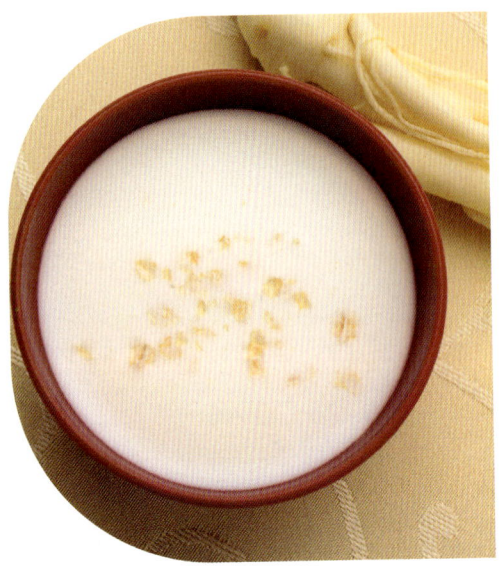

肉桂猪肝粥

材料：猪肝100克，大米200克，肉桂末2克，料酒、植物油、鸡精、盐各适量。

做法：
① 将猪肝洗净，切成薄片，放入碗中，加入肉桂末、料酒、植物油、盐拌匀腌渍。
② 将大米淘洗干净，放入锅中，加清水适量煮粥，将熟时加入腌渍好的猪肝，再煮至熟，入鸡精、盐调味即可。

Tips：猪肝有补肝、养血、明目的功效，肉桂有补阳散寒止痛的作用。此粥由猪肝、肉桂、大米煮成，具有补气养血的作用。适于产后气血虚弱周身痛者食用。每日1剂，分2次吃完，连服3~5日。

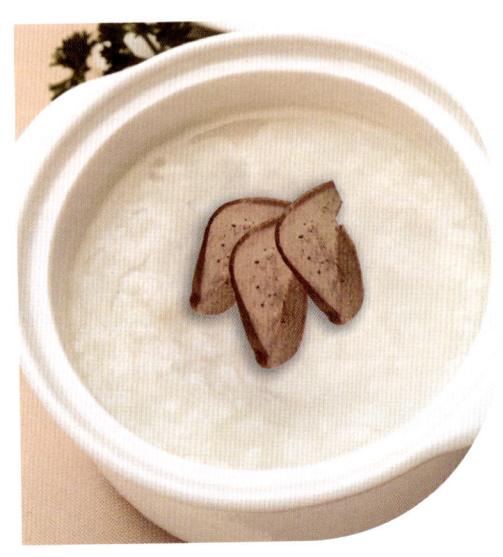

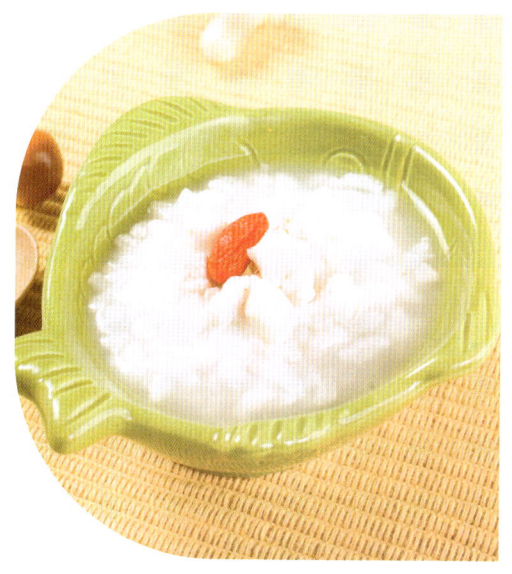

鲈鱼粥

材料：鲈鱼肉100克，胚芽米80克，猪五花肉50克，盐1/2小匙，葱10克，姜末5克，芝麻油、胡椒粉各1小匙。

做法：
① 将鲈鱼肉和猪五花肉分别切成粒状。
② 把洗干净的胚芽米放进锅里，加水用火烧开，加入切好的鱼和猪肉，转为小火熬煮。
③ 粥熟的时候加入葱和姜末等调料，在吃之前，可加入盐、芝麻油、胡椒粉等进行调味。

Tips：鲈鱼是一种蛋白质和维生素含量较高的鱼类，还含有钙、磷、铁等矿物质。鲈鱼肉既鲜美，又滋补，是产后调理的佳品，新妈妈不妨一试。

大枣花生桂圆泥

材料：大枣20枚，花生米100克，桂圆肉15克，红糖少许。

做法：
① 将大枣去核，清水洗净，待用。
② 把花生米、桂圆肉洗净，待用。
③ 将大枣、花生米、桂圆肉放入大碗内，共捣为泥，加入红糖搅匀后，上笼蒸熟即成。

Tips：清气醒脾，调中开胃，补血止血，适用于新妈妈产后子宫出血和缺铁性贫血等症。

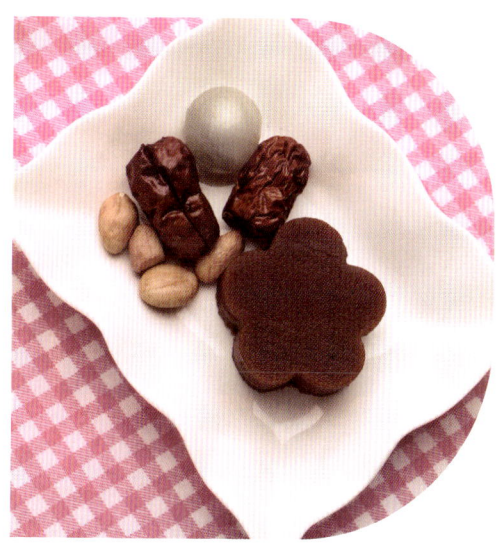

第五章
产后坐月子的饮食

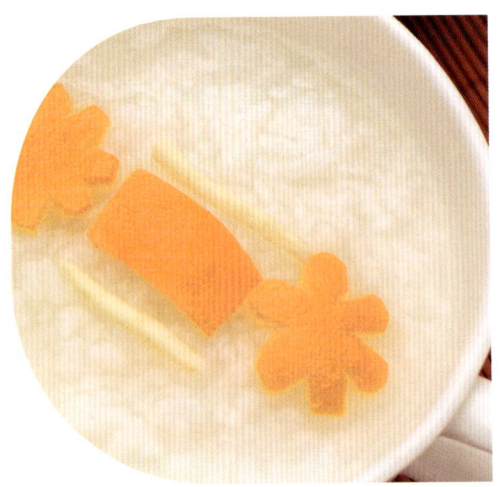

黄芪橘皮红糖粥

材料：黄芪30克，大米100克，橘皮末3克，红糖适量。

做法：
① 将黄芪洗净，放入锅内，加适量清水煎煮，去渣取汁。
② 锅置于火上，放入大米、黄芪汁和适量清水煮粥，粥成后加橘皮末再次煮沸，加入红糖调匀即可食用。

Tips：此粥特点是甜香，黏稠。橘皮末能理气健胃、燥湿化痰。红糖温中补虚、活血化淤。黄芪是补气的良药。此粥有益气固血作用，用于防止产后气虚，恶露色淡质稀，淋沥不断，神疲乏力。

金针莲籽粥

材料：猪肉150克，莲籽50克，金针菇、粳米各100克，枸杞10克，盐、鸡精各1/2小匙，葱油、绍酒各1小匙，清汤适量。

做法：
① 将猪肉洗干净，切成小丁，余水。
② 将莲籽、枸杞用温水泡开。
③ 将坐锅点火，锅内倒入清汤，加入粳米煮至米粒开裂。
④ 加入猪肉丁、金针菇、莲籽、枸杞，再用小火煮10分钟左右。
⑤ 加入盐、鸡精等调味，淋入少量的葱油即可。

Tips：莲籽中含有丰富的钙、磷、钾和多种维生素，对产后滋养补虚、养心安神具有良好的功效。

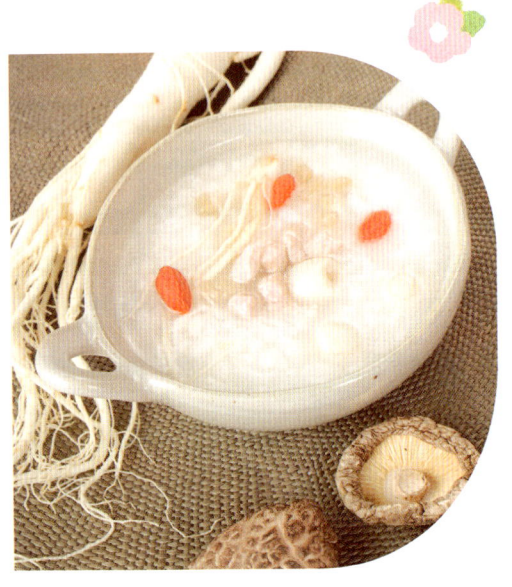

★ 汤类

虾仁豆腐汤

材料：豆腐 30 克，鲜虾仁 10 克，蛋白 1 个，上汤 1 杯，植物油 5 克，水淀粉 10 克。

做法：

① 虾仁洗净，切成 0.5 厘米的粒，豆腐在沸水中焯一下，沥干水分切成小块。

② 热油，将虾仁放入炒熟放入汤盆待用。

③ 加入上汤、豆腐块，用水淀粉勾芡，加入虾仁粒，将打散的蛋白倒入搅匀即可。

Tips：豆腐口感柔嫩。虾仁中丰富的钙、维生素对新妈妈恢复具有极好的效果。

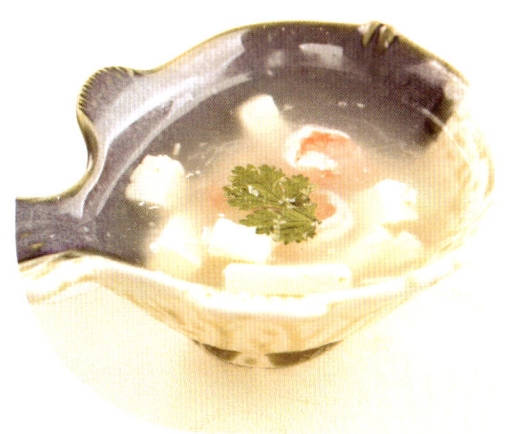

珍珠汤

材料：面粉 40 克，鸡蛋 1 个，虾仁 10 克，菠菜 20 克，高汤 1 小碗。

做法：

① 取蛋白与面粉和成稍微硬的面团，揉匀，擀成薄皮，切成比黄豆粒小的丁，搓成小球。

② 虾仁用水泡软，切成小丁，菠菜用开水烫一下，切末。

③ 将高汤放入锅内，放入虾仁丁，加入盐，烧开后再放面丁，煮熟，淋入鸡蛋黄，加菠菜末，淋入芝麻油即可。

Tips：珍珠汤汤清味鲜、口感柔软，适宜新妈妈产后食用。

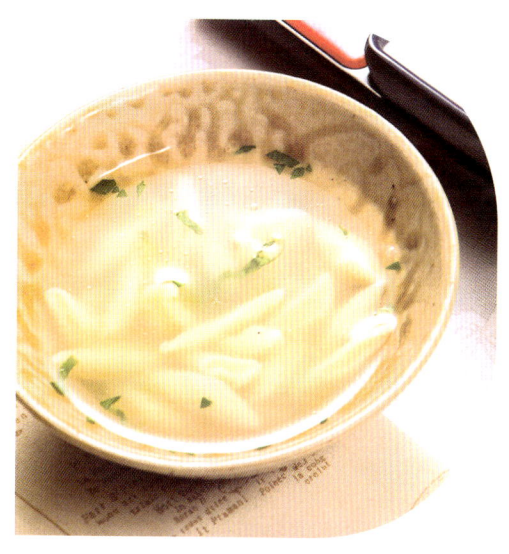

第五章
产后坐月子的饮食

益母木耳汤

材料：益母草50克，黑木耳、白糖各30克。

做法：

① 益母草用纱布包好，扎紧口，黑木耳水发后去蒂洗净，撕成碎片。

② 锅置火上，放入适量清水、药包、木耳、煎煮30分钟，取出益母草包，放白糖，略煮即可。

Tips：益母草是妇科用药，不论产前、产后都能起到生新血去淤血的作用，木耳有凉血、止血的作用。此汤能养阴清热、凉血止血。可用于产后血热、恶露不尽。

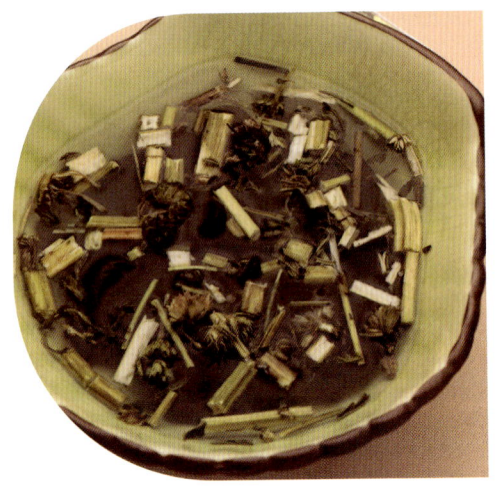

豆腐酒酿汤

材料：豆腐250克，红糖、酒酿各50克。

做法：

① 将豆腐切成小骨牌块。

② 锅置火上，加入适量清水煮沸。

③ 将豆腐、红糖、酒酿放入锅内，用小火煮15~20分钟即可食用。

Tips：此汤甜，酒味香，具有养血活血、催乳发奶、清热解毒的作用。哺乳期新妈妈常食，既能增加乳汁的分泌，又能促进子宫恢复，有利于产后恶露的排除。

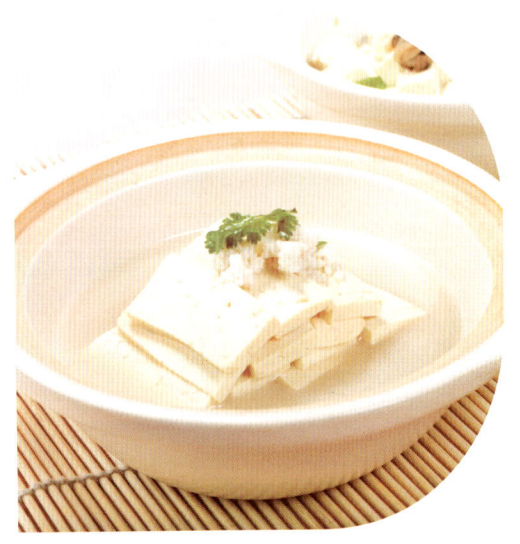

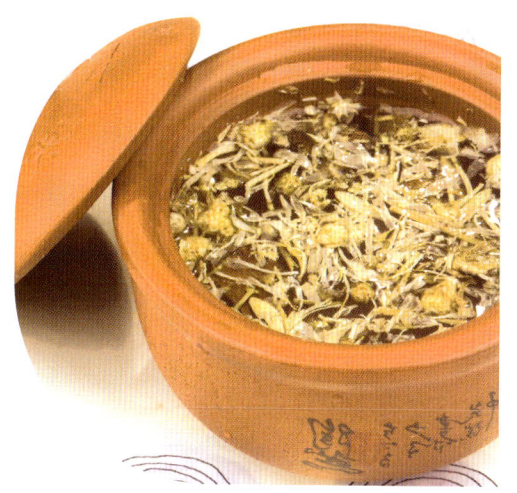

金银花蒲公英汤

材料：木通 30 克，金银花 25 克，蒲公英 40 克，白菊花 20 克，白糖适量。

做法：
① 将全部食材分别洗净并加入清水，用砂锅大火煲 10 分钟，再转至小火煲 1 小时即可。
② 加入白糖调味，也可代茶饮用。

Tips：本菜制作方法极其简便，对新妈妈产后润肠开胃具有良好的作用。

清汤鳗鱼丸

材料：土豆 260 克，鱿鱼干 2 条，猪瘦肉末 250 克，绍菜 220 克，鸡蛋清 1 个，清汤 800 毫升，鳗鱼肉 300 克，豌豆苗适量，调料包 1 个（内装砂仁 5 克、陈皮 8 克），料酒 20 克，盐 4 克，鸡精 1 克，芝麻油 5 克，葱、姜各 10 克。

做法：
① 锅内放入清汤，下入鱿鱼干调料包、葱、姜用大火烧开，改用小火煎煮 30 分钟，捞出调料包。
② 鳗鱼肉从中间片开，剔去鱼骨、鱼刺、鱼皮，剁成末，放入容器内，加入猪肉末、蛋清、料酒 8 克、葱姜汁、盐 2 克，沿一个方向充分搅匀上劲。
③ 将鱼肉末制成均匀的丸子，下入汤锅内氽熟，加入豌豆苗、余下的盐，鸡精略烧，出锅盛入汤碗内，淋入芝麻油即可。

Tips：鳗鱼肉富含蛋白质、脂肪、钙、磷、铁等，尤以铁的含量最为丰富。此款菜肴营养丰富，是新妈妈的保健菜肴。清热解毒

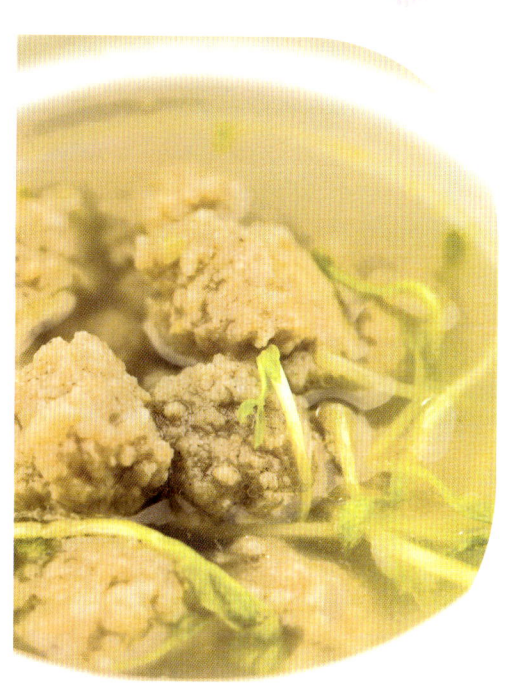

第五章
产后坐月子的饮食

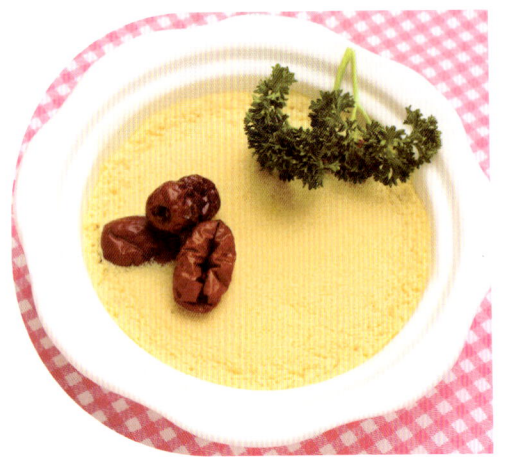

鸡蛋大枣汤

材料：鸡蛋2个，大枣10枚，酒、醋各30克。

做法：

① 大枣洗净、去核，鸡蛋打入瓦盅内，加入酒、醋搅匀，再放入清水搅匀，最后放入大枣。

② 锅置火上，放入调好的蛋汁瓦盅，隔水炖20分钟即可。

Tips：此汤汤羹略酸，有酒香味。具有补气养血、收敛固摄的功效。可用于防治产后气虚、恶露不尽。

甩袖汤

材料：熟瘦猪肉、菠菜各50克，鸡蛋1个，水发木耳30克，水发玉兰片25克，胡萝卜10克，水淀粉、料酒各1大匙，芝麻油、酱油各1小匙，盐、花椒水、鸡精各1/2小匙，清汤适量。

做法：

① 熟瘦猪肉切成丝。菠菜择洗干净切成小段，木耳切成小块，玉兰片、胡萝卜都切成丝，将鸡蛋打在碗内用筷子搅匀。

② 锅内添上清汤，清汤烧开后把肉丝、菠菜、玉兰片、胡萝卜、木耳都放入汤内，加酱油、花椒水、鸡精、料酒，汤再开时用水淀粉收汤汁，随后将碗内的鸡蛋甩在汤内，撇去浮沫，淋入芝麻油，出锅装碗即可。

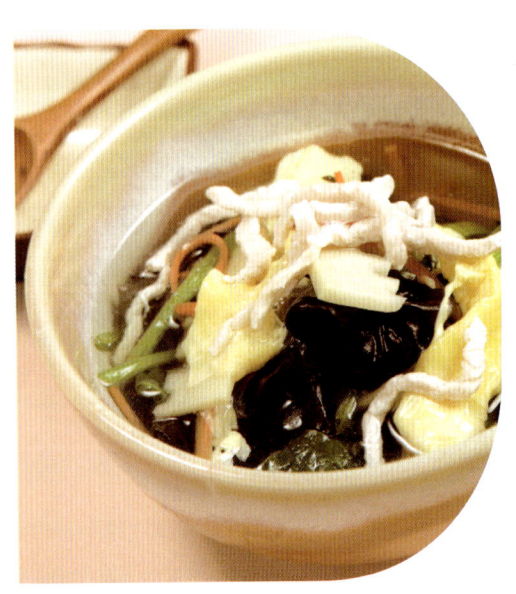

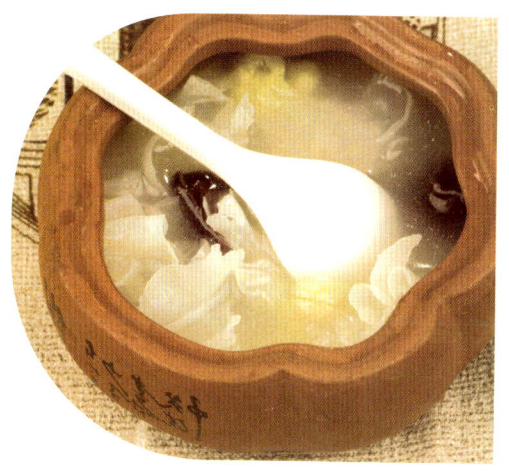

银耳花生汤

材料：银耳 20 克，花生米 100 克，蜜枣、红枣各 10 枚，薏米 15 克，盐适量。

做法：

① 红枣去核，蜜枣洗净，薏米清水浸过。

② 将银耳泡发开，洗净，花生米用热水浸过，剥去皮。

③ 用清水煲滚，放入花生米、蜜枣、红枣同煲，待花生煲好时，放入银耳、薏米一同煲汤。

④ 煲好后下盐调味即可食用。

大枣冬菇汤

材料：大枣 50 克，冬菇 25 克，植物油 20 克，盐、鸡精各 1/2 小匙，黄酒 1 小匙，姜 3 克。

做法：

① 将冬菇洗干净，大红枣洗干净去核，姜洗干净去皮切片备用。

② 将冬菇、红枣、姜片、盐、鸡精、绍酒、植物油放入蒸碗内，加水盖严，上笼蒸 60～90 分钟，出笼即可食用。

Tips：香菇具有高蛋白、低脂肪、多糖、多种氨基酸和多种维生素的营养特点；香菇中有麦淄醇，它可转化为维生素 D，促进体内钙的吸收，并可增强人体抵抗疾病的能力。

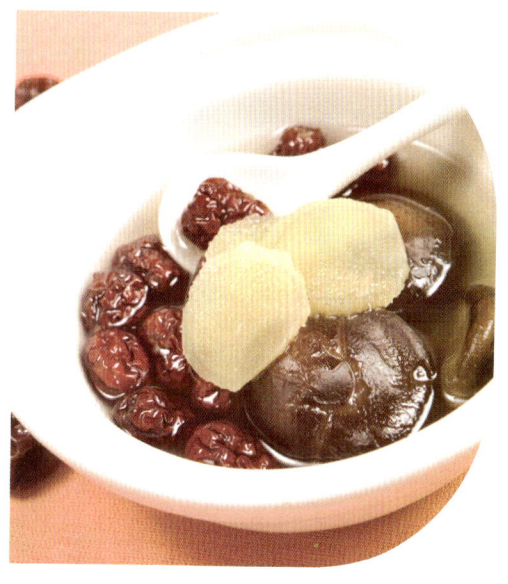

第五章
产后坐月子的饮食

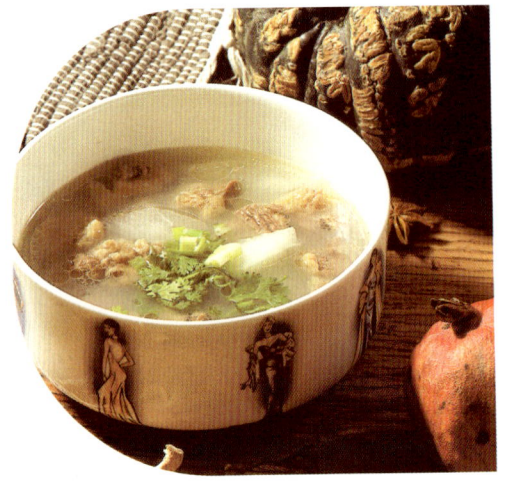

冬瓜羊肉汤

材料：冬瓜250克，羊肉200克，香菜25克，芝麻油、盐、胡椒粉、鸡精各1小匙。

做法：
① 羊肉切成小块，冬瓜去皮、瓤洗净切成块，一同下沸水焯烫透，捞出沥净水分，香菜择洗净，切末备用。
② 汤锅上火烧开，下入羊肉，葱、姜、盐，炖至八成熟时，再放入冬瓜，将葱、姜块拣出不要，加鸡精，撒胡椒粉、香菜末，淋芝麻油，出锅装盘即可。

Tips：冬瓜含多种维生素和人体必需的微量元素，可调节人体代谢平衡。

雪菜豆腐汤

材料：豆腐200克，雪菜100克，盐1小匙，葱花5克，鸡精1/2小匙，植物油5大匙。

做法：
① 豆腐下沸水中稍焯后，切成1厘米见方的小丁，雪菜洗净切丁。
② 坐锅点火，热油，放入葱花煸炒，炒出香味后放适量水，待水沸后放入雪菜、豆腐丁，改小火炖10分钟，加入盐、鸡精即可食用。

Tips：豆腐作为药食兼备的食品，具有益气、补虚等多方面的功效，并且含有丰富的钙质。腌制的雪菜颜色青绿，咸度适口，质地脆嫩，具有香气和鲜味。

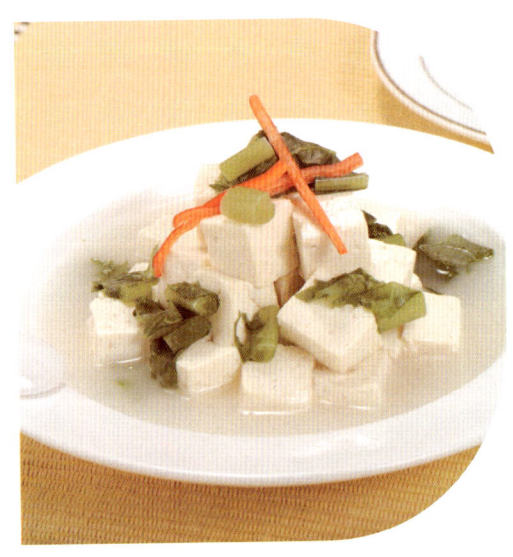

★ 青菜类

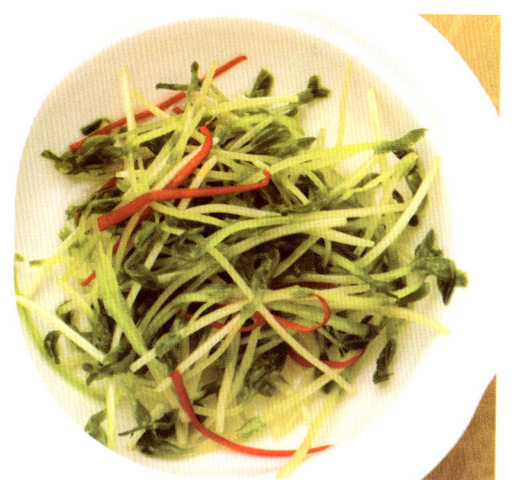

爽口番杏菜

材料：新鲜番杏菜500克，香醋、盐、蒜泥、芝麻油各适量。

做法：

① 先将番杏菜清洗干净，然后用滚水略烫一烫，沥净水后放入盘中。

② 再将香醋、盐、蒜泥和少许芝麻油调成汁，淋在盘中的番杏菜上，略腌一会儿食用。

Tips：这道清凉小菜吃起来鲜嫩可口，清凉舒爽，特别适合产后新妈妈开胃食用。如果没有番杏菜也可用马齿苋代替。

三丝银耳

材料：银耳20克，猪瘦肉丝100克，火腿丝、鸡肉丝各50克，姜丝、蛋清、盐、黄酒、淀粉、芝麻油各适量。

做法：

① 将银耳放入温水中泡开，加水蒸1小时。

② 猪肉丝、鸡肉丝分别加盐、黄酒、淀粉和蛋清拌匀，油烧至五成热时爆香姜丝。

③ 加入猪肉丝和鸡肉丝翻炒，炒至肉丝变色时倒入银耳、火腿丝及少量水，加盐调味后煮沸，用淀粉勾芡并淋上芝麻油即可。

Tips：银耳口感清淡，营养丰富，新妈妈可以经常食用。

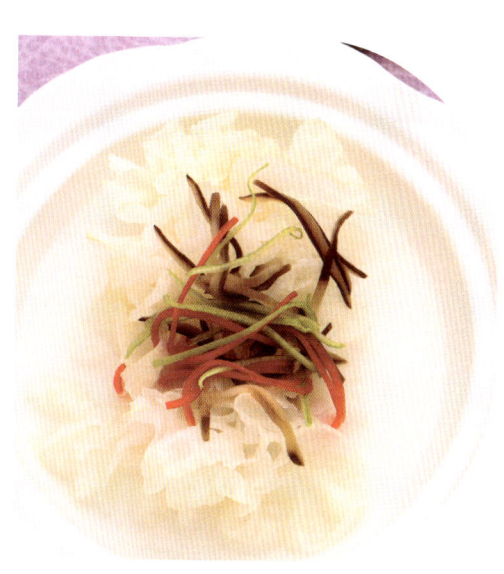

第五章
产后坐月子的饮食

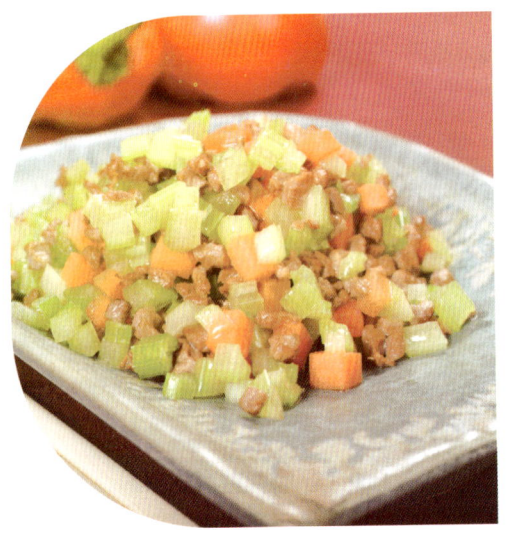

牛肉末炒芹菜

材料：牛肉50克，芹菜200克，淀粉2小匙，酱油、料酒、盐、葱、姜各1小匙，植物油2大匙。

做法：
① 将牛肉去筋膜洗净，切碎，用酱油、淀粉、料酒调汁拌好。
② 将芹菜洗净切碎，用开水烫过，葱去皮洗净切葱花，姜洗净切末。
③ 锅置火上，放油烧热，先下葱、姜煸炒，再下牛肉末，用大火快炒，取出待用。
④ 锅中留余油烧热，下芹菜快炒，加盐炒匀，然后放入炒过的牛肉末，再用大火快炒，并加入剩余的酱油和料酒，搅拌几下即可盛出食用。

蒜茸油麦菜

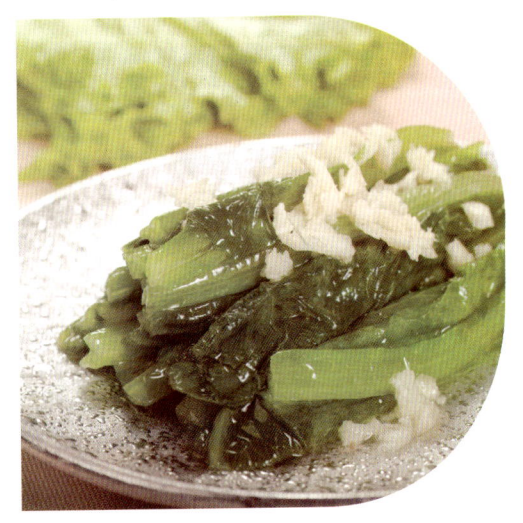

材料：油麦菜300克，植物油2大匙，盐、鸡精各1/2小匙，大蒜20克。

做法：
① 把油麦菜择洗干净，切成6～7厘米长的段。
② 把油烧热，放入油麦菜，加入鸡精和盐，炒到油麦菜碧绿关火。
③ 放入蒜末，起锅装盘即可食用。

Tips：本品具有降低胆固醇、治疗神经衰弱、清燥润肺、化痰止咳等功效，是一道低热量、高营养的菜肴。

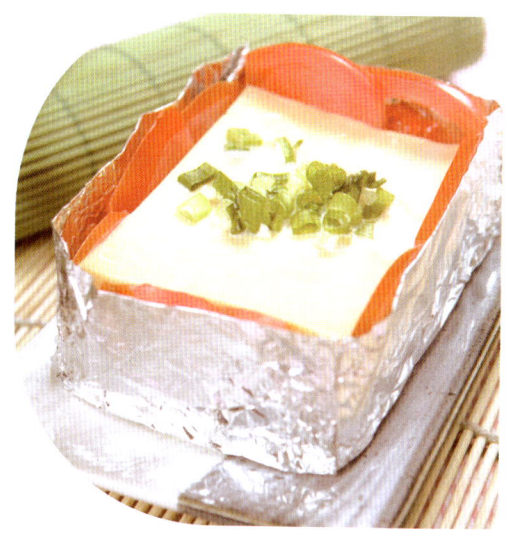

番茄豆腐

材料：番茄1个，蛋豆腐1盒，盐1小匙，葱花适量。

做法：

① 将番茄洗净、切薄片，取4片备用。

② 将铝箔纸折成与蛋豆腐（长、宽、高）一样，固定好，分别在四边各放入1片番茄片，再将蛋豆腐放入铝箔纸中。

③ 将调料撒在蛋豆腐上，入烤箱烤到蛋豆腐熟透，番茄片也入味后，即可食用。

Tips：番茄具有健胃消食，生津止渴，补血养血和增进食欲的功效，豆腐的蛋白质含量高，具有益气、补虚等功效。

绿豆芽炒鳝丝

材料：绿豆芽250克，鳝鱼100克，红尖椒、绿尖椒各30克，姜5克，植物油、盐各1小匙，鸡精1/2小匙，淀粉适量。

做法：

① 鳝鱼洗净，用沸水焯一下，捞起后切成丝，红尖椒、绿尖椒去籽后切丝。

② 绿豆芽、红椒丝、青椒丝一起放入沸水中焯一下捞起后待用。

③ 锅内放少许油，下入姜丝炒香，放入全部原料翻炒，调味后，勾薄芡即可。

Tips：绿豆芽中含有的可溶性纤维，既可通便，又能降低胆固醇含量。鳝鱼营养价值很高，富含DHA和卵磷脂、丰富的维生素A，能增进视力，促进皮肤的新陈代谢。

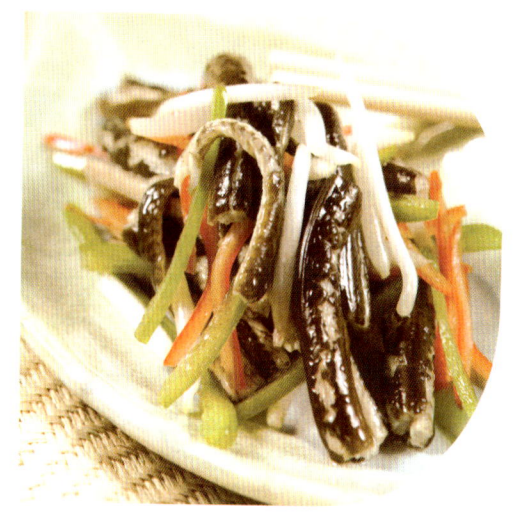

第五章
产后坐月子的饮食

★ 肉类

清蒸鲷鱼

材料：鲷鱼1尾，姜丝5克，葱3段，白酒、酱油各1小匙，植物油2小匙。

做法：

① 将鲷鱼从腹部剖开，收拾干净后，在背部划开几刀。
② 将鲷鱼洗干净放入盘中，洒上酒，并加入姜丝及酱油。
③ 用蒸锅蒸10分钟，取出后撒上葱花即成。

Tips：此菜清淡可口，脂肪含量较低，营养丰富，鲷鱼中含有优质的蛋白质，可以加强身体的热量代谢，加速器官组织恢复正常功能。

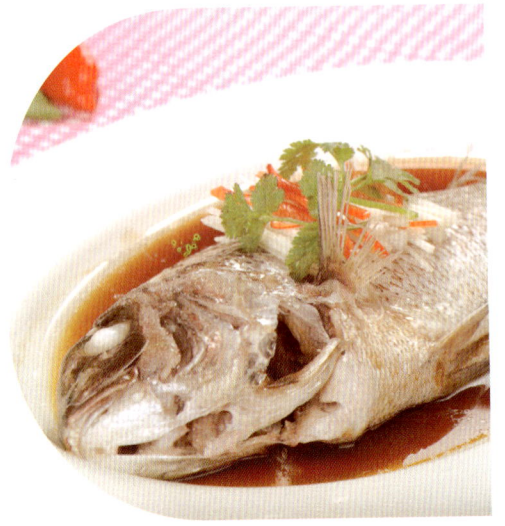

蟹肉丸子

材料：蟹肉150克，火腿40克，荸荠25克，盐3克，姜5克，鸡蛋75克，鸡精、干淀粉、料酒各1克，葱6克，鸡汤或肉汤75毫升，鸡油10克。

做法：

① 将蟹肉、荸荠、火腿切成末，葱、姜切细末。
② 把其余的材料混合在一起，加上已调好的调味料搅拌成馅。
③ 用手把肉馅挤成小丸子，入油锅中炸成浅黄色时，捞出放在碗中。加少许鸡汤或肉汤蒸约15分钟，取出，将剩下的材料混合调成白汁，淋鸡油浇在丸子上。

Tips：丸子酥嫩，味鲜可口。此菜营养丰富全面，富含蛋白质、脂肪等，适于产后恢复食用。

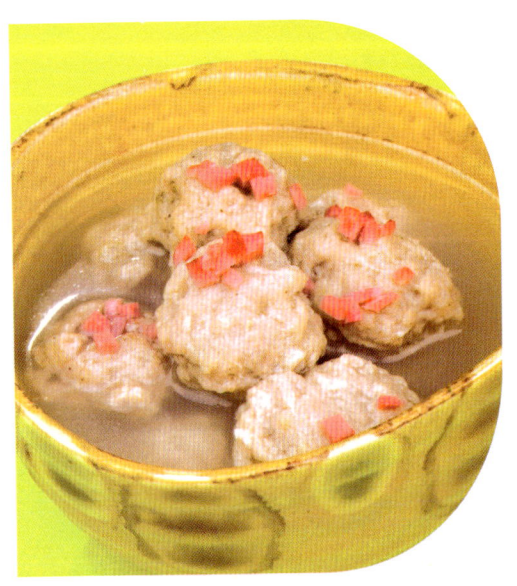

★ 饮品类

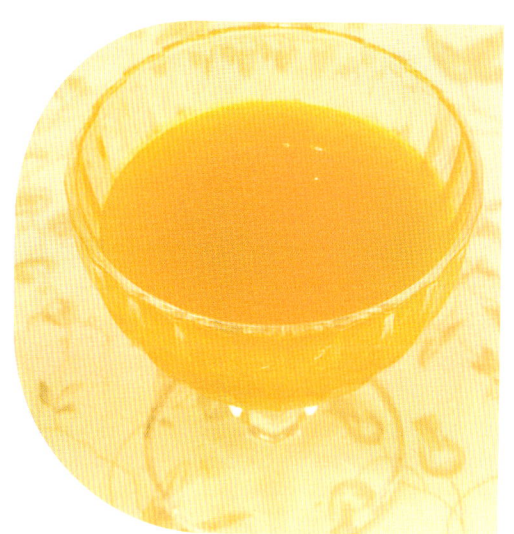

香蕉蔬果汁

材料：包心菜 60 克，香瓜 1/2 个，去皮香蕉 1 根，柠檬汁 1/2 大匙，果糖适量。

做法：
将包心菜洗净榨汁后，加入香蕉、香瓜，再放入果汁机加开水 2 杯打碎，调入果糖、柠檬汁，即可饮用。

Tips：此饮料含有丰富的维生素 C、纤维素。

蓝莓酸奶

材料：蓝莓果酱 150 克，酸奶 240 毫升。

做法：
① 酸奶倒入容器中。
② 浇上蓝莓果酱，放入冰箱冷藏，食用时取出即可。

Tips：酸奶的营养与牛奶相似，但经乳酸菌的作用后，其中的营养成分更易被人体吸收。蓝莓含有丰富的营养和抗氧化成分，有效增强新妈妈的免疫功能。

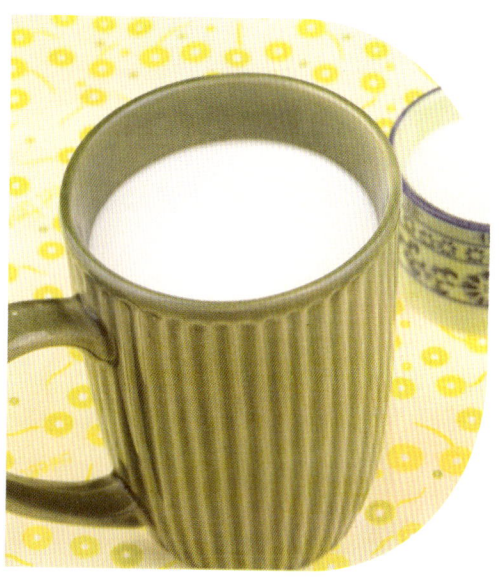

第五章
产后坐月子的饮食

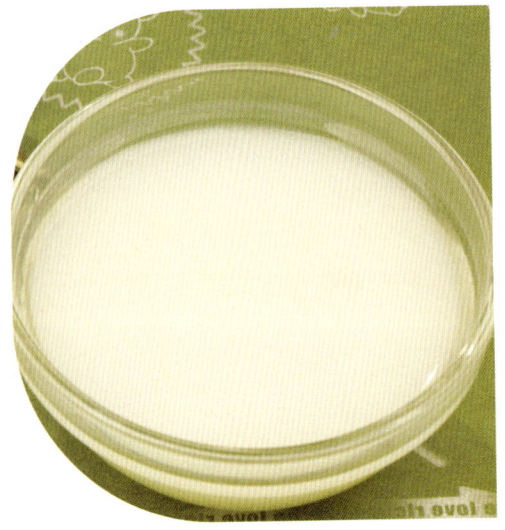

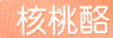 核桃酪

材料：核桃仁 250 克，江米 100 克，花生油、水淀粉各适量。

做法：

① 江米、核桃仁洗干净，泡约 2 小时，泡软，用竹签挑去核桃里面的膜，洗净。核桃仁炸酥，捞出晾凉后和泡好的江米加水磨成浆。

② 炒锅上火，放入清水和白糖烧沸，撇去浮沫，倒入江米核桃浆搅开，烧沸后撇去浮抹，用淀粉勾薄芡，盛入碗内即成。

Tips：本品香甜味美。常食核桃能健脑、补肾、润燥、补气、养血，有滋补保健功效。

山楂苜蓿茶

材料：山楂 5 个，苜蓿茶 20 克，水 500 毫升。

做法：

① 将山楂和苜蓿茶放入水中煮滚。

② 待凉后饮汤汁即可。

Tips：苜蓿茶含有丰富的钾，脂肪加强水分代谢，有利尿效果，可加强排毒。山楂则有降血脂，加强循环的功效，可以改善产后下半身循环不良的情况。

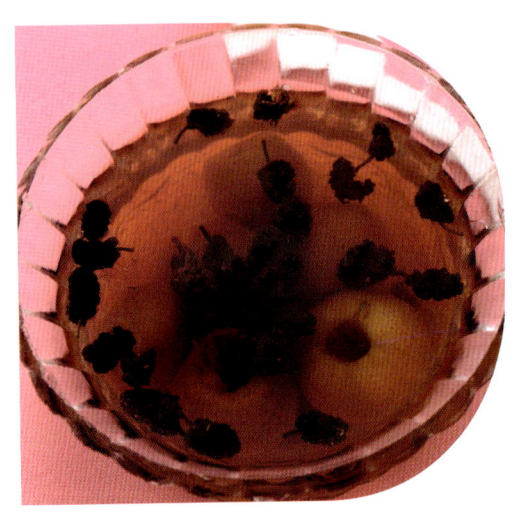

产后4～7天：促进食欲、下奶

★ 主食类

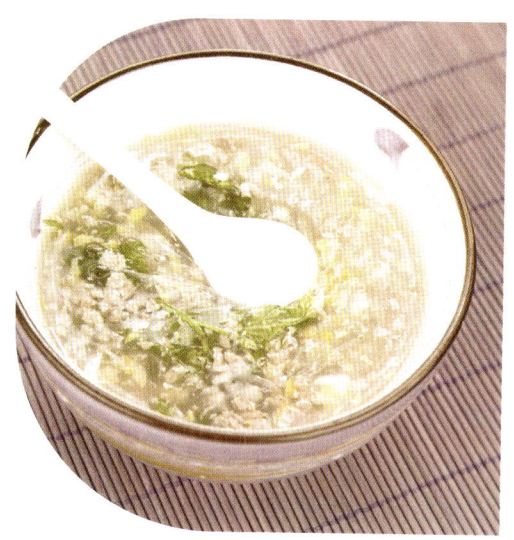

玉米牛肉羹

材料：牛肉100克，鲜玉米棒、鸡蛋各2个，香菜、姜各适量，上汤酌量。

做法：
① 将鸡蛋打匀，把香菜洗净切碎，牛肉洗净，抹干水剁细，加调味料腌制10分钟，用少许油炒至将熟时，沥去油及血水。
② 玉米洗净，剔下玉米肉，捣碎。
③ 把适量水及姜煮滚，放入玉米煮熟，约20分钟，下调味料，用玉米粉水勾芡成稀糊状，放入牛肉搅匀煮开，下鸡蛋拌匀，盛入汤碗内，撒上香菜即可。

Tips：本品口感细软。玉米中含有大量的营养保健物质，如蛋白质、脂肪、胡萝卜素等，是新妈妈恢复体质的良好食品。

双米花生粥

材料：粳米50克，糯米、花生各30克。

做法：
① 先将粳米、糯米及花生分别洗净。
② 将花生放入锅里，加水煮至八成熟，将粳米和糯米一起放入锅里，一直煮粥汤浓稠即可。

Tips：本品味道清淡可口。粳米含有人体所需的必须氨基酸、脂肪、钙、磷等多种营养物质，能很好地改善产后便秘，有助于肠胃蠕动。

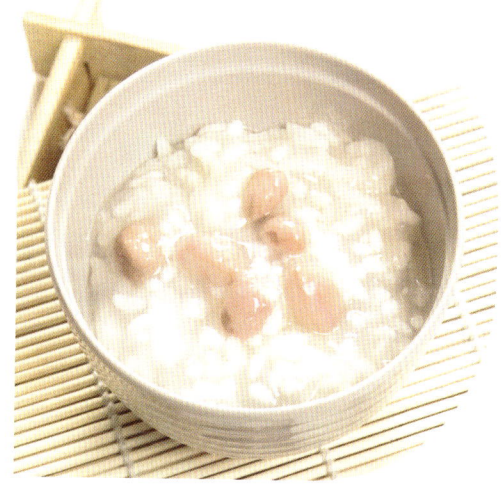

第五章
产后坐月子的饮食

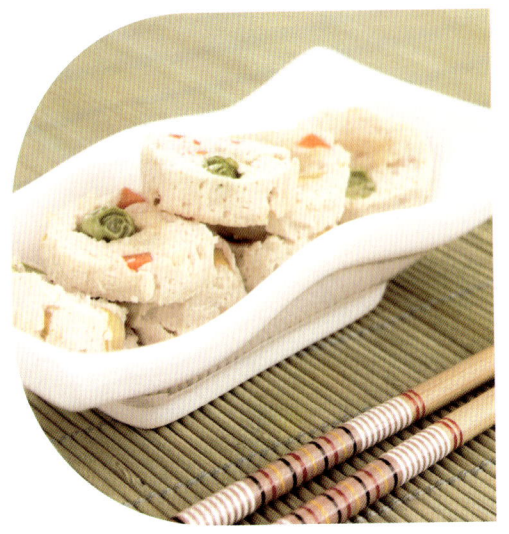

鸡肉卷

材料：鸡肉100克，鸡蛋1/2个，胡萝卜10克，玉米粒、豌豆、淀粉各1小匙。

做法：
① 将胡萝卜洗净，去皮后切小丁，豌豆与玉米粒洗净。
② 鸡肉洗净压干水分，剁成泥，放入大碗中，加入所有材料拌匀。
③ 用铝箔纸包卷成圆圈状，放入锅中，锅里加入1杯水煮熟透，取出切片即可。

Tips：鸡肉肉质细嫩，滋味鲜美，并富有丰富的营养价值，具有滋补养身的功效。

龙须面

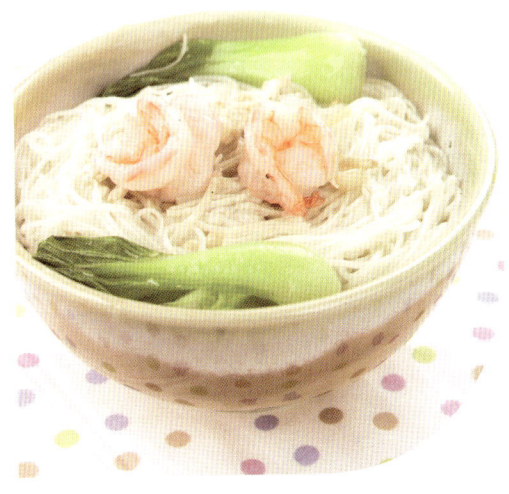

材料：龙须面1小把，虾仁20克，青菜2棵，芝麻油适量。

做法：
① 将青菜切碎，葱切成末，虾仁切成小颗粒。
② 油锅热后，放入葱花炒入味。
③ 加适量清水（肉汤更佳）入锅中，并放入虾仁和碎菜，水开后下龙须面。
④ 面熟后，滴入几滴芝麻油即可出锅。

Tips：本品口感柔软、细嫩，是产后新妈妈的首选食品。

特色温拌面

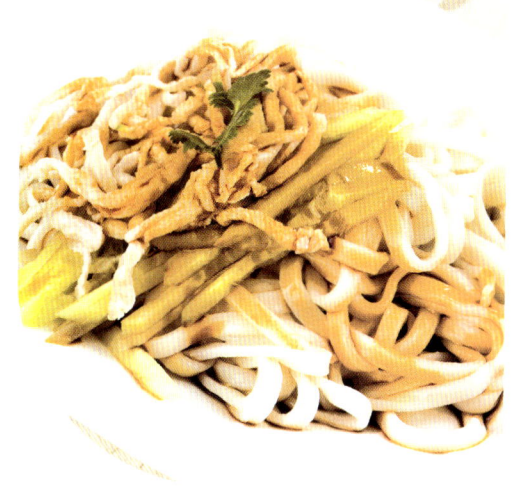

材料：面条500克，黄瓜丝、熟肉丝各30克，香菜20克，鸡汤、酱油、香醋、芝麻酱、盐、鸡精、芝麻油各适量。

做法：
① 芝麻酱加少许盐和开水调稀，香菜切细末，酱油、醋、鸡汤、鸡精、芝麻油调成味汁。
② 面条煮熟装盘，放入黄瓜丝、熟肉丝、香菜末，浇入芝麻酱和味汁即成。

Tips：本品咸香爽口，含有丰富的蛋白质、糖类、脂肪、钙、磷、铁、锌及多种维生素，新妈妈宜常食，尤其对厌食、食欲不振的新妈妈有一定疗效。

蜂蜜水果粥

材料：苹果、梨各2个，大米100克，枸杞5克，蜂蜜1小匙。

做法：
① 将大米洗干净熬成粥。
② 将枸杞洗干净，苹果、梨去掉皮且切成小丁，将枸杞、水果丁一起加入粥内，煮开后，稍稍冷却即可食用。

Tips：此粥具有清新润肺，消食养胃的作用，口味清新爽口。新妈妈适合喝一些蜂蜜类的营养品，因为蜂蜜中含有多种人体必需的营养物质，可以改善产后食欲不振。

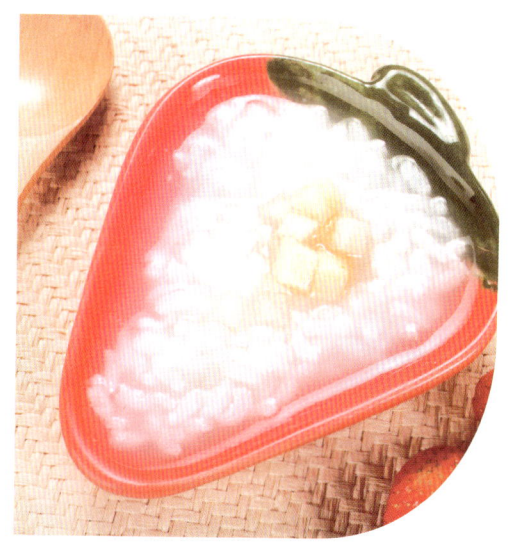

第五章
产后坐月子的饮食

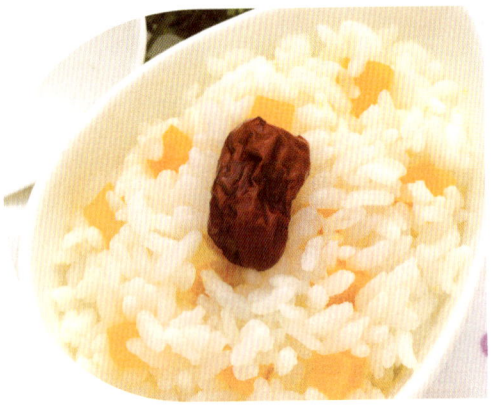

双红饭

材料：鲜红薯 150 克，红枣 20 枚，大米 200 克。

做法：

① 将红薯去皮、洗净，切成小丁，红枣洗净。

② 将锅置火上，加适量清水，放入大米、红枣、红薯，先用大火煮开，后改用火煮至饭熟即成。

Tips：红枣营养丰富，有补气补血、调和营胃的作用。红薯含糖、蛋白质、粗纤维、维生素等营养成分。具有补中和血、益气生津的功效。

空心菜粥

材料：空心菜 200 克，大米 100 克，盐少许，清水适量。

做法：

① 将空心菜择洗干净，切细，大米淘洗干净。

② 锅置火上，放适量清水、大米，煮至粥将成时，加入空心菜、盐，再续煮至粥成。

Tips：空心菜味甘，性寒而滑，有清热、解毒、凉血等功效。此粥具有清热、凉血、利尿的作用。

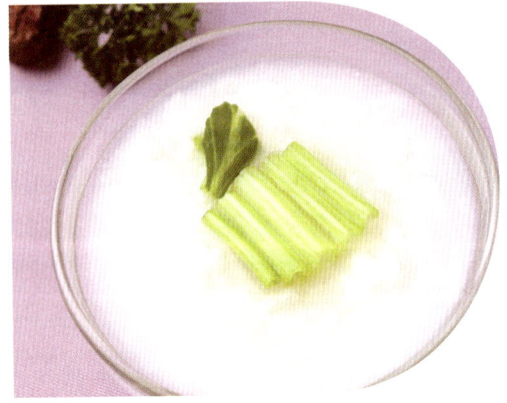

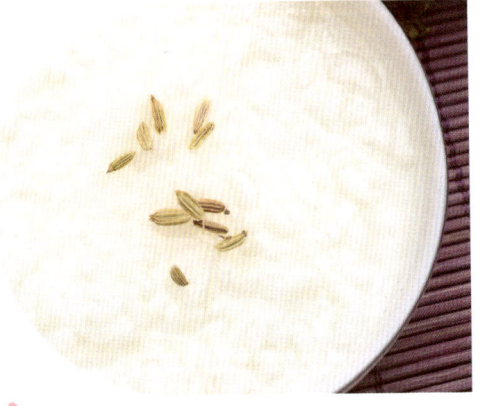

茴香粥

材料：小茴香 10～15 克，大米 50～100 克。

做法：

① 将小茴香放入清水砂锅内煎煮，取汁去渣。

② 大米淘洗干净。

③ 锅置火上，放入大米、茴香汁熬煮成粥。

Tips：本粥黏稠，别有风味。此粥具有行气止痛、健脾开胃的功效。适用于治疗胃寒呕吐、食欲减退、乳汁缺乏。

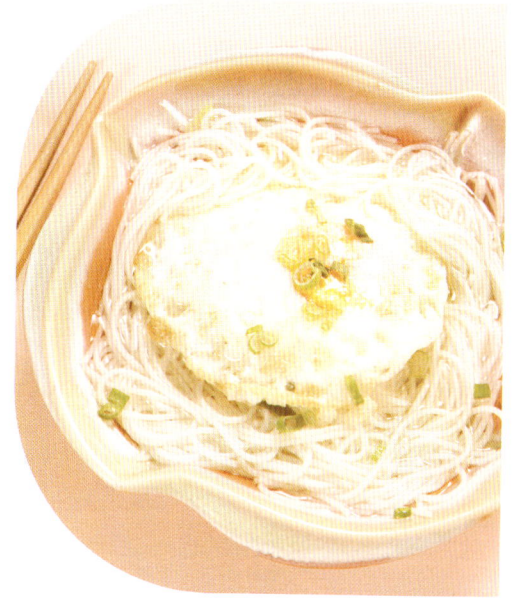

麻油蛋包面线

材料：鸡蛋1个，无盐面线1把，老姜4～5片，米酒适量，芝麻油1小匙。

做法：

① 将面线放入滚水中烫熟后，捞起备用。

② 将1小匙芝麻油烧熟，爆香姜片后把姜片夹出，再把鸡蛋打进去煎熟盛起。

③ 把锅中加入剩下的芝麻油烧热，加水煮滚，再加入烫熟的面线，起锅前淋入米酒即可食用。

Tips：芝麻油中含有丰富的不饱和脂肪酸，除了可以帮助脂肪代谢以外，对于激素的调整更是不可缺少，而且芝麻油有加强子宫收缩的功能，所以可以加速子宫的复原。

美味火腿粥

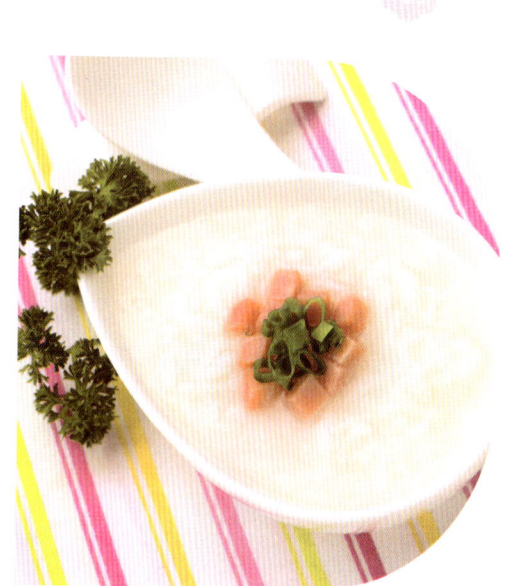

材料：火腿150克，大米100克，葱花、姜末、胡椒粉、盐、鸡精、熟猪油各少许，清水适量。

做法：

① 将火腿刮洗干净，切成细丁，大米淘洗干净。

② 将锅置火上，放入适量清水、水沸后加入大米，煮至半熟时，加入火腿、姜末、熟猪油，续煮至粥成，用盐、鸡精调好味，再撒上葱花、胡椒粉即可。

Tips：此粥具有滋补养身、健脾开胃的功效，常食用能充精髓、健腰脚，是很好的滋养保健粥品，非常适合新妈妈食用。

第五章
产后坐月子的饮食

黄花菜瘦身粥

材料：黄花菜 80 克，瘦肉 50 克，粳米 100 克，盐 1 小匙，葱、姜各 5 克。

做法：
① 将黄花菜择洗干净，瘦肉切成片，备用。粳米淘洗净。
② 将姜、粳米、黄花菜一同放入滚水中，用大火煮开。
③ 放入葱、瘦肉，待肉将熟时加入盐调味即可。

Tips：黄花菜有较好的健脑、抗衰老功效。有清热利尿、解毒消肿、止血除烦、宽胸膈、养血平肝、利水通乳、利咽宽胸、清利湿热等功效。

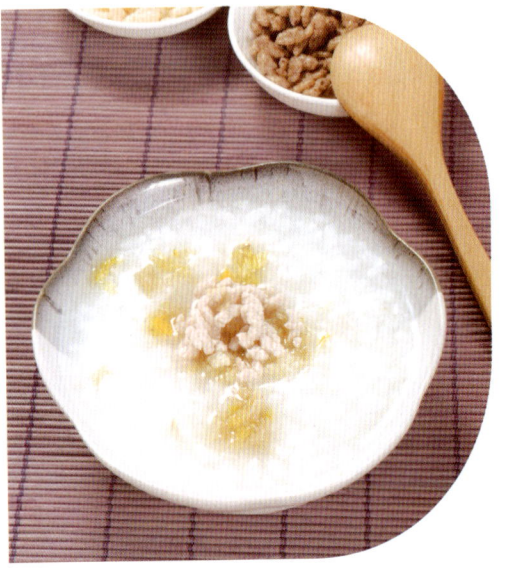

三鲜炒饼

材料：大饼 150 克，水发海参、熟虾仁、净笋片、鸡肉各 50 克，菜心 120 克，酱油、料酒、盐、鸡精、白糖、清汤各适量。

做法：
① 海参、鸡肉、笋片分别切成丁，大饼切成条，菜心洗净焯熟，铺在盘底。
② 把锅放在火上，在锅内倒入植物油烧热，将饼条炸至金黄色，捞起装入盘中，再把炒好的海参丁、鸡肉、笋片等倒在饼条上即可。

Tips：本品营养均衡，荤素搭配，易被人体吸收利用，对产后新妈妈补充营养、增进食欲有很好的作用。

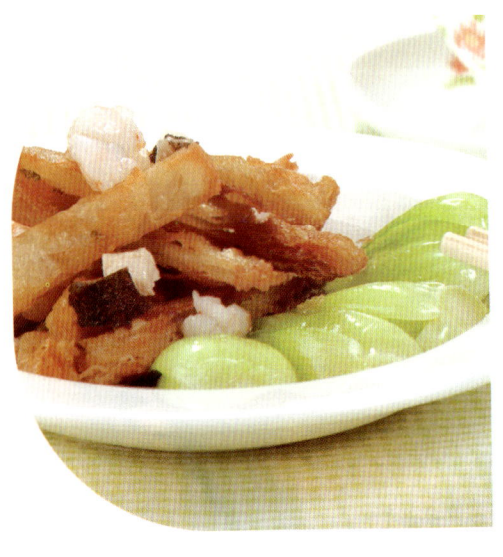

★ 汤类

三鲜鳝丝汤

材料：鳝鱼 60 克，黄瓜 40 克，猪瘦肉 35 克，鸡蛋 1 个，胡椒粉、水淀粉、盐、葱、姜、料酒、鸡精、芝麻油各适量。

做法：

① 鳝鱼用水冲洗后入沸水中烫熟，拆肉切成丝。瘦猪肉洗净切丝，黄瓜削皮去瓤切成丝，鸡蛋调匀，制成蛋皮后切细丝。

② 爆香葱姜后加入鲜汤烧开，将肉丝下锅，倒入调料，淋入水淀粉勾芡起锅，撒上葱丝，淋入芝麻油即可。

Tips：此汤软嫩色美，汤鲜味浓，富含优质蛋白质、B 族维生素、维生素 A 等营养物质，是新妈妈的理想汤品。

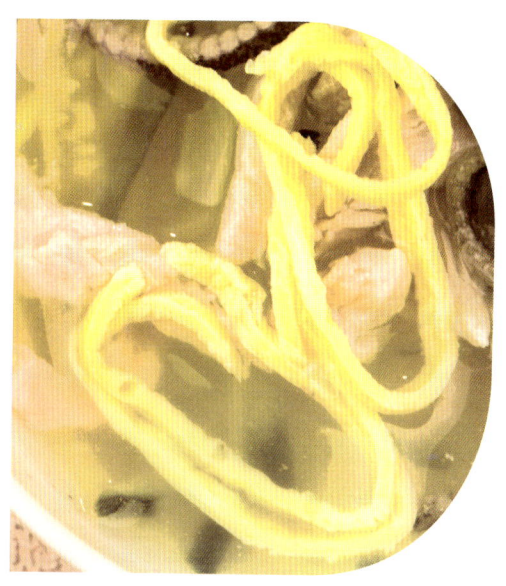

黑木耳肉羹汤

材料：里脊肉 100 克，黑木耳 40 克，姜 3～5 片，酱油、芝麻油、淀粉、盐、黑胡椒粉各适量。

做法：

① 里脊肉切块，用刀背将肉拍松，放入碗中加酱油和芝麻油腌泡，烹调前捞出蘸裹上淀粉做成肉羹备用，黑木耳泡 3～4 小时，择洗干净。

② 放入黑木耳及姜片煮 30 分钟，至黑木耳微软，加入肉羹煮熟，再加盐、芝麻油即可。

Tips：黑木耳富含蛋白质、铁等，有滋阴、养胃和益气、止血等功效，且能降低体内胆固醇，防止血管硬化。富含铁质，有补血功能。

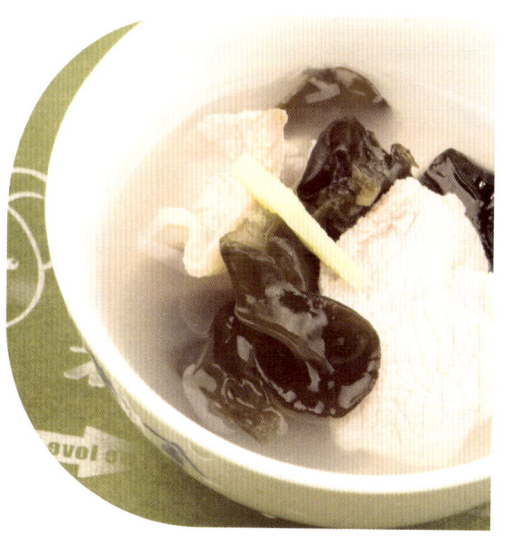

第五章
产后坐月子的饮食

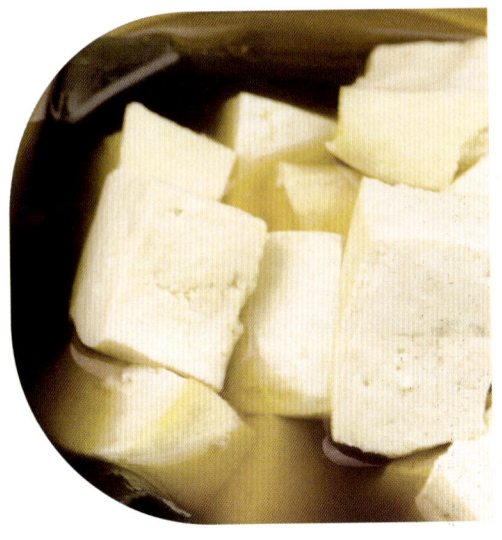

海带豆腐汤

材料：豆腐1块，海带30片，柴鱼适量，葱1根，姜末2小匙，高汤3杯，柴鱼酱油1大匙，萝卜泥适量。

做法：
① 海带洗净，豆腐切小块，汆烫，捞出放凉。
② 将海带平铺在砂锅内，加入豆腐，再倒入高汤、葱、姜及柴鱼煮15分钟，食用时可蘸萝卜泥及柴鱼酱油。

Tips：本菜富含钙、碘、蛋白质。豆腐及营养丰富，能补充人体需要的优质蛋白质、维生素等。因此，将豆腐与海带一起炖着吃，是十分合理的膳食搭配。

木瓜奶汤

材料：木瓜1/2个，牛奶2大匙。

做法：
① 木瓜去掉籽，去掉皮，切成条，用水果刀将木瓜条横划几刀，抓住条的两端，翻面切成木瓜块。
② 木瓜加牛奶置蒸锅上蒸10～15分钟，稍冷即可食用。

Tips：木瓜性平、微寒，有助消化的作用，还能消暑解渴。

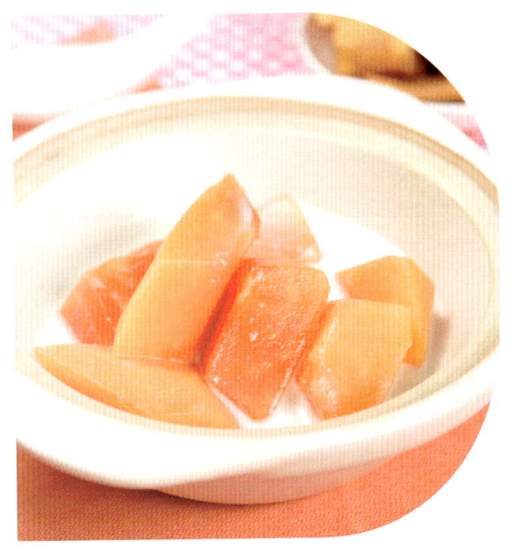

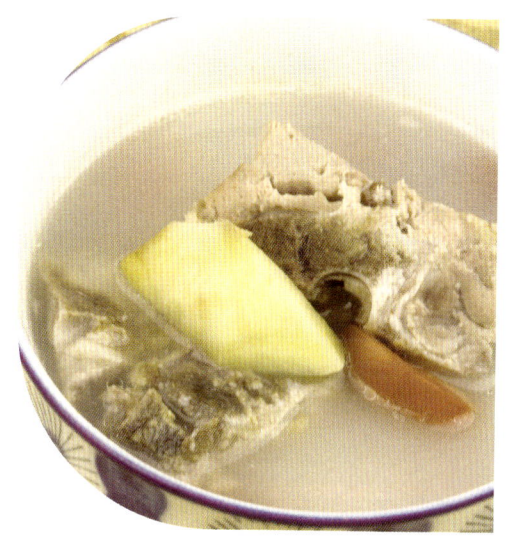

番茄牛尾汤

材料：白萝卜250克，土豆380克，番茄300克，牛尾1条，姜4片，洋葱5片。

做法：

① 土豆、白萝卜去皮，切片，将牛尾刮去皮毛，洗净斩件，番茄、洋葱洗净，切开。

② 烧水放入牛尾煮5分钟，取出冲净，加入白萝卜、姜煲半小时，再放入土豆，煲至土豆烂熟，放入番茄、洋葱，煮沸15分钟，调味即可。

Tips：本菜可壮腰补肾。番茄富含维生素C、胡萝卜素、蛋白质、微量元素等，除了价廉物美、酸甜可口之外，还有美容健身之功效。

胡萝卜苹果汤

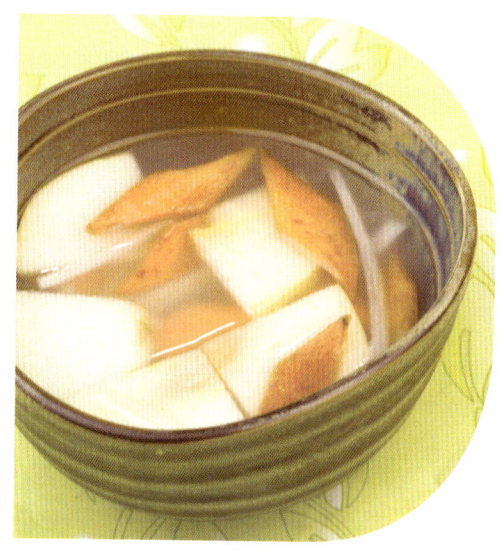

材料：苹果80克，胡萝卜50克，洋葱25克，鸡高汤2杯，盐、黑胡椒粉各适量。

做法：

① 洋葱切丝，胡萝卜去皮切片，苹果去核切片。

② 锅中放入橄榄油加热，加入适量的调料炒软至香味散出。

③ 倒入鸡高汤煮滚，再以小火炖煮1～2分钟，用味料调味即可食用。

Tips：本菜富含胡萝卜素、纤维素。苹果味甘性凉，具有生津止渴、润肺除烦的功效。

第五章
产后坐月子的饮食

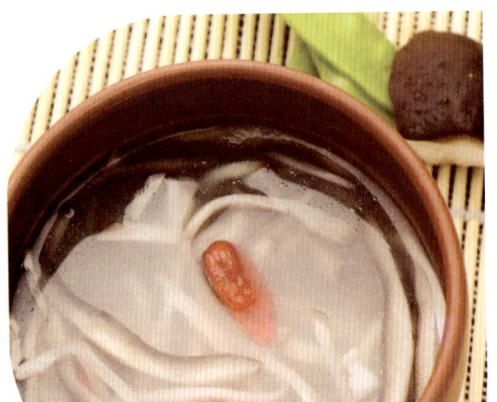

三丝汤

材料：生肉丝、生笋丝各25克，熟鸡丝、冬菇丝各15克，熟火腿丝10克，白汤500毫升，黄酒15克，盐5克，鸡精2克。

做法：

① 将肉丝放入碗中，加入冷水搅散，浸出血水后备用。

② 炒锅置大火上，加入白汤，倒入血水和肉丝后，放入笋丝、冬菇丝烧至将滚，用漏勺把浮上来的丝捞起，倒入冷水少许，待浮沫升至汤面，即撇净，然后加入黄酒、盐、鸡精略滚。

③ 把捞出的肉丝、笋丝、冬菇丝装入碗中，然后把汤浇在上面，撒上火腿即成。好的汁颠翻至匀，出锅装盘即成。

Tips：本品养血生精、滋阴润燥、补而不腻，且具开胃运脾之效。

四物炖鸡汤

材料：鸡腿2只，四物药材（当归、熟地黄、川芎、芍药）1份，米酒1大匙，水4杯，盐1/2小匙。

做法：

① 鸡腿洗净，切块，放入滚水中汆烫，捞出，四物药材洗净备用。

② 全部材料及调味料放入锅中，炖煮约50分钟至鸡肉熟烂，再加盐调匀即可盛出。

Tips：四物药材可以促进子宫的收缩，具有减轻腹痛的作用。鸡腿肉的肉质鲜红，除维生素外，还含有丰富的钠、钾等矿物质，属于热量较低的肉类。

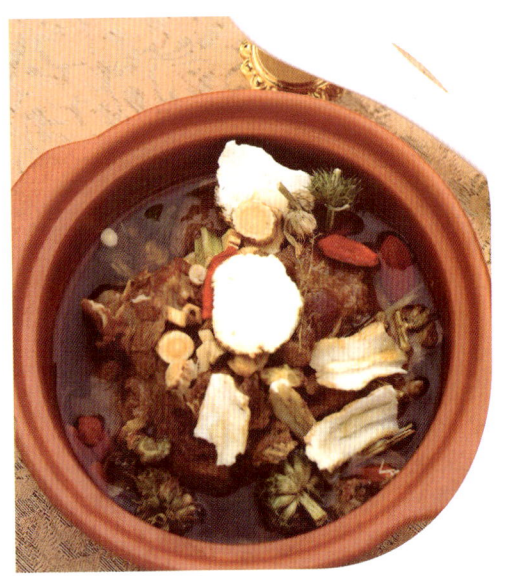

★ 青菜类

鲜蚝豆腐

材料：鲜蚝250克,豆腐1盒,红辣椒1个,葱1根,香菜3棵,蒜头2粒,豆豉1大匙,酱油2大匙,白糖、芝麻油各1小匙。

做法：

① 鲜蚝洗净,氽烫备用,红辣椒切片,葱切末,豆腐切小块,蒜头拍扁,香菜切段。

② 锅中倒入2大匙油烧热,先爆香蒜头,加入烫好的鲜蚝拌炒,再加入豆腐、红辣椒、豆豉、酱油和白糖稍煮,最后撒上葱末及香菜,并淋上芝麻油即可。

Tips：滋味鲜美丰厚的鲜蚝,搭配软嫩味美的豆腐,吃在嘴里,滑顺的口感非常舒服,与豆豉拌炒后,滋味更是甘甜。

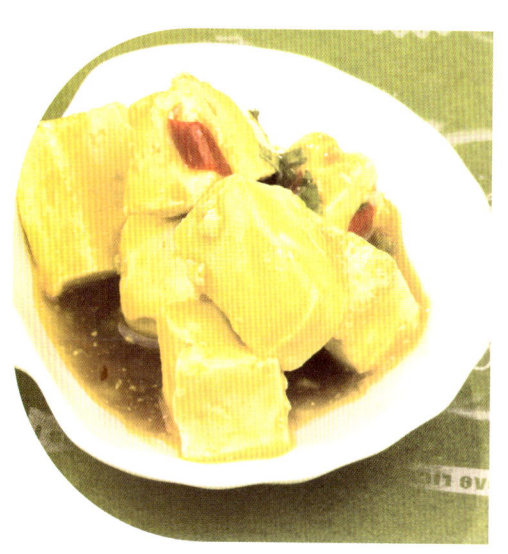

蘑菇炖豆腐

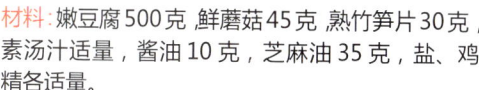

材料：嫩豆腐500克,鲜蘑菇45克,熟竹笋片30克,素汤汁适量,酱油10克,芝麻油35克,盐、鸡精各适量。

做法：

① 把鲜蘑菇削去根部黑污,洗净,放入沸水中焯1分钟,捞出,用清水漂凉,切成片。

② 将嫩豆腐切成小块,用沸水焯后,捞出待用,在砂锅内放入豆腐、笋片、鲜蘑菇片、盐和素汤汁,用中火烧沸后,转小火炖,加入酱油、鸡精,淋上芝麻油即可。

Tips：豆腐性味甘、凉,具有宽中和脾,生津润燥,清热解毒的功效。此菜含有蛋白质、脂肪、糖、钙、磷、铁、锌、铜等营养成分。营养较为全面,可满足新妈妈对各种营养素的需求。

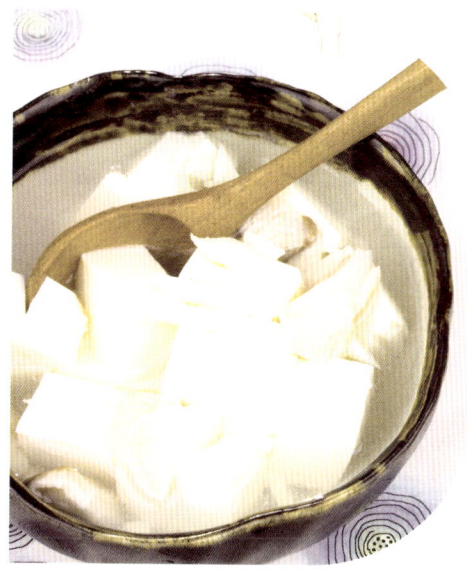

第五章
产后坐月子的饮食

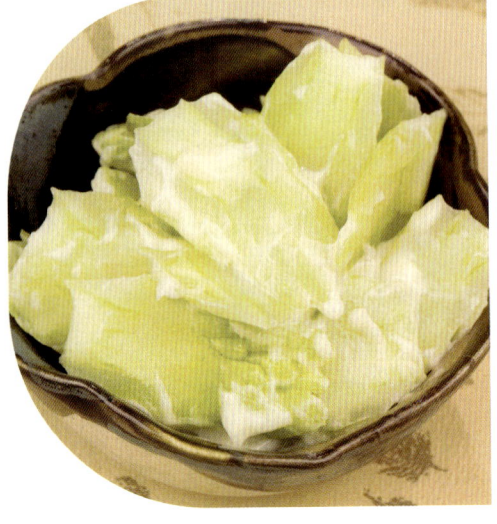

翠瓜小菜

材料：苦瓜1/2条，沙拉酱5小匙，芥末酱、白糖、海鲜酱油各1小匙。

做法：
① 苦瓜洗净对剖两半，去籽，再切对半，用锋利的小刀去净白色内囊。
② 将苦瓜斜切薄片，泡入加盐的冷开水中，放入冰箱冷藏至呈透明状。
③ 进食前取出，完全沥干水分装盘，调味料与色拉酱和匀，蘸作料食用。

Tips：苦瓜是葫芦科一年生攀缘性草本植物，其果实可食，营养价值极高，含有多种营养成分，富含维生素B_1，具有维持心脏正常功能，促进乳汁分泌和增进食欲等作用。

琵琶豆腐

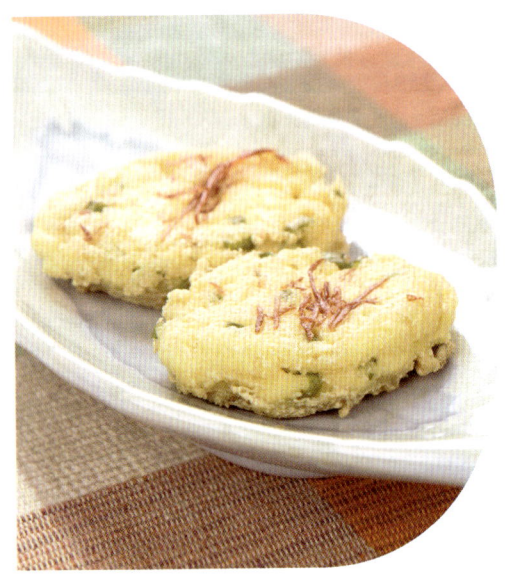

材料：布包豆腐2件，虾50克，香菜2棵，姜1片，生粉、盐、蒜汁各3/4大匙，芝麻油少许，蛋清1个。

做法：
① 豆腐冲净滴干，鸡蛋打散成蛋液。
② 虾去壳去肠，用盐擦洗干净，沥干拍烂，搅匀，加豆腐及调味料再拌匀，隔水蒸5分钟，凝固后，以小刀取出。
③ 在豆腐上撒少许淀粉，蘸上蛋液，放入滚油中炸至微黄色盛起，沥油，烧热锅，下油1小匙爆香，加入芡汁料煮滚，淋在琵琶豆腐上，再拌以香菜即可。

Tips：将口感柔软的豆腐换一种烹制方法，能够增进新妈妈的食欲。

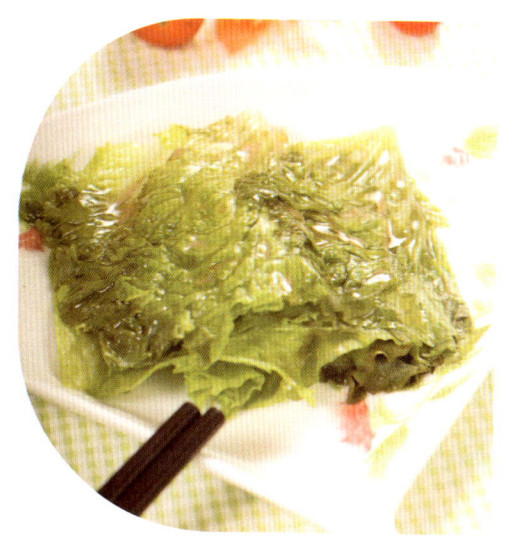

芝麻酱拌生菜

材料：生菜 400 克，芝麻油 2 小匙，醋、白糖、酱油、辣椒油各 1 小匙，芝麻酱 20 克，盐、鸡精各 1/2 小匙。

做法：

① 将生菜切去根，择去边叶，用清水洗干净，沥干水分。用清水小火炖煮至烂熟。

② 用冷水过一遍，切成 3 厘米长、1 厘米宽的段，放入盘内。

③ 将芝麻酱用适量冷水调稀，加调料搅匀，淋在生菜上即可食用。

Tips：生菜中膳食纤维和维生素 C 较白菜多，具有消除多余脂肪的作用。

地瓜豆腐

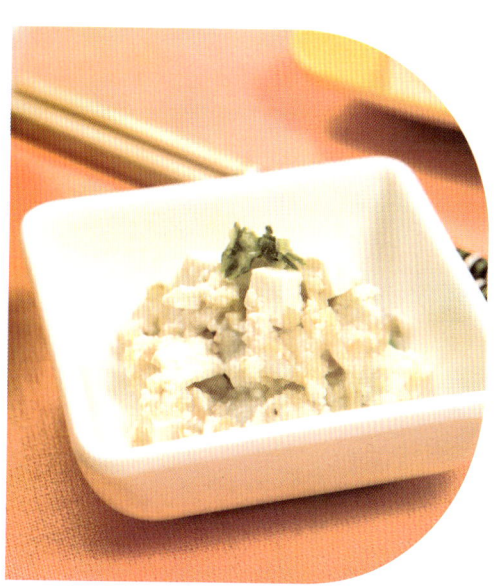

材料：地瓜 30 克，豆腐 10 克，白芝麻糊 3 克。

做法：

① 地瓜去皮，煮熟变软后趁热捣碎。

② 将豆腐在微波炉中加热 30 秒后捣碎，加入白芝麻糊调味，将地瓜泥加入拌匀即可。

Tips：地瓜和豆腐都是口感细软的食物，同时所含丰富的营养物质。

第五章
产后坐月子的饮食

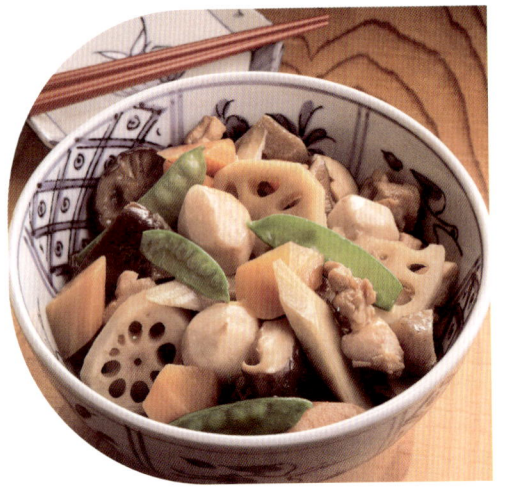

山药烧胡萝卜

材料：山药200克，胡萝卜40克，藕30克，香菇50克，豌豆30克，葱末、高汤、酱油、盐各适量。

做法：

① 山药切成块，胡萝卜、藕切片，香菇切开。

② 油热后用葱花炝锅，将上述材料倒入煸炒。

③ 加入高汤及调味料，煮熟即可。

Tips：山药药性甘、平，归肺、脾、肾经。具有益气养阴、补脾肺肾的作用。

奶油水果球

材料：淡奶油2小匙，西瓜1块，白兰瓜1块，猕猴桃1个，草莓1颗。

做法：

① 取西瓜、白兰瓜、猕猴桃用剜器剜出西瓜球、白兰瓜球、猕猴桃球，放入盘中。

② 淡奶油，用搅拌器搅拌5分钟后浇在果球上。

③ 把草莓洗净摆在盘上即可。

Tips：本品不仅色彩鲜艳，而且口感香甜，是新妈妈提高食欲的最佳菜品。

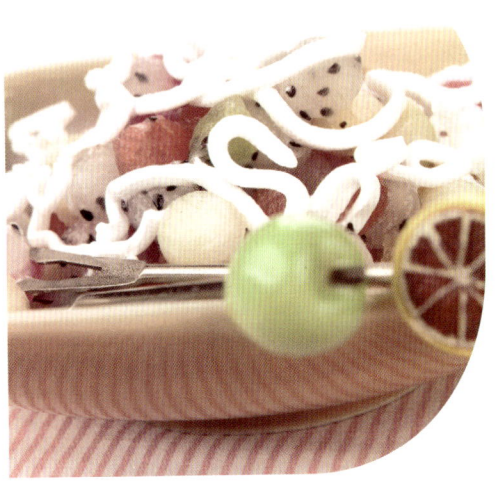

★ 肉类

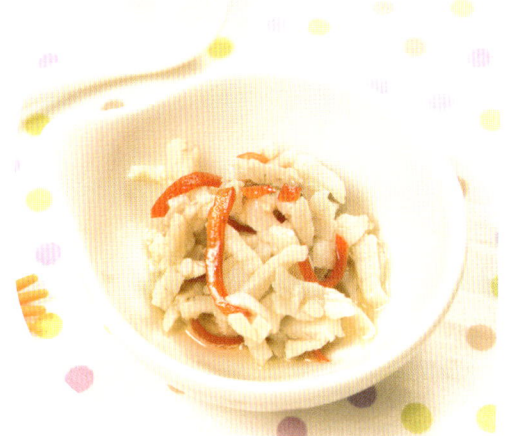

甜椒鱼丝

材料：青鱼100克，姜汁、淀粉、植物油各1小匙，甜椒适量。

做法：
① 青鱼洗净切丝，甜椒切丝，用姜汁等调料拌腌约5分钟。
② 锅里蘸点植物油，把加工好的鱼丝和甜椒放锅里翻炒。

Tips：鱼肉中含有丰富的蛋白质，甜椒清新爽口，特别受新妈妈喜爱。

甜酸咕噜肉

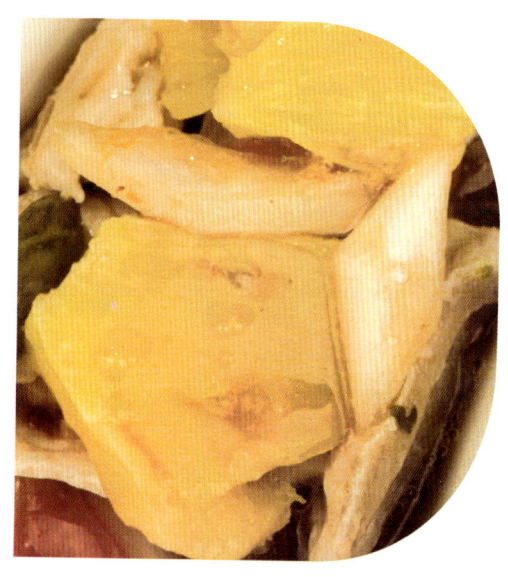

材料：里脊肉片150克，青椒、红椒各30克，洋葱、菠萝各20克，鸡蛋黄1个，白醋、白糖、水淀粉各1小匙，番茄酱3小匙，盐、酱油、芝麻油各少许。

做法：
① 青椒、红椒洗净，去籽、切片，洋葱洗净切片，菠萝去皮、切片备用。
② 肉片加酱油、白糖、蛋黄拌匀，腌约10分钟，起油锅，将肉片过油，取出备用。
③ 起油锅，爆香洋葱，放肉片煸炒约1分钟，再放入青椒、红椒、菠萝炒匀。
④ 放其他调味料（水淀粉除外）炒匀，最后加水淀粉勾薄芡即可。

Tips：本菜酸甜口味，可促进食欲。

第五章
产后坐月子的饮食

桃仁鸡丁

材料：鸡肉 100 克，核桃仁、黄瓜各 25 克，葱、姜、酱油、花椒粉、盐、鸡精、植物油各适量。

做法：
① 鸡肉切成丁，用调味料上浆，黄瓜切丁，葱、姜切好备用，核桃仁炸熟。
② 炒锅上火加油，将鸡丁滑熟，捞出控油。
③ 原锅上火留底油，煸葱、姜至香，放入鸡丁、黄瓜丁与调味料，最后放入核桃仁，然后勾芡装盘即成。

Tips：核桃仁是新妈妈最应重视的一种坚果，其中含有抗忧郁营养素。

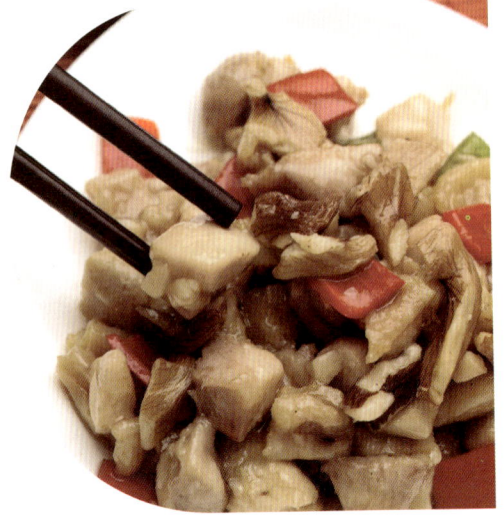

三色鱼丸

材料：洗净鳕鱼肉 100 克，胡萝卜、青椒各 10 克，花生油 10 克，鸡蛋 1 个，肉汤适量，水发木耳 5 克。

做法：
① 鱼肉洗净，去刺，剁成泥，加蛋清、淀粉、少量肉汤，顺时针搅拌成馅，将鱼肉馅做成丸子，放入热水中，大火烧熟后，捞出 将胡萝卜、青椒、水发木耳洗净，切成丁。
② 炒锅烧油至热，加入葱末、姜末煸香，再加入青椒、木耳、胡萝卜，略炒，加汤，待胡萝卜熟时，用湿淀粉勾芡，下入鱼丸，搅拌，淋上芝麻油即可。

Tips：普通的鱼丸在颜色上发生变化，能够增进新妈妈的食欲。

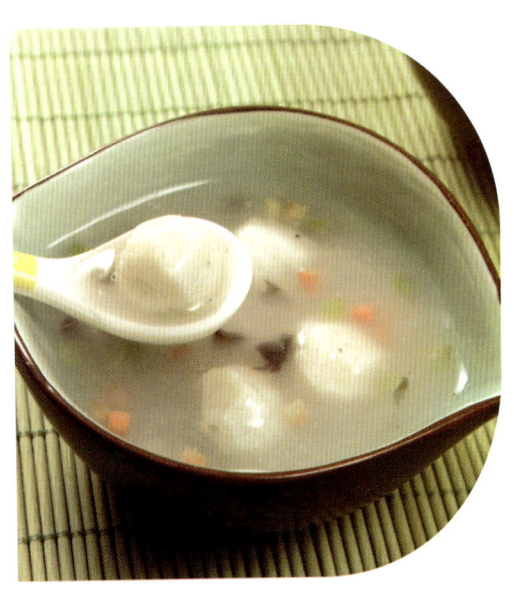

★ 饮品

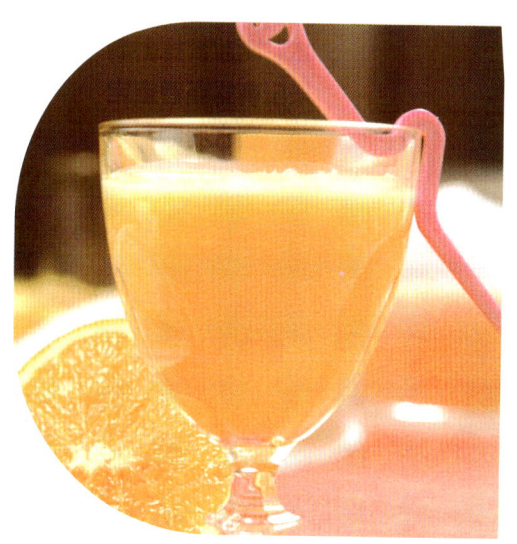

橙汁冲米酒

材料：新鲜橙子 2～3 个，米酒 1～2 小匙。
做法：
① 将新鲜橙洗干净去掉皮，切碎榨汁。
② 冲入米酒调服。

Tips：橙汁冲米酒有行气止痛，消胀通乳的功效，可治疗新妈妈哺乳期乳汁排出不畅、乳房红肿、硬结疼痛等症状。

嫩肤舒压果汁

材料：牛奶（优酪乳）1 杯，小麦胚芽 1 大匙，柠檬 1/2 个。
做法：
① 把牛奶、优酪乳、小麦胚芽一起放入果汁机中榨汁。
② 滴入柠檬汁，再加入白糖拌匀就可以饮用了。

Tips：柠檬能防止心血管动脉硬化并减少血液黏稠度。柠檬还对鼻窦炎、咽峡炎、肝病、胆病和胰腺病都有一定疗效。由于它的收缩作用，柠檬还可以治腹泻。新妈妈常喝此饮品可以纾解压力。

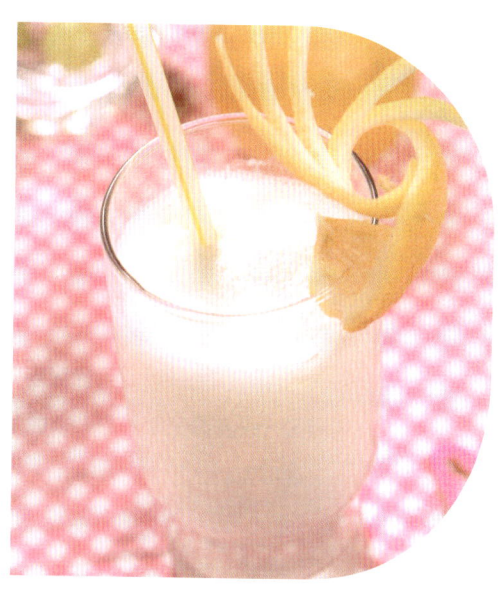

第五章
产后坐月子的饮食

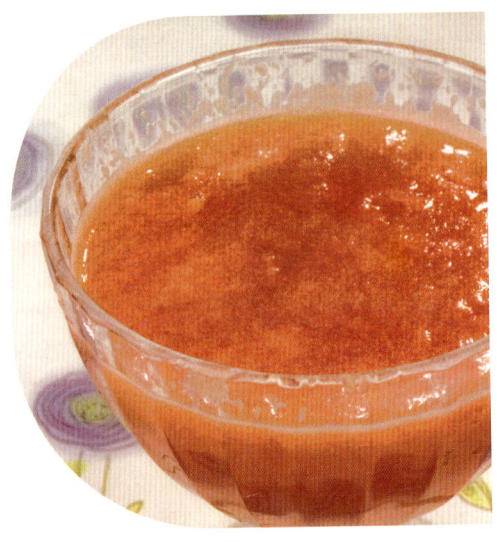

红果茶

材料：红果 500 克，清水 1000 毫升，白糖 300 克。

做法：

① 将红果洗净，用小刀挖去蒂、籽。

② 把不锈钢锅放在火上，放入清水，下红果烧沸后，转小火煮，至红果软烂，用漏匙挤碎，加入白糖继续熬煮 3 分钟，视果茶呈稀粥状，装入盛器，冷却即成。

Tips：果茶酸甜凉爽，色泽红艳，消食开胃。其中红果营养丰富，含铁和钙较多，其维生素 C 的含量仅次于鲜枣。

芝麻酸奶奶昔

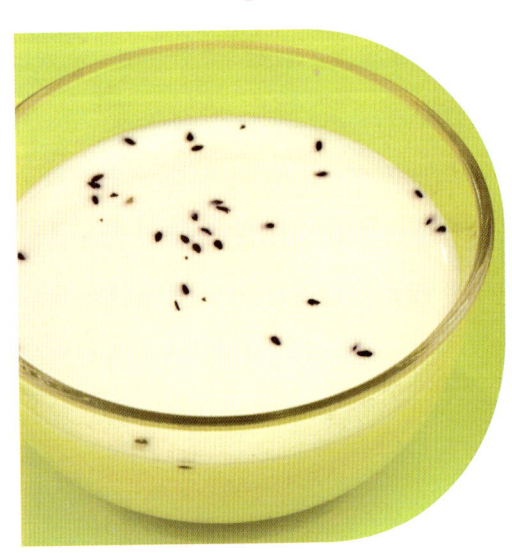

材料：黑芝麻粉 6 克，酸奶 100 毫升，牛奶 120 毫升，蜂蜜适量。

做法：将所有食材一起放入果汁机中打匀，调入适量蜂蜜即可。

Tips：黑芝麻具有滋养肝肾、润燥滑肠的功效，适用于肝肾阴虚、血虚肠燥、便秘等症状。酸奶可养颜美容、预防便秘，有助于肠胃道有益菌群的生长，是健胃整肠的健康食品。牛奶具润肠通便之效。

产后 8～14 天：提高营养、催奶进行时

★ 主食类

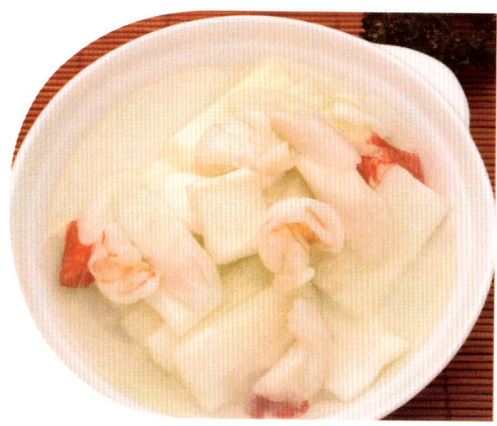

三鲜冬瓜

材料：冬瓜 500 克，冬笋、蘑菇各 25 克，火腿 30 克，鸡汁、盐、胡椒面、鸡精、芝麻油、葱花、淀粉各适量。

做法：
① 冬瓜洗净切成片，将火腿切片备用；将冬瓜片搁沸水中焯熟。
② 将砂锅置中火上，下熟猪油烧至三成熟，放入冬瓜、火腿、冬笋、蘑菇炒一下。
③ 加入鸡汁、盐、胡椒面、鸡精煮沸至入味。
④ 然后用水淀粉勾芡，再加葱花、芝麻油，推勺起锅即成。

什锦甜粥

材料：绿豆、花生米、红枣各 55 克，小米 200 克，粳米 100 克，核桃仁、葡萄干各 40 克，红糖、白糖适量。

做法：
① 花生米、核桃仁、红枣、葡萄干、小米、粳米分别淘洗干净。绿豆淘洗干净，浸泡约 30 分钟。
② 将绿豆放入锅内，加少量水，煮至七成熟，向锅内加入开水，下入其余的材料，搅拌均匀，开锅后改用小火煮烂即可。

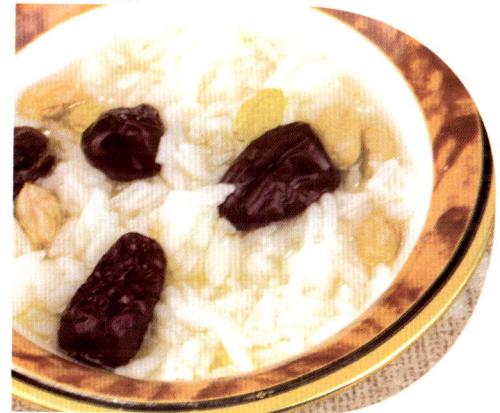

莱菔子粥

材料：莱菔子 15 克，粳米 60 克，冰糖适量。

做法：
① 将莱菔子洗净，粳米淘洗净备用。
② 坐锅点火，锅内放入清水，加入粳米、莱菔子用大火煮至粳米开裂，再用小火煮至黏稠。
③ 出锅盛入碗内，加入冰糖调好口味即可。

Tips：莱菔子具有行气化痰的功效。粳米能够健脾益气，不腻并且不胀气，此粥对水肿性肥胖有疗效。

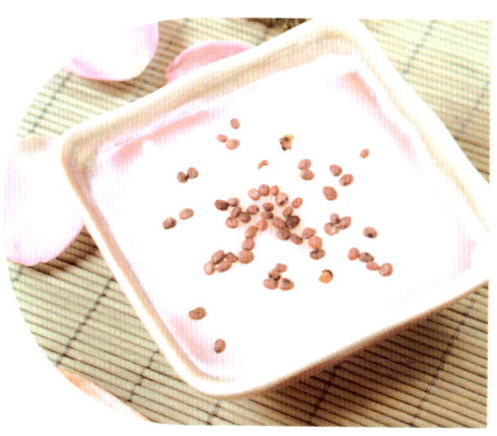

第五章
产后坐月子的饮食

熘油面筋

材料：油面筋 200 克，鲜香菇、冬笋各 25 克，香菜 15 克，红辣椒 25 克，盐 1/2 小匙，白糖 50 克，醋 40 克，姜 5 克，芝麻油、淀粉各 10 克。

做法：
① 将油面筋一切两半，用湿热布包起焖软后，将其翻转过来，使里心向外、外皮向里，水发香菇洗干净，切片，红辣椒切碎。
② 将盐、白糖、醋和湿淀粉放入碗内，再加入适量的水，调匀成为芡汁。
③ 把锅架火上，放入花生油烧至七八成热，投入油面筋浸炸呈棕黄色、迅速捞起，盛入盘内。
④ 锅内留少量底油，再烧至七八成热，先下姜末炸香，随即下入香菇、笋片、红辣椒碎末、香菜末。煸炒几下，倒入芡汁烧开，收汁，淋芝麻油，浇在盛面筋盘内即可食用。

Tips：本品色、香、味俱全，香菇和冬笋含有丰富的营养物质，增进食欲的同时具有滋补的作用。

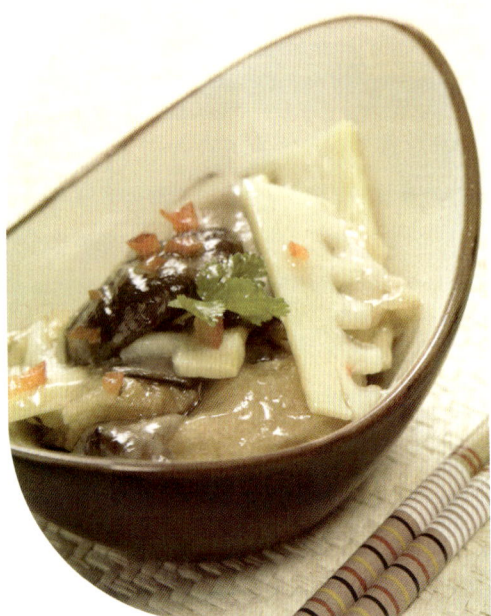

咸鱼饭包

材料：小银鱼 50 克，蒜泥 10 克，五香花生 15 克，紫甘蓝 30 克，胡萝卜适量，粳米饭 100 克，橄榄油 1/4 小匙，白糖、盐各 1 小匙，米醋 2 小匙。

做法：
① 将小银鱼、蒜泥与调料小火炒香，胡萝卜切成丝，五香花生压碎，紫甘蓝剥开氽烫备用。
② 胡萝卜丝、紫甘蓝一起加盐腌渍 30 分钟后捞起，取腌渍的醋汁与粳米饭拌匀。
③ 将炒好的小银鱼、五香花生、胡萝卜丝拌入米饭用紫甘蓝卷成卷，切成短段摆盘即可食用。

Tips：小银鱼的肉质很嫩，味道鲜美，并且热量非常低，有利于减肥瘦身。

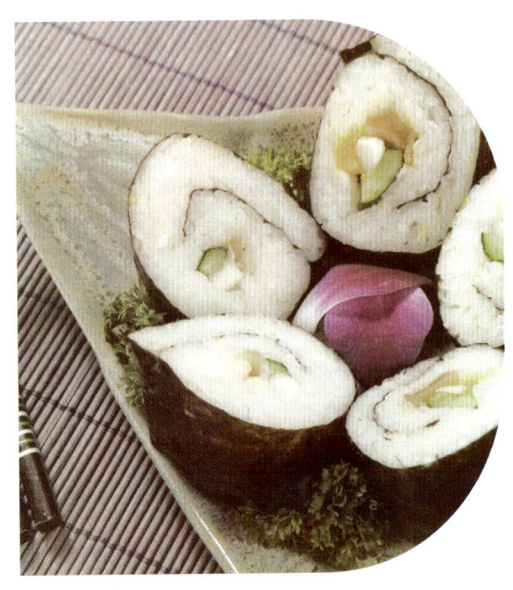

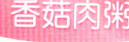

香菇肉粥

材料：猪肉馅 100 克，香菇 2～3 朵，芹菜、虾干各 30 克，红葱头 2～3 粒，粳米 50 克，酱油 1 小匙，胡椒粉 1/2 小匙。

做法：

① 把虾干、红葱头、芹菜分别择洗净，切成末。

② 把香菇泡软，去蒂、切丝，将猪肉馅放入碗中加 1/2 调料拌匀备用。

③ 把粳米淘洗干净，煮成半熟稀饭。

④ 锅中倒入 1/2 大匙油，放入红葱头爆香，加入香菇和剩余的调料快炒，最后加入肉馅、虾干、芹菜炒熟，倒入半熟的稀饭中煮 15 分钟即可。

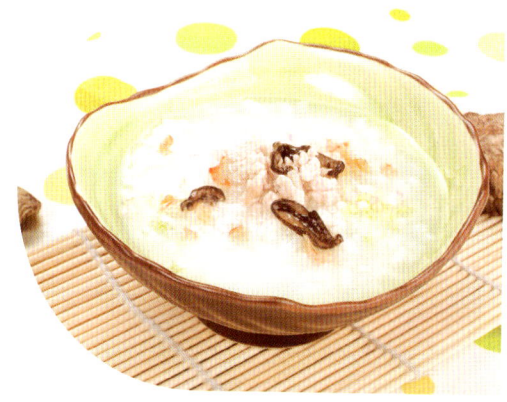

金银花粥

材料：金银花、粳米各 30 克，冰糖适量。

做法：

① 金银花洗净，用水煎煮，然后取其浓汁备用。粳米淘洗净。

② 坐锅点火，锅内放入清水，加入粳米以及金银花的浓汁用大火煮开，再用小火熬至黏稠即可。

Tips：金银花具有清热解毒，凉血化瘀的功效，可用来防治中暑，及各种热毒疮疡。

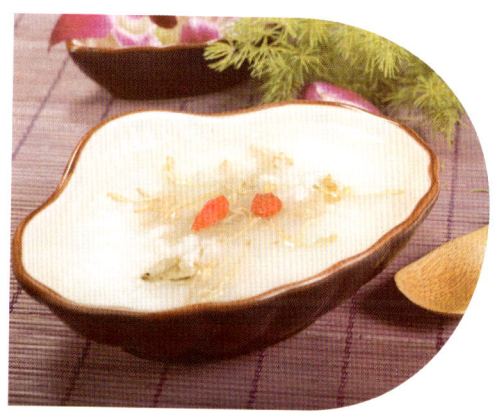

鲜香黑芝麻粥

材料：黑芝麻 150 克，粳米 100 克，猪蹄 500 克，盐 1/4 小匙，冰糖 200 克。

做法：

① 将粳米淘洗干净，除去杂质，清水浸泡 1 小时后沥干。

② 黑芝麻炒香，与粳米混合，加水磨碎，用布袋滤出细浆。

③ 猪蹄除净毛，斩成两半，锅洗净，加清水 1500 克，下入猪蹄、盐，先用大火煮沸。

④ 猪蹄汤加冰糖煮溶化，将细浆慢慢倒入，并不断搅拌，直至成糊状，随时食用。

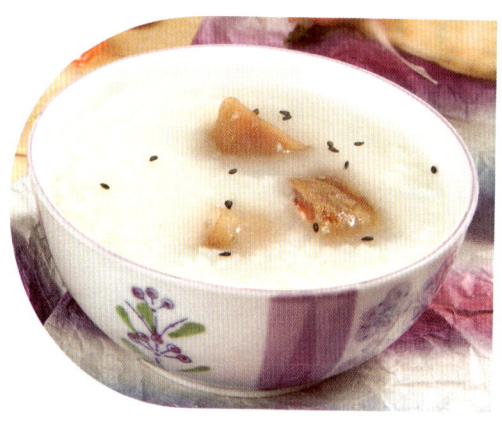

第五章
产后坐月子的饮食

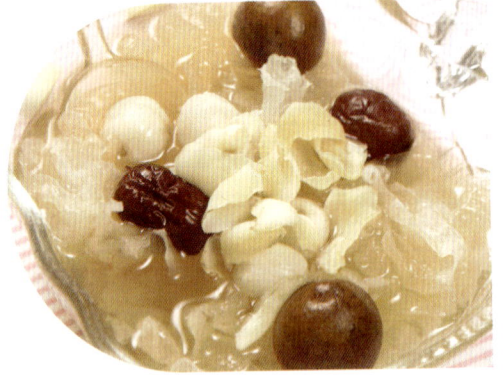

材料：粉丝、绿豆芽各 100 克，小麦面粉 400 克，水面筋、豆腐干各 25 克，香菜 5 克，植物油、芝麻酱各 1 大匙，盐、鸡精各 1/2 小匙，清水 1 杯，白糖、酵母各 1 小匙，泡打粉 5 克。

做法：
① 将面粉、干酵母粉、泡打粉、白糖放盛器内混合均匀，加水，搅拌成块，用手揉搓成团，放案板上反复揉搓，直至面团光洁润滑即可。
② 将粉丝、豆芽、面筋、豆干、香菜切成细粒，放入盛器中，加入油、芝麻酱、盐、鸡精，拌匀，装盛器中。
③ 将发好的面团分小块，再擀成面皮，包入馅，捏好，以常法蒸熟即可。

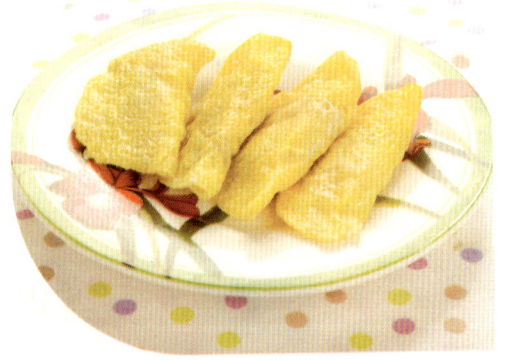

百花百果汤

材料：百合 50 克，银耳、莲籽、龙眼干各 10 克，红枣 6 枚，冰糖适量。
做法：
① 莲籽洗净泡水 2 小时。
② 锅内加水与百合、银耳、红枣、莲籽同煮，至莲籽熟软。
③ 再放入龙眼干煮 5 分钟，加适量冰糖即可。

麻酱素包

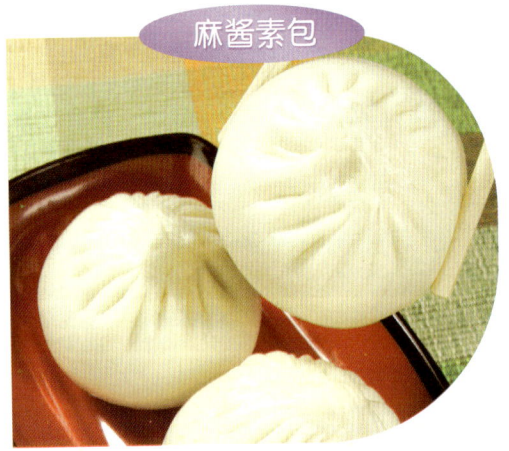

蛋饺

材料：鸡蛋 1 个，鸡肉末 1 大匙，青菜末 1 大匙，植物油少许。
做法：
① 将平底锅内放少许植物油，油热后，把鸡肉末和青菜末放入锅内炒，炒熟后倒出。
② 将鸡蛋调匀，然后倒入油锅摊成圆片状，将炒好的鸡肉和青菜倒在鸡蛋片的一侧，将另一侧折叠重合，即成蛋饺。

Tips：形状独特的蛋饺看起来就使人胃口大增，可以经常变换烹制方法以增进新妈妈的食欲。

香橙鸡蛋饼

材料：橙子1个，鸡蛋3个，植物油2小匙，牛奶、豌豆（可以用罐头里的，生的要先加工至半熟）各少许。

做法：
① 橙子去皮切成小丁，泡在牛奶里。
② 打散鸡蛋，加入淀粉打匀，然后拌入鲜橙丁和豌豆，拌匀。
③ 平底锅加少许油，倒入蛋液，小火煎熟即可。

Tips：独特口味的鸡蛋饼一定大受新妈妈的欢迎。

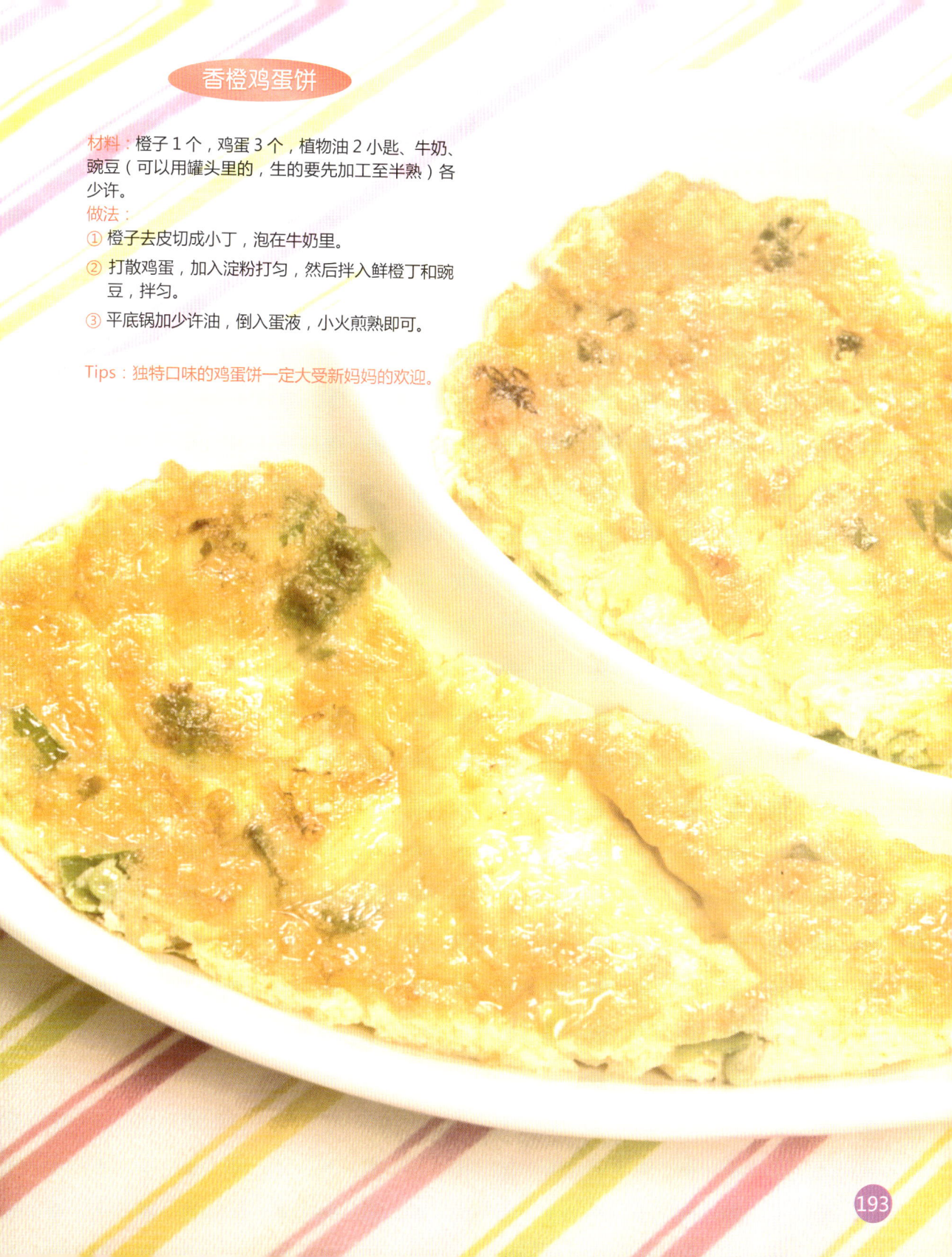

第五章 产后坐月子的饮食

★ 汤类

山药豆腐汤

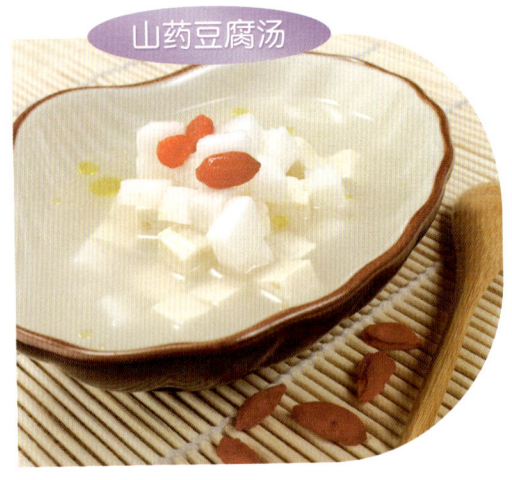

材料：山药100克，豆腐200克，花生油1大匙，芝麻油2小匙，酱油1小匙，盐、鸡精各1/2小匙，蒜、葱各5克。

做法：
① 将山药去掉皮，洗干净，切成小块，豆腐切成小块，放入沸水锅内烫煮一下，捞出用冷水过凉，沥干水分，蒜拍碎剁蓉，葱切成葱花备用。
② 炒锅放在火上，倒入花生油烧热，下入蒜蓉爆香，倒入山药丁翻炒，加入清水适量，等到煮沸后，倒入豆腐丁，加入酱油、鸡精、盐煮沸，撒上葱花，淋上芝麻油即可。
③ 再放入龙眼干煮5分钟，加适量冰糖即可。

法式洋葱汤

材料：牛肉汤800克，洋葱200克，面包片适量，植物油25克，盐1小匙，胡椒粉、沙司各适量。

做法：
① 把洋葱切成片，并用植物油炒熟至褐色。
② 在锅中放入洋葱、牛肉汤搅拌均匀并煮沸，加入盐、胡椒粉调味。
③ 出锅时，在汤碗内加入面包片，并撒入沙司即可食用。

木耳猪皮汤

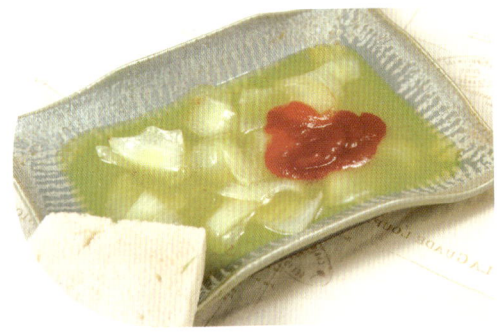

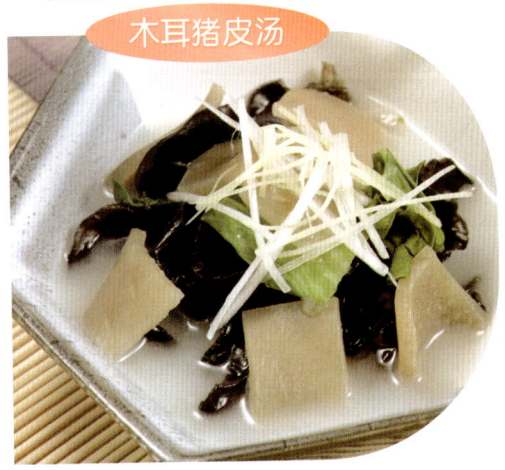

材料：猪肉皮300克，水发木耳、油菜各100克，花椒、八角、盐、鸡精各1/2小匙，芝麻油2小匙，葱丝、姜丝各5克。

做法：
① 将猪肉皮洗干净，切成方块，入沸水中氽一下，捞出来洗干净，再置于锅内，放入清水，加葱丝、姜丝、花椒、八角，烧沸后撇去浮沫，改小火煮约1小时，捞出沥水。
② 将水发木耳去根，洗净，撕成碎片，油菜洗干净，切成小段。
③ 另起锅，注入清汤，放入猪皮、木耳、油菜，加入葱丝、姜丝、盐，用大火烧开，撇去浮沫，用小火煮一会儿，加鸡精调味，滴入芝麻油，盛入汤碗即可。

冰糖银耳汤

材料：雪梨 1/2 个，银耳 10 克，冰糖少许。
做法：
① 雪梨洗净去核切丁，银耳泡涨，一起放入清水里炖。
② 锅炖 20 分钟后，加入冰糖搅拌均匀即可。

Tips：冰糖银耳汤有清肺去痰的作用，口味清香。

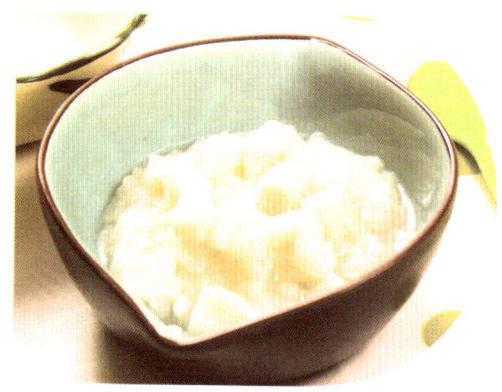

酸辣冬瓜汤

材料：冬瓜 300 克，盐 1/2 小匙，鸡精 1/4 小匙，香菜 5 克，醋 1 大匙，胡椒粉 1 小匙。
做法：
① 冬瓜去皮切成块，放入锅中，加盐、鸡精煮汤；香菜择洗干净，切成末备用。
② 食用前撒入香菜末、胡椒粉，浇上醋即可。

Tips：冬瓜含有多种维生素和人体必需的微量元素，可调节人体的代谢平衡。冬瓜还能消暑、利尿，是消肿的佳品。也是产后瘦身的首选食品。此汤酸辣爽口，可增进食欲。

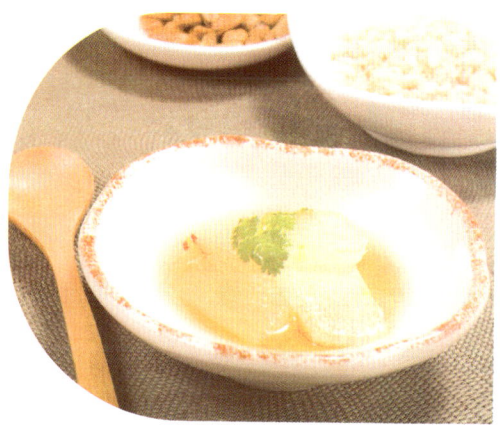

香菇豆腐汤

材料：干香菇 30 克，豆腐 400 克，鲜笋肉 25 克，黄豆汤适量，熟花生油 2 大匙，淀粉 3 小匙，盐、胡椒粉、芝麻油各 1 小匙，葱花 5 克。
做法：
① 把干香菇洗干净，用温水泡发，去蒂切成丝，豆腐切成小丁。
② 鲜笋肉切成片，放入热油锅中迅速翻炒，盛出备用。
③ 将锅放置火上，倒入黄豆汤烧开，加入香菇丝、豆腐丁、鲜笋片、盐、胡椒粉、熟花生油，撇去浮沫，用淀粉勾芡，淋芝麻油，撒上葱花即可食用。

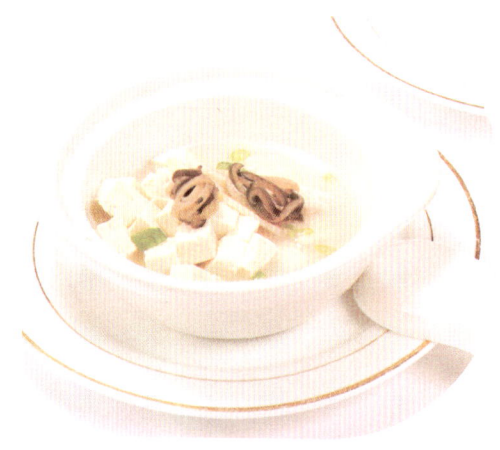

第五章
产后坐月子的饮食

奶油白菜汤

材料：白菜400克,牛奶75毫升,植物油2小匙,盐、鸡精各1/2小匙,葱5克,姜3克,素高汤300毫升。

做法：
① 将白菜取下叶片用手撕碎,清洗干净,葱、姜分别洗干净,均切成末。
② 将炒锅放在火上,倒入植物油烧热,下入葱、姜爆香,放入素高汤、盐、鸡精及白菜叶,待开锅后加入牛奶,汤再次煮开后盛出即可食用。

Tips：白菜具有较高的营养价值,含有多种维生素和矿物质,可预防乳腺癌的发生,促进人体对动物蛋白的吸收。

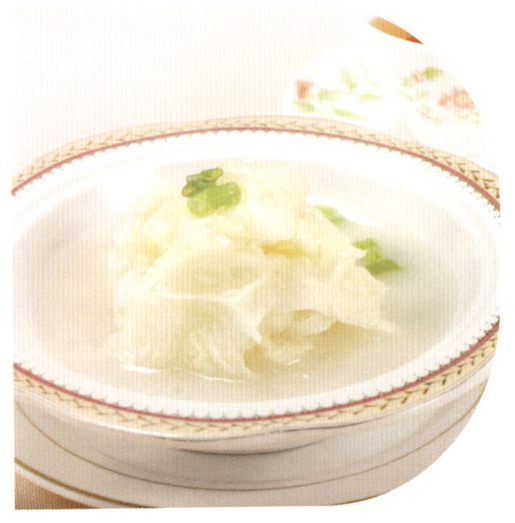

蛋花肉丝芽菜汤

材料：瘦猪肉60克,鸡蛋1个,绿豆芽120克,植物油1大匙,盐、酱油各1/2小匙,豌豆粉、黄豆粉、芝麻油各1小匙。

做法：
① 将瘦肉洗干净切成丝,以酱油、芝麻油、豌豆粉适量拌匀,绿豆芽择洗干净备用。
② 将鸡蛋打入碗中,加入少量熟油、盐,打匀。
③ 绿豆芽爆炒以生油起锅,放少量盐,待油沸后,倒入芽菜爆之,加入适量清水煮沸,将肉丝放入锅中,煮5分钟后,将汤离火,把蛋液淋入汤中,使蛋成丝状即可。

Tips：绿豆芽富含大量的维生素C,可清除血管壁中的胆固醇、预防心血管病变。

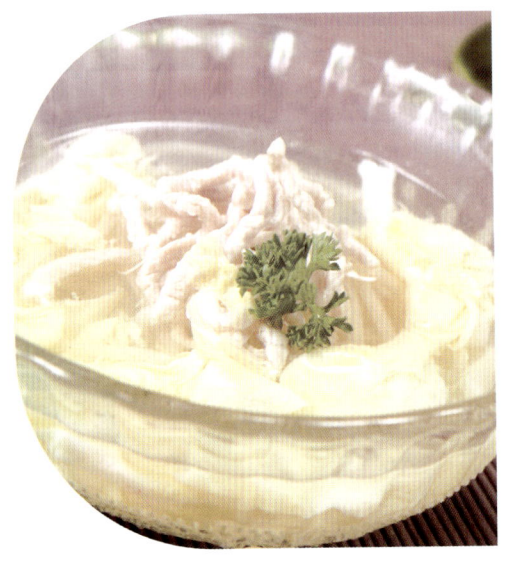

大枣莲籽百合粥

材料：大枣 10 枚，百合 25 克，莲籽 45 克，粳米 100 克，冰糖 1 小匙。

做法：

① 将大枣、百合泡开、洗净，莲籽泡开去掉里面的心，粳米淘洗干净。

② 将大枣、百合、莲籽、粳米一起放入热水锅内，小火煮烂成粥，加入冰糖拌匀即可食用。

Tips：百合和大枣具有润肺、除烦、宁心安神等功效，可改善新妈妈多梦、失眠等症状。

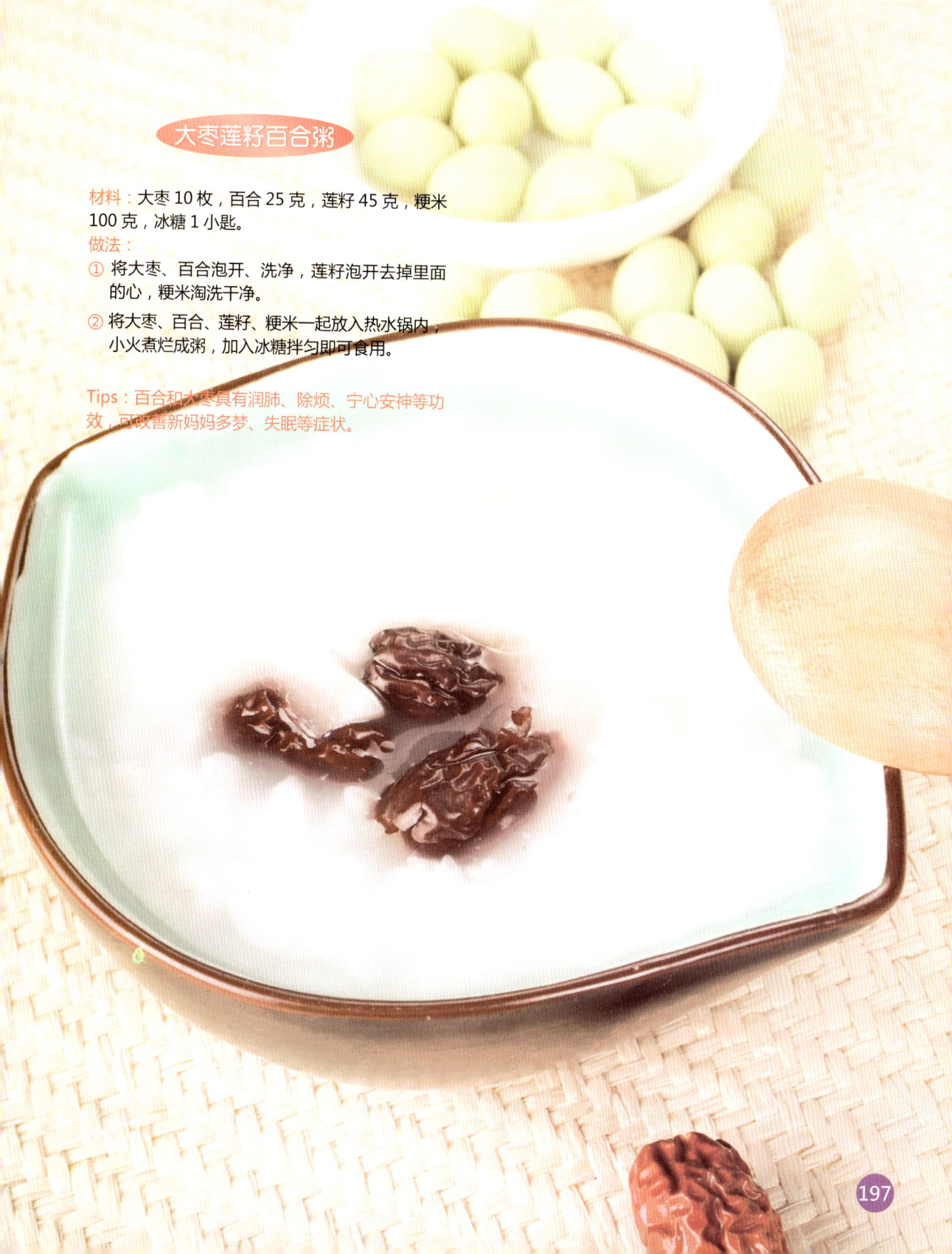

第五章 产后坐月子的饮食

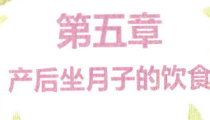

藕节黄芪猪肉汤

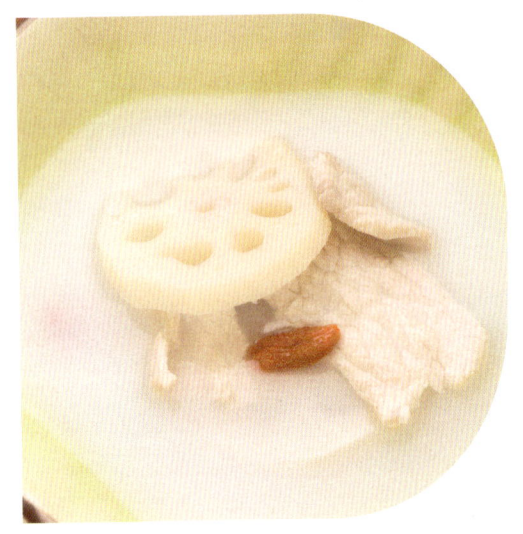

材料：莲籽15克，藕节、黄芪、山药、党参各30克，猪瘦肉100克。

做法：
① 猪肉洗净，切小块。
② 将藕节、莲籽、黄芪、山药、党参洗净，同猪瘦肉一起放入锅里煎煮，煎至瘦肉熟烂，即可饮汤吃肉。

Tips：此汤特点是猪肉嫩烂，清香。藕节味涩性平，为止血药。党参有补中益气、生津止渴的作用，治虚症。莲籽补脾胃、补养心气。山药补肾固精、补气健脾、养阴益肺。黄芪补气长阳、益卫固表。此汤有益肾固血的作用。

荠菜汤

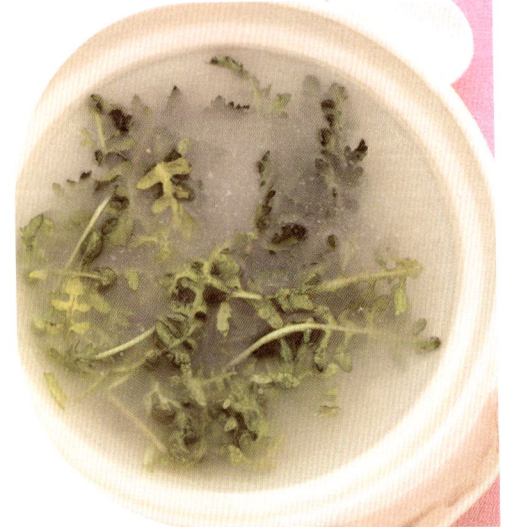

材料：鲜荠菜60克，红糖90克。

做法：
① 将鲜荠菜洗净切碎，放入锅内，加红糖用小火炒香。
② 加水煮10余分钟即可食用。

Tips：养血活血，清肝调脾，和血利水。对产后淤血内阻所致的腹痛较为适宜。又因其有利水之功效，可用于治疗小便不利，淋漓涩痛等。

★ 青菜类

红椒拌藕片

材料：白嫩莲藕1根，红椒2个，白糖、芝麻油、生姜、香醋及盐各适量。

做法：

① 先将红椒去籽、去蒂、切丝，装入莲藕片盘中。莲藕、红椒及生姜清洗干净，直接装入一个器皿中，放盐并加凉开水将其泡软，然后取出、装盘。

② 把白糖、香醋及姜丝一起撒在藕片和红椒丝上，略腌一会儿，淋上芝麻油即成。

Tips：本菜酸甜有味，清淡爽口，其中的红椒富含维生素C，莲藕中富含单宁酸，具有收缩止血的作用，对新妈妈有生津止渴、清热除烦、养胃消食、养心生血之功效，可辅助治疗牙龈炎。

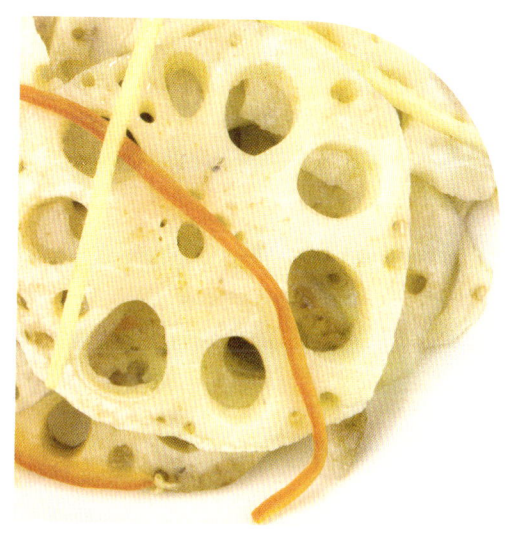

虾酱炒豆腐

材料：虾酱2克，豆腐250克，葱、姜适量。

做法：

① 将炒锅里放油烧热后把葱姜炒香，放豆腐捣碎翻炒。

② 豆腐炒至水少微干时，将用少量水调稀的虾酱慢慢倒入锅内（注意虾酱的量要少，因为虾酱很咸），翻炒2～3分钟，待水干时即可。

Tips：炒熟的虾酱具有清鲜的味道，可以使新妈妈的食欲大增。

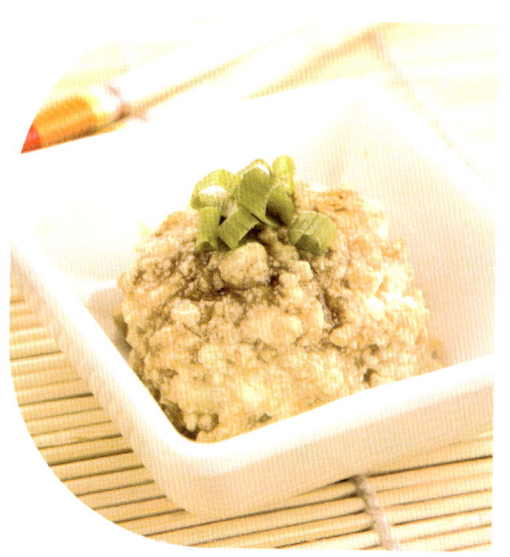

第五章
产后坐月子的饮食

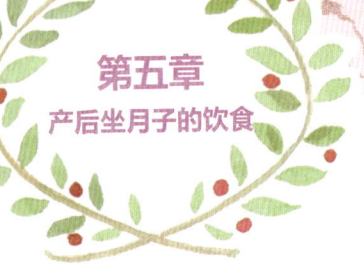

蔬菜豆皮卷

材料：豆皮1张，绿豆芽、豆干各50克，胡萝卜20克，甘蓝菜丝40克，盐、芝麻油各适量。

做法：
① 先将甘蓝菜洗净、切丝备用，胡萝卜洗净、去皮、切丝备用。
② 绿豆芽洗净，豆干洗净、切丝备用，将所有准备好的原料用热水烫熟，然后加少许盐和芝麻油拌匀。
③ 将拌好的原料均匀放在豆皮上，卷起，用小火煎至表皮金黄。
④ 待放凉后切成小卷，摆入盘中即可食用。

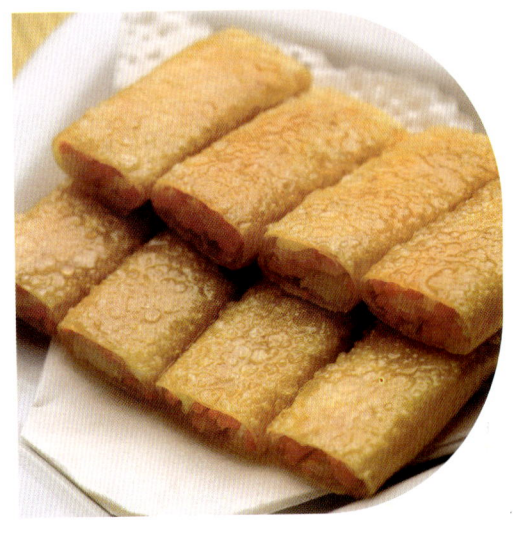

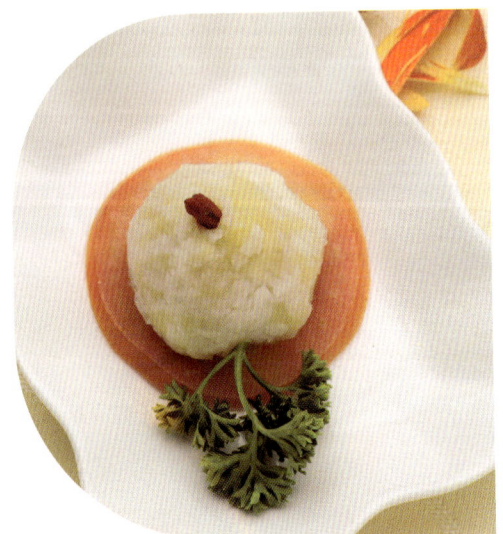

香苹山药泥

材料：苹果1/2个，山药100克，牛奶200克，肉桂粉1小匙。

做法：
① 将苹果、山药洗净去皮，切小块，放入果汁机中加入牛奶打成果汁。
② 将适量的肉桂粉加入果汁中即可。

Tips：苹果是丰富纤维质的来源；山药则有帮助调整女性雌激素的功效；肉桂可以平衡血糖，对于喜欢吃甜食的新妈妈，可以调整血糖代谢。

炒豆皮

材料：豆皮1个，香菇2朵，胡萝卜25克，芝麻油1小匙，姜片2～3片。

做法：
① 豆皮、胡萝卜切成丝，香菇切薄片。
② 将芝麻油烧热，爆香姜片，再放入豆皮、胡萝卜丝、香菇片炒熟即可。

Tips：豆皮含有黄豆的营养素，是天然植物雌激素的食物来源之一，可以帮助女性雌激素的调整。香菇是矿物质的良好来源，可以帮助血糖代谢，加强新陈代谢。

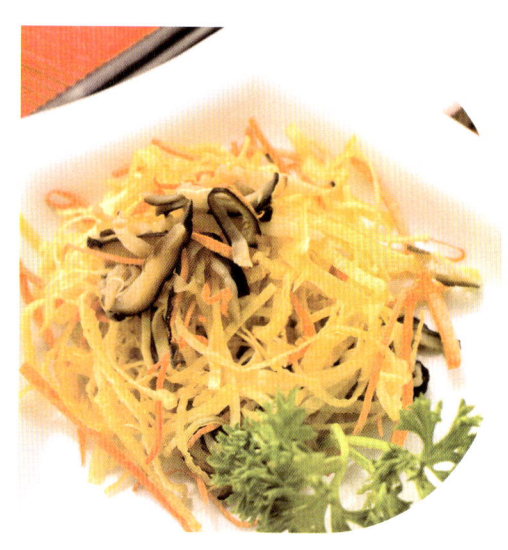

红薯炒玉米

材料：红薯300克，鲜玉米100克，枸杞20克，青椒40克，植物油2大匙，胡椒粉、鸡精、盐各1/2小匙，淀粉1小匙。

做法：
① 将红薯去皮洗干净，切成小丁。
② 将玉米粒下入锅内焯一下，捞出来控水。
③ 青椒去蒂、籽洗干净切丁，枸杞用温水泡发。
④ 淀粉放入碗内，加水调成水淀粉备用。
⑤ 将炒锅加油烧至六成热，放入红薯丁炸硬，捞出控油。
⑥ 炒锅留底油烧热，下入青椒丁、玉米粒略炒，放入红薯丁，加入高汤、盐、鸡精、胡椒粉煸炒，加入枸杞炒匀，用水淀粉勾芡即可食用。

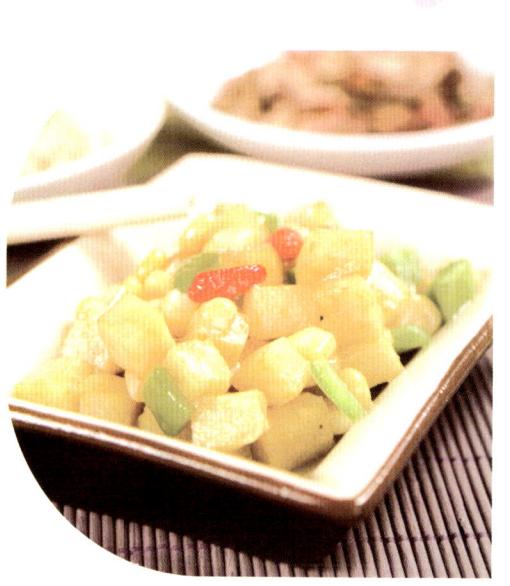

第五章
产后坐月子的饮食

香酥凤卷

材料：鸡腿3个，西蓝花200克，冬菇2个，红萝卜1/4个，蛋黄1个，盐1/2小匙，淀粉、酱油各1小匙，芝麻油、胡椒粉各适量，糖1/4小匙，葱20克。胡萝卜20克，甘蓝菜丝40克，盐、芝麻油各适量。

做法：
① 鸡腿肉洗净切薄片、拍松，加入调料腌15分钟，冬菇浸软去蒂切条，加调料蒸熟。
② 红萝卜去皮洗净，葱切段，西蓝花洗净掰成小朵。铺平鸡肉，放入冬菇、红萝卜、葱各1条，卷成1卷，拌匀蛋黄及淀粉，涂匀鸡肉卷，入锅中炸至金黄色取出，切件排于碟上即可食用。

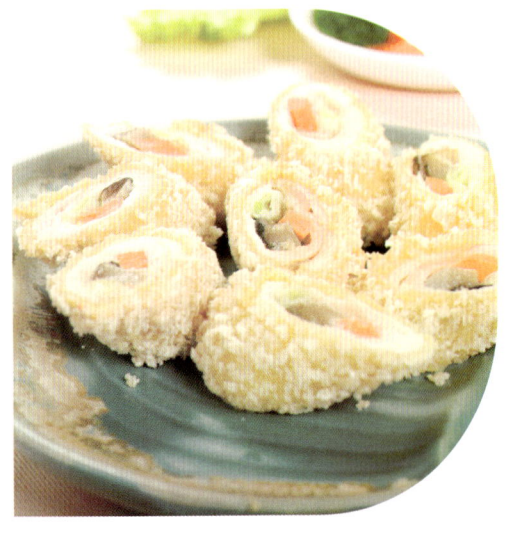

三色冬瓜丝

材料：冬瓜250克，胡萝卜、绿尖椒各150克，盐1小匙，鸡精1/2小匙，淀粉1大匙。

做法：
① 将锅置火上放油烧至三成热，倒入冬瓜、胡萝卜、绿尖椒丝略炒一下后装盘备用。
② 锅中放水烧沸后，将全部蔬菜倒入沸水中焯一下，去除油腻和涩水，用漏匙沥去水分。
③ 锅内放少量油烧至八成热后，倒入全部原料加盐翻炒2分钟。
④ 用淀粉勾芡，起锅装盘即可食用。

Tips：冬瓜性微寒，味甘，具有消暑止渴、清热化痰、利尿消肿、减肥解毒等功效，尤其适合产后新妈妈食用。

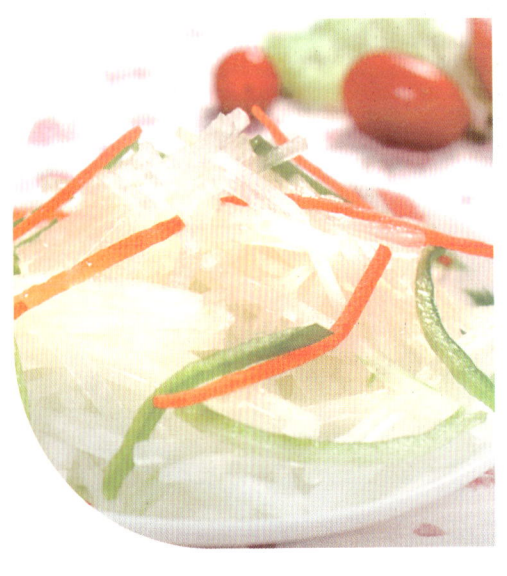

★ 肉类

蒸鱼丸

材料：鱼茸 2 大匙，胡萝卜、扁豆各适量，肉汤、淀粉、蛋清少许。

做法：
① 将鱼茸加入淀粉和蛋清搅拌均匀并做成鱼丸，把鱼丸放在容器中蒸熟。
② 将胡萝卜切成小方块，扁豆切成细丝，放入肉汤中煮。
③ 当上述材料煮熟后加入淀粉勾芡，浇在蒸熟的鱼丸上即可。

Tips：改变传统的烹饪方法，能够有效地缓解新妈妈食欲不振的情况。

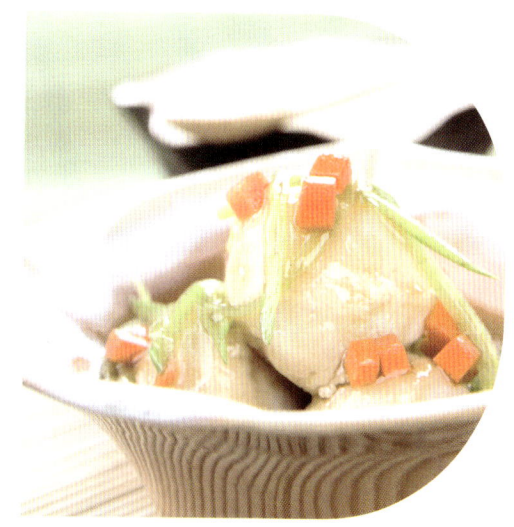

鸡肉马铃薯丸

材料：鸡肉 25 克，马铃薯 80 克，嫩豆腐 50 克，熟胡萝卜泥、柴鱼高汤各 1 大匙，番茄酱少许。

做法：
① 马铃薯洗净，放入滚水中烫煮熟，取出，去皮后压成泥。
② 鸡肉洗净，放入滚水中烫煮熟，捞出沥干水分后切碎成泥。
③ 嫩豆腐用冷开水洗净，用开水烫至熟，沥干水分后放入碗中，加入鸡肉泥、马铃薯泥、熟胡萝卜泥和柴鱼高汤一起搅拌均匀，捏成小圆球，淋上番茄酱即可。

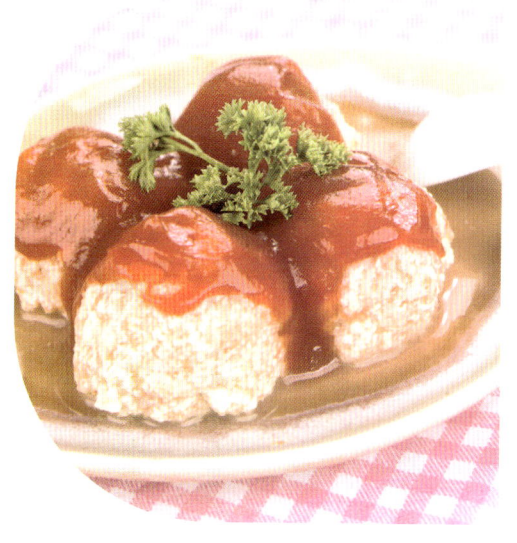

Tips：番茄酱的加入使本品的色、香、味一应俱全，是新妈妈开胃的上好菜肴。

第五章
产后坐月子的饮食

桃仁炖乌鸡

材料：乌鸡半只，核桃仁75克，枸杞、葱姜、花椒、绍酒适量。

做法：
① 乌鸡洗净切块，氽水，去浮沫。
② 加入桃仁、枸杞、花椒、绍酒、盐、葱姜等一起煮。
③ 再开后转小火炖，至肉烂。

Tips：本品配合桃仁，能大大提升新妈妈滋补的圣品——乌鸡的补锌功效。

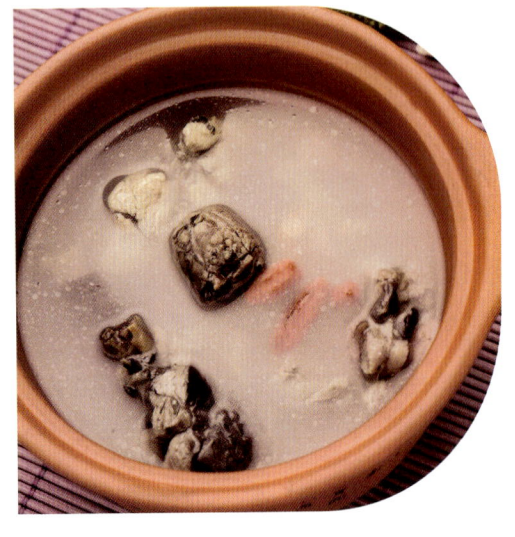

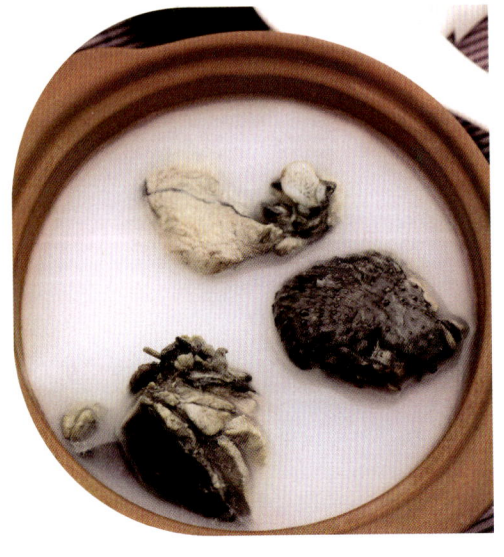

八宝鸡

材料：冬肥母鸡1只（约1500克），猪肉500克，党参、白术、茯苓、炙甘草、熟地、白芍各10克，当归15克，川芎6克，盐15克，葱、姜各10克，鸡精3克。

做法：
① 将母鸡洗净去内脏，切成小块。
② 猪肉洗净，切成小块。
③ 八味中药用干净纱布包裹。
④ 将鸡肉、猪肉放入锅中，加水约4000毫升，并把药包放入锅中，置火炉上煎煮。
⑤ 先用大火烧开，撇去浮沫，加入葱、姜、盐。
⑥ 改用小火炖至鸡肉及猪肉烂熟，去药包，加入鸡精，分数次食肉喝汤。

★ 饮品

牛奶南瓜汁

材料：南瓜200克，牛奶150毫升，白糖适量。
做法：
① 将南瓜去皮、去果子，切成小块，再放入锅中煮熟。
② 把煮熟的南瓜放到果汁机中，加入牛奶榨汁。
③ 将榨好的汁倒入杯中，加入白糖调好味道即可饮用。

Tips：此汁具有润肺补气，补充精力的功效。

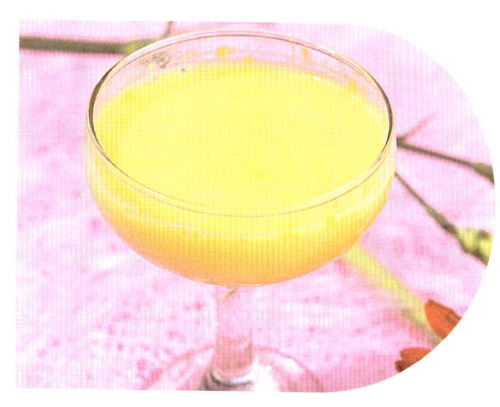

什锦水果羹

材料：白兰瓜150克，鲜百合、鲜桃、草莓、西米各50克，冰糖300克。
做法：
① 白兰瓜、鲜桃洗净去皮、籽、核后，切成方丁，鲜百合去根，洗净，草莓除去根叶，洗净备用，百合放入开水锅内，略煮片刻，鲜桃、白兰瓜稍焯即可。
② 锅内加入适量清水，放入冰糖，待水开后倒入百合改小火煮30分钟后，放入白兰瓜、鲜桃和西米再煮20分钟后，放入草莓即可。

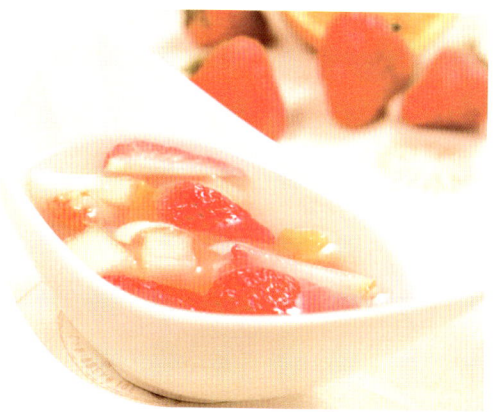

猕猴桃汁

材料：猕猴桃、草莓各1个，柑橘少量，蜂蜜适量。
做法：
① 把猕猴桃去皮切成块，草莓洗干净浸泡盐水10分钟。
② 将猕猴桃、草莓和柑橘加适量水一起倒入果汁机中榨汁，倒入杯中加适量蜂蜜即可。

Tips：猕猴桃含丰富的维生素、矿物质，经常饮用能润肤淡斑、增加抵抗力。

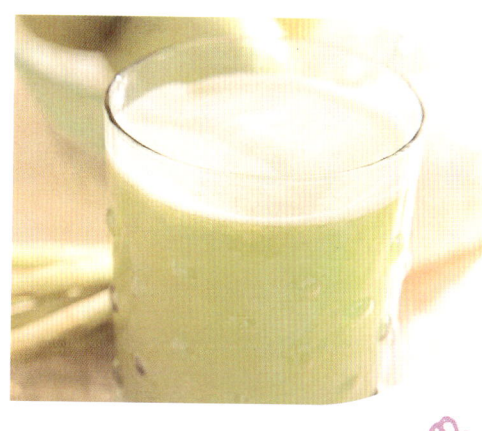

第五章 产后坐月子的饮食

产后 15～21 天：补血为主

★ 主食类

鲤鱼粥

材料：鲜活鲤鱼 500 克。

做法：
① 鲤鱼去鳞脏，切成小块。
② 将鲤鱼块与大米或小米一起煮粥。
③ 粥内不放盐，淡食。

Tips：鲤鱼含有丰富的蛋白质，有开胃健脾、消除寒气、催生乳汁之功效。

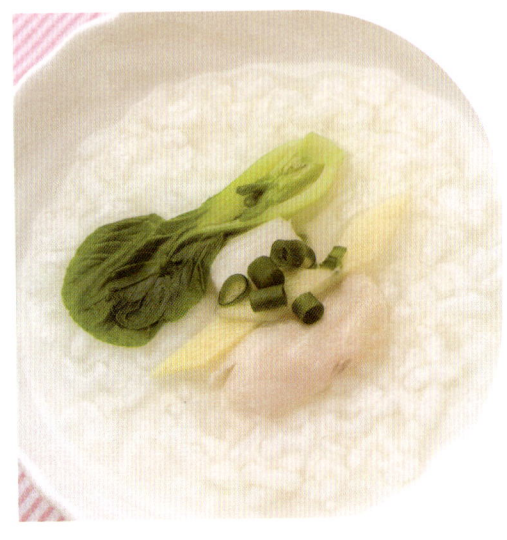

双豆山楂大枣粥

材料：红豆、绿豆、山楂各 30 克，大枣 10 枚，粳米 100 克，冰糖适量。

做法：
① 将红豆、绿豆洗净，放入清水中浸泡 2 小时，山楂、红枣洗净备用。
② 锅内放清水，加入粳米煮软，放入红豆、绿豆，煮至绿豆、红豆开花，加入山楂、大枣煮至黏稠即可。

Tips：红豆具有清热解毒、利尿消肿等功效，尤其适合产后缺奶和产后浮肿的新妈妈食用。

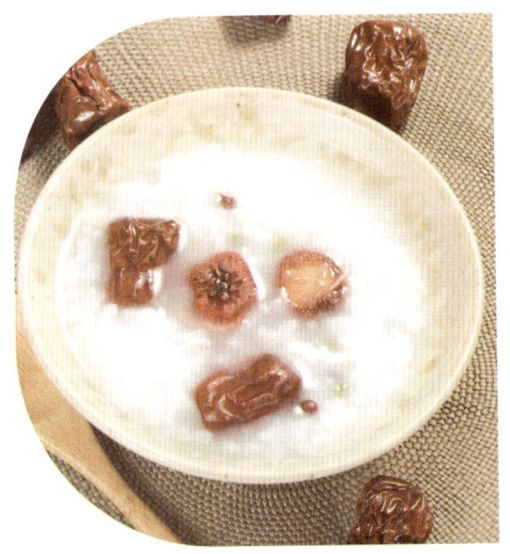

杏仁大米酪

材料：杏仁15克，大米90克，黑芝麻、白糖各30克。
做法：
① 将黑芝麻、杏仁、大米分别用清水浸泡半天，要经常换水。
② 把杏仁捞出，去皮尖，然后将黑芝麻、大米捞出，与杏仁混合在一起，碾成糊状。
③ 将洗净的锅置于火上，放入少许清水，烧开。
④ 加白糖溶化后，把芝麻杏仁米糊缓缓倒入，拌成糊状，熟后即可食用。

Tips：此粥香甜，易消化。润肠通便，益气健脾，适于产后便秘的新妈妈食用。

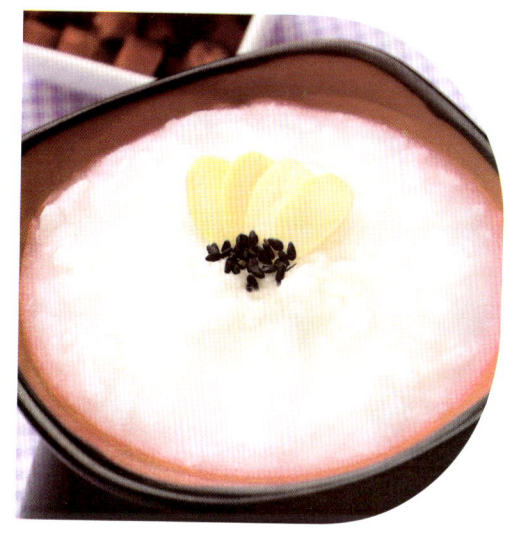

养阴黑白粥

材料：干百合、银耳各10克，黑米100克，蜂蜜适量。
做法：
① 将干百合，银耳洗涤泡发后切碎，黑米淘洗干净。
② 锅内加适量水烧沸，放入黑米，用大火将黑米煮至半熟。
③ 加入泡发好的百合、银耳续煮至粥黏稠，加入适量蜂蜜搅匀即可。

Tips：百合有润肺止咳、养阴消热、清心安神之效；银耳有强心、滋阴、润肺、生津、补脑之功效；黑米有益气补血、暖胃健脾、滋补肝肾止咳喘等功效。此粥生津清润、清热化痰，对体弱阴虚的新妈妈有很好的疗效。

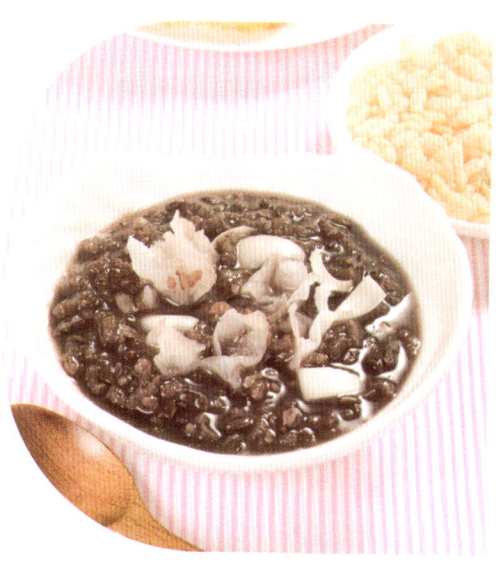

第五章
产后坐月子的饮食

山药枸杞粥

材料：粳米100克，山药300克，枸杞30克，冰糖适量。

做法：
① 将粳米淘洗净、沥干，将山药去掉皮洗净，切小块。
② 在锅中加入适量水煮开，放入粳米、山药、枸杞续煮至翻滚时稍搅拌一下。
③ 然后改小火继续熬煮30分钟，加入冰糖调味即可食用。

Tips：此枸杞补血明目，可增加白细胞数量，使抵抗力增强、预防疾病；山药可促进食欲、有效消除疲劳，增强体力及免疫力。体弱、容易疲劳的女性多食用此道粥品，可助常葆好气色、病痛不侵。这道粥对增强免疫力，补血明目都有很好的效果。

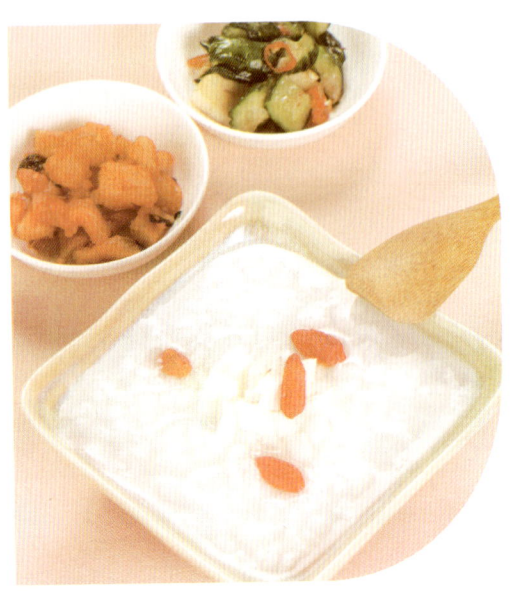

鲜笋嫩鸡汤泡饭

材料：绿竹笋200克，酸菜、金针菇各50克，鸡里脊肉100克，大米饭1碗，盐1/4小匙，鸡粉1/2小匙，水700克。

做法：
① 将绿竹笋洗净，去掉皮切成片。
② 加水大火煮至翻滚后加酸菜、金针菇，转小火煮至水开。
③ 加调料，放入鸡里脊肉熬煮，直至肉熟为止。
④ 出锅，盛入碗，泡入大米饭即可食用。

Tips：金针菇含大量蛋白质及铁质，所含营养非常高，可造血、补血、强壮脏腑机能还具有止血消肿等功效。多吃金针菇可清热，柔和肝气。竹笋热量较低，有利于减肥。

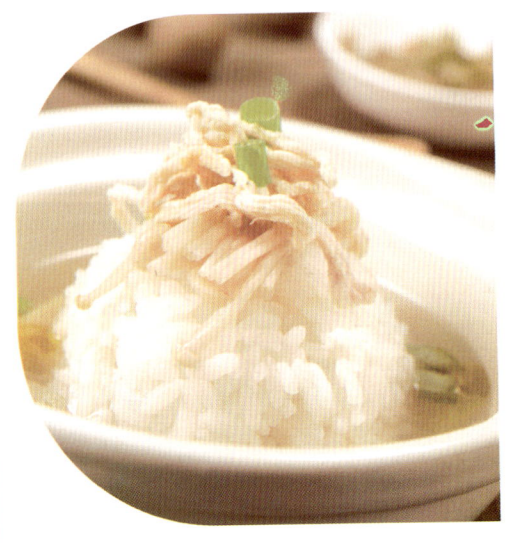

鸡丝粥

材料：净嫩鸡1只，大米300克，葱末、芫荽、盐、鸡精、胡椒粉、料酒各少许，清水适量。

做法：
① 将鸡宰杀，去毛、去内脏，冲洗干净，放入开水锅内略烫后捞出，大米淘洗干净，芫荽洗净，切碎。
② 将锅置火上，放入适量清水、净鸡、料酒，先用大火煮沸，再改用小火煨煮至鸡肉熟烂，把鸡捞出，加入大米，再慢煮至粥成。
③ 把鸡肉剥下，撕成细条，放入粥内，加入盐、鸡精调味，撒上芫荽、葱末、胡椒粉即可。

Tips：鸡肉中蛋白质的含量较高，脂肪含量较低。此外，鸡肉蛋白质中富含全部必需氨基酸，因此为优质的蛋白质来源。

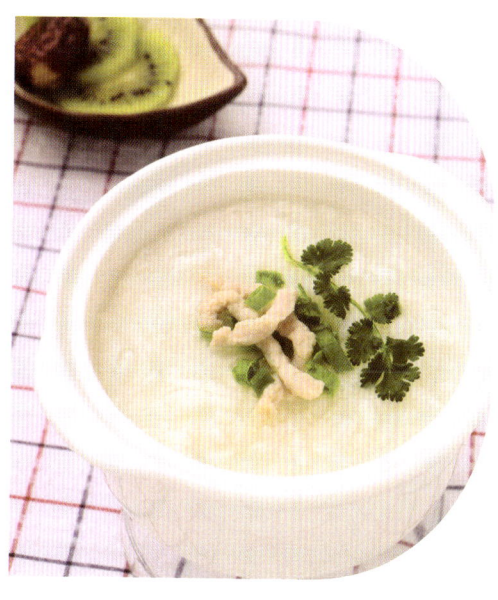

黄豆山药枣粥

材料：黄豆、山药、粳米各100克，红枣5枚，冰糖100克，水适量。

做法：
① 将红枣洗净去掉核，山药洗净去掉皮，切成小块备用。
② 将黄豆浸泡发，与粳米一同洗净放入锅内，加清水，烧开后转用小火熬煮至粳米和黄豆将要熟时，加入山药和红枣继续熬煮，不时搅动锅底以防糊锅。
③ 等粥熬好后加入冰糖调好味道即可食用。

Tips：黄豆富含蛋白质、脂肪、碳水化合物、粗纤维、钙、磷以及多种维生素，适合脾胃虚弱、食欲不振、体质差的新妈妈食用。

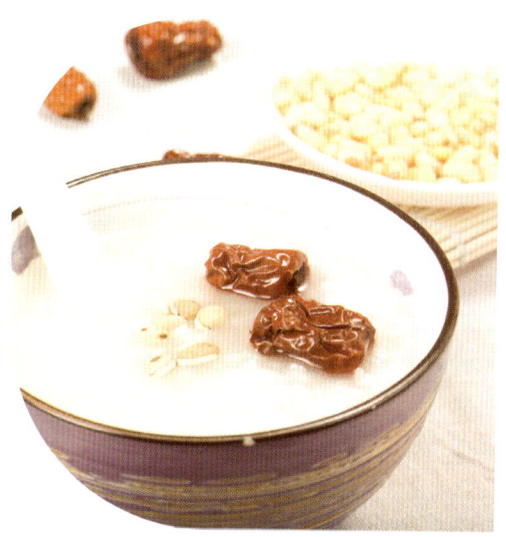

第五章
产后坐月子的饮食

莲参粥

材料：人参10克,莲籽15克,大米50克,白糖适量。

做法：
① 人参用水浸润,切成薄片,莲籽水发,去芯,大米淘洗干净。
② 锅置火上,加适量清水、莲籽、大米,用大火烧沸,放入人参片,改用小火煮熟,加入白糖调味即成。

Tips：人参能大补元气、止渴生津、调营养卫。莲籽有补肾强腰温肺定喘、润肠通便的功效。此粥有补气健脾、固摄乳汁的作用,可用于防治产后乳汁自溢等症。

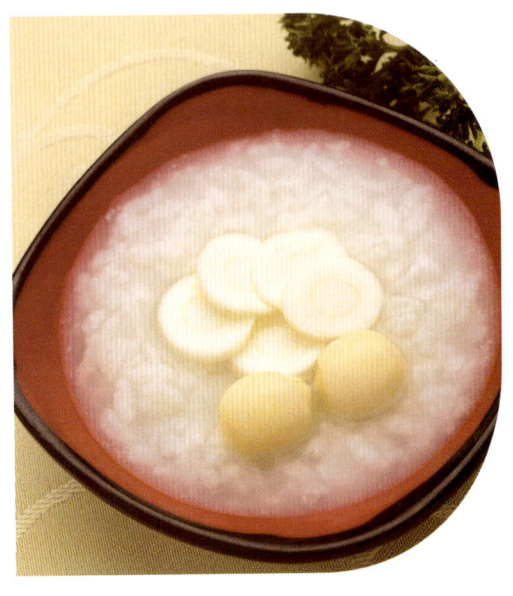

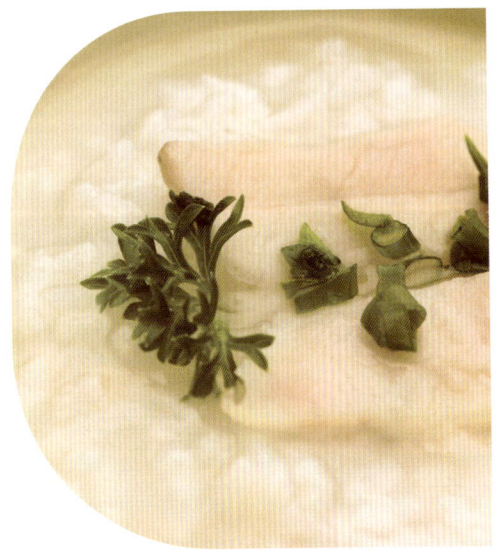

鲜滑鱼片粥

材料：优质大米、草鱼净肉各100克,猪骨200克,腐竹40克,鸡精1克,盐、姜丝、葱、太白粉各5克,香菜10克,胡椒粉0.5克,芝麻油20克。

做法：
① 猪骨洗净敲碎。
② 腐竹用温水泡软。
③ 大米淘洗干净。
④ 将猪骨、大米、腐竹放入砂锅,加水(约1500毫升),先用大火烧开,改用小火慢熬1.5小时左右,放入盐、鸡精,调好味,拣出猪骨。
⑤ 草鱼洗净,斜刀切成大片,厚以0.3厘米为宜,用盐、太白粉、姜丝、芝麻油拌匀,倒入滚开的粥内轻轻拨散,待粥再滚起,端离火位,用碗盛起,撒上胡椒粉、芝麻油即可食用。

黑鱼粥

材料：黑鱼肉150克，大米100克，黄酒、盐、香醋、芝麻油各1小匙，胡椒粉、葱花、姜末、蒜末各1/2小匙。

做法：

① 将大米洗净，再将黑鱼肉切小丁，氽热泡凉。

② 把大米下到锅里，加入适量的水，用大火烧开，然后加入黄酒煮粥，待粥快好的时侯加入黑鱼肉，然后再加入香醋、葱花、姜末、蒜末、胡椒粉、芝麻油等稍煮后即可食用。

Tips：黑鱼的肉色白，含有丰富的蛋白质、脂肪、钙、磷、核黄素等，黑鱼粥对新妈妈来说，既滋补，又能消除水肿。

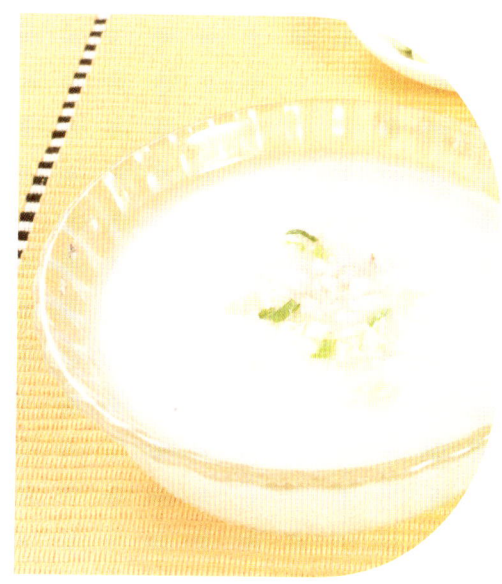

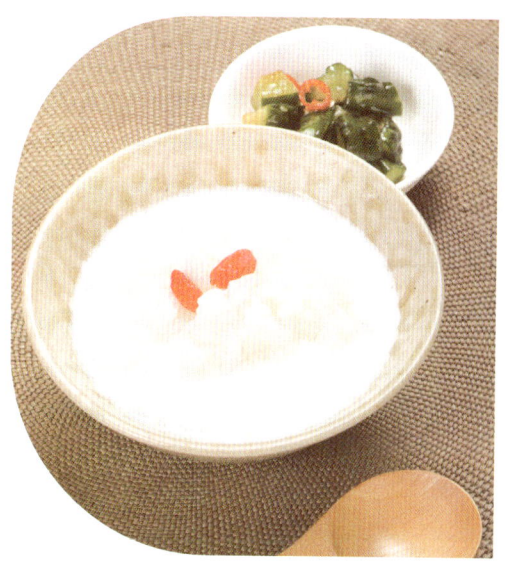

牛奶粥

材料：大米100克，牛奶500克，水300毫升，盐1小匙，鸡精、芝麻油各1/2小匙，料酒5大匙，植物油3大匙，大葱、姜、大蒜各5克。

做法：

① 大米拣去杂物，淘洗干净。

② 锅置火上，放入大米和水，大火烧开后改用小火熬煮30分钟左右，至米粒涨开时，倒入牛奶搅匀，继续用小火熬煮10～20分钟，至米粒黏稠，溢出奶香味时即可。

③ 食用时既可以直接食用，也可以根据个人喜好加白糖或盐，成为不同口味的奶粥。

Tips：此粥色泽乳白，黏稠软糯，奶香浓郁。同时牛奶具有饱腹感，也是瘦身的首选食品。

第五章
产后坐月子的饮食

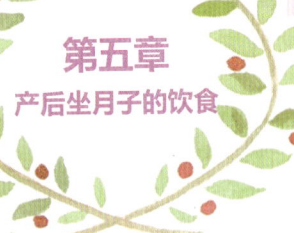

★ 汤类

鸡血藤红糖鸡蛋汤

材料：鸡血藤 30 克，鸡蛋 2 个，红糖适量。

做法：
① 锅中加适量清水、鸡血藤煮开。
② 鸡蛋打入碗中，将蛋液搅匀，淋入锅中，再煮至蛋熟时，加入红糖，搅拌溶化即可。

Tips：鸡血藤味苦微甘，性温，有补血活血、舒筋通络的作用。鸡蛋能滋阴润燥、养血安神。红糖温中补虚、缓急止痛、活血化淤。此菜具有活血补血、舒筋活络的作用，可用于防治产后淤血、血虚所致的肢体疼痛。

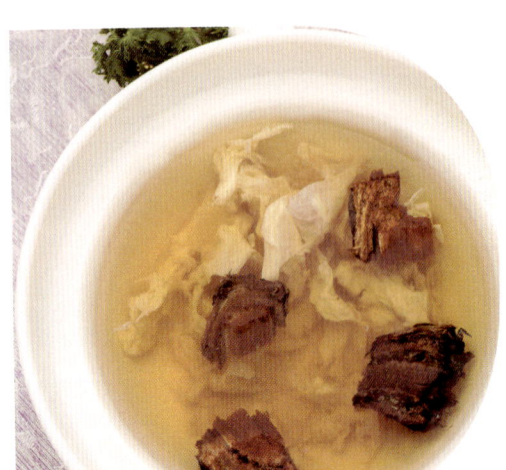

芡实莲淮枣鸡汤

材料：芡实、莲籽、淮山各 15 克，大枣 10 克，鸡肉 250 克，芝麻油、盐、鸡精各适量。

做法：
① 将鸡肉洗净、切片。
② 置火上，加适量清水、鸡肉、芡实、莲籽、淮山、大枣、用大火煮沸后，改用小火炖至肉熟透时，放入芝麻油、鸡精、盐调味即可。

Tips：此汤甜中带咸，清香。具有补气益血、固摄乳汁的作用。适用于治疗产后气血不足、乳汁自漏等症。

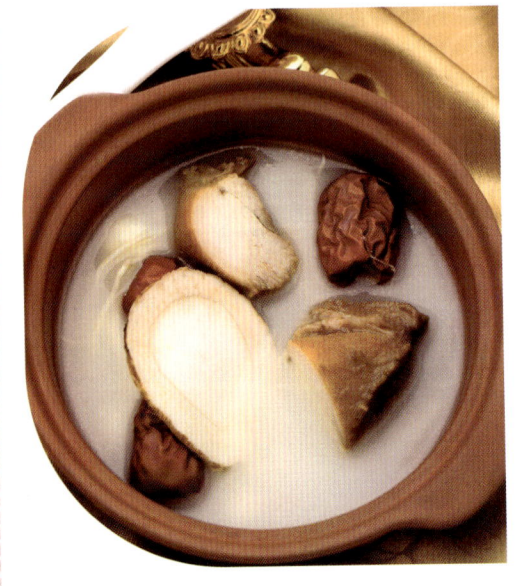

红烧鳗鱼煲

材料：炸鳗鱼1块，大白菜1/2棵，熟笋丝1/4杯，香菜末适量，盐、乌醋、高汤各适量，酱油、白糖各1小匙。

做法：
① 大白菜洗净并切成丝备用。
② 将高汤、酱油、盐、白糖、乌醋倒入锅中煮开，放入鳗鱼块，再将事先切好的白菜丝及笋丝一同放入，煮至大白菜软烂，用水淀粉勾芡后即可食用。

Tips：本菜富含蛋白质、纤维素。大白菜中的纤维素还可以起到润肠、促进排毒的作用。

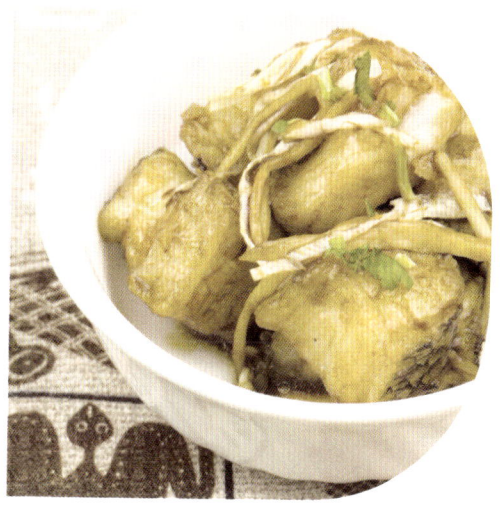

银耳竹荪汤

材料：竹荪50克，银耳15克，鸡蛋1个，盐1小匙，鸡精1/2小匙。

做法：
① 先将竹荪加工洗净，银耳用水泡发洗净去蒂，鸡蛋打入碗中搅成糊。
② 坐锅点火，锅中加入清水，用大火煮沸，倒入鸡蛋糊，加入竹荪、银耳，再用小火煮10分钟。
③ 加盐、鸡精调味后即可食用。

Tips：银耳是一种含粗纤维的减肥食品，营养价值很高。此汤具有减肥、美容的功效，适用于消除腹壁脂肪。特别有助于产后身材的恢复。

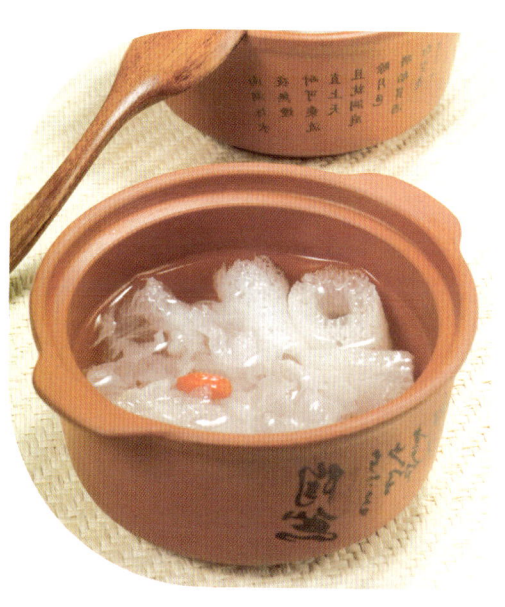

第五章
产后坐月子的饮食

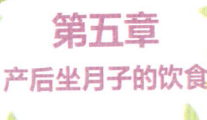

海鲜浓汤

材料：洋葱末2大匙，鱼片2片，淡菜2根，胡萝卜丁2大匙，蘑菇3～4个，青豆仁2大匙，无糖豆浆、牛奶各200毫升，奶油1小匙，盐适量。

做法：
① 先将奶油烧热，爆香洋葱，放入淡菜、鱼片稍微翻炒。
② 再加入胡萝卜丁、蘑菇、青豆仁、无糖豆浆、牛奶煮熟，再加入盐调味即可。

Tips：海鲜是丰富的矿物质来源，可以改善酸性体质。海鲜中的碘，有加强新陈代谢的功效，对瘦身很有帮助。无糖豆浆则有消肿利湿的功能，有利身体排出多余的水分。

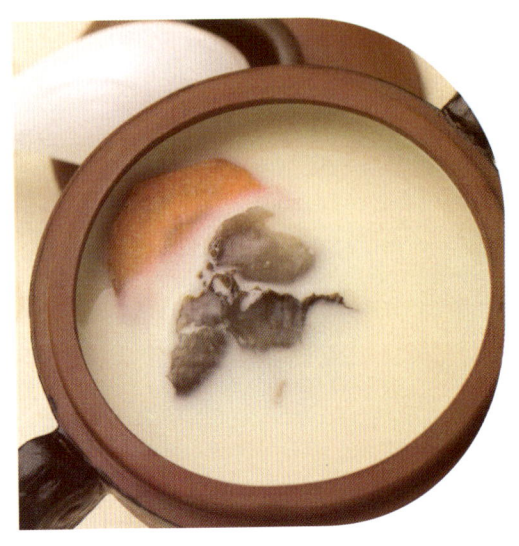

猪肝清汤

材料：猪肝500克，姜10克，菠菜50克，米酒、芝麻油、盐、鸡精各适量。

做法：
① 将猪肝洗净，切片，姜洗净切丝，菠菜择洗干净，切成段。
② 锅置火上，放入清水，煮沸，加入姜丝、猪肝以及切好的菠菜段，放入适量的盐、鸡精及米酒，煮熟后加入适量的芝麻油即成。

Tips：此汤特点是鲜嫩、清淡适口。具有补肝养血的作用，是产后贫血、浮肿、脚气等病的理想滋补膳食。

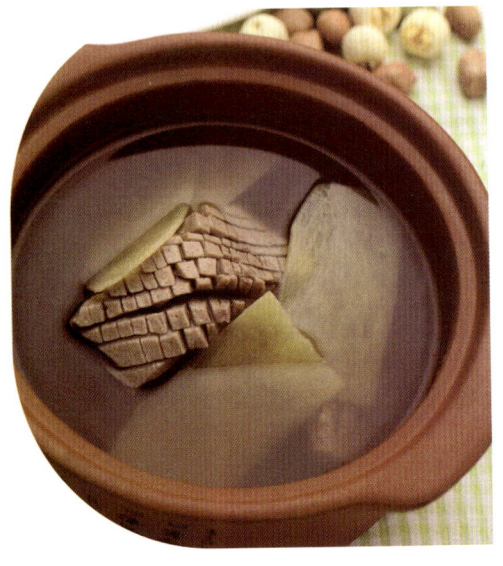

木耳荸荠带鱼汤

材料：带鱼1条，荸荠10只，木耳60克，姜片12克，葱段4条，鸡粉6克，盐5克，胡椒粉适量。

做法：
① 将带鱼剖洗干净，去掉头、尾，切成段，荸荠去皮，木耳切片备用。
② 在锅内倒入植物油，放入带鱼用中火煎香，捞起滤油。再放入荸荠、木耳、姜片、葱段煲2小时后，加入调味料即可。

Tips：此汤含有丰富的蛋白质、脂肪、碳水化合物等，具有补虚损、益胃气的功效。新妈妈常食能摄入更多的营养成分。

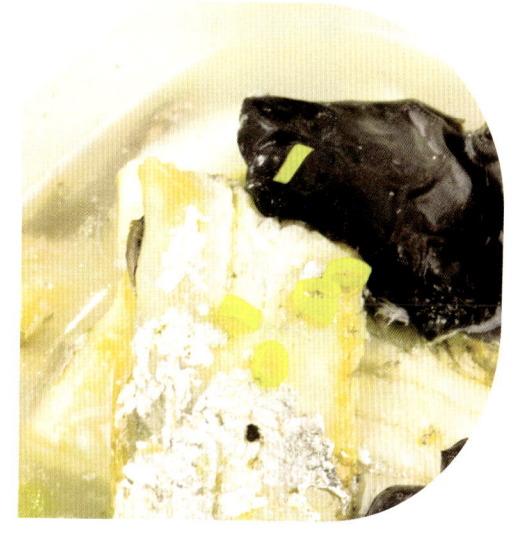

螃蟹粉丝煲

材料：螃蟹1只，冬粉2把，豌豆荚10个，虾米、香菇、洋葱、香菜各适量，咖喱粉、盐、白糖、胡椒粉各适量。

做法：
① 把豌豆荚洗净去筋膜，螃蟹洗净，拍裂蟹钳。
② 将洋葱、香菇切丝，虾米泡软洗净沥干水分；冬粉用热水泡软后切段，爆香虾米，再加入水、洋葱丝、香菇丝、豌豆荚及调味料烧开，加入冬粉炒至成汁，把螃蟹放入锅中蒸12分钟取出，撒上香菜即可。

Tips：本菜含有均衡的营养素。螃蟹营养丰富，含有维生素A、维生素B_1、维生素B_2及钙、磷等。

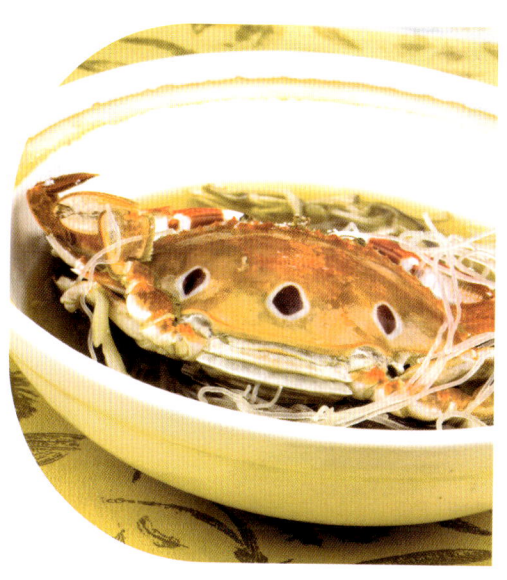

第五章
产后坐月子的饮食

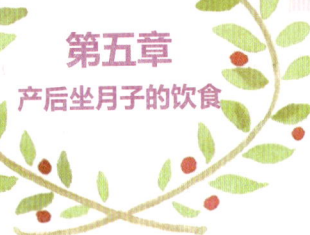

★ 青菜类

三七炖鸡蛋

材料：鸡蛋3个，三七粉3克，红糖20克。
做法：
① 将鸡蛋打入碗内，用筷子搅匀，待用。
② 在锅中加清水适量，放入炉火上烧开，将鸡蛋倒入锅内，再把三七粉放入，煮至鸡蛋凝固时，即可离火，盛入大碗中，再加入红糖搅化即可。

Tips：化淤止血，养血活血，通络止痛。此方重在化淤而止血，故对淤血内停所致的产后出血尤为适宜。

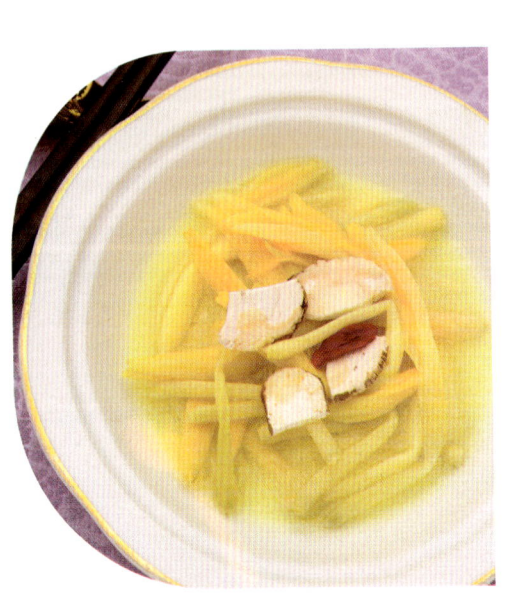

白玉黄花菜

材料：黄花菜100克，豆腐75克，香菇30克，葱10克，盐3克，米酒、植物油各适量。
做法：
① 黄花菜用清水冲洗干净，香菇泡软去蒂，切丝，豆腐洗净，切长方块，葱洗净，切段。
② 锅中倒入植物油烧熟，放入豆腐块，煎至两面金黄时盛出。
③ 加热锅中的余油，把葱段爆香，放入黄花菜及香菇炒匀。
④ 再加入盐、米酒和少量的水焖煮。
⑤ 直到入味后熄火，盛在炸好的豆腐上即可。

Tips：此道菜具有补血润肠的功效。

烧玉丸

材料：豆腐 250 克，油菜心、玉兰片各 50 克，植物油 2 大匙，芝麻油、盐各 1 小匙，胡椒粉、鸡精各 1/2 小匙，葱、姜各 5 克。

做法：
① 将豆腐下入开水锅内用中火煮片刻，捞出来控水备用。
② 把玉兰片洗干净切丁，油菜心洗干净剖开，用开水焯一下，捞出来控水，把葱、姜切成末，把淀粉放碗内加水调成湿淀粉。
③ 将豆腐捣成泥状，加淀粉、玉兰片丁、胡椒粉、盐、姜末、少量植物油搅拌成馅，挤成小丸子，上锅蒸熟，取出备用。
④ 把炒锅注油烧热，下入葱姜末炒香，放入豆腐丸、水、胡椒粉、盐烧入味，再放入油菜心煨片刻，用水淀粉勾芡，淋上芝麻油、鸡精即可。

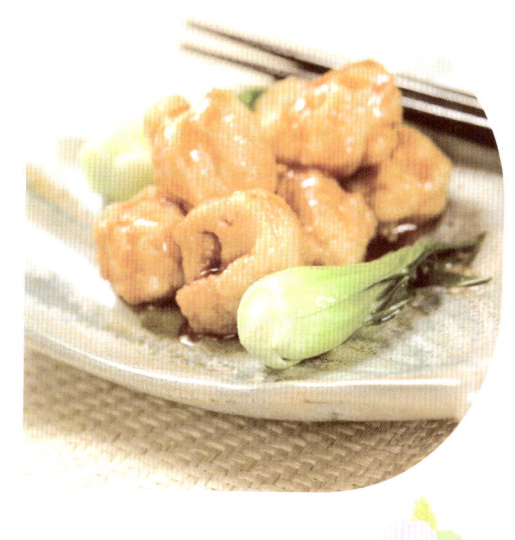

花生米苔目

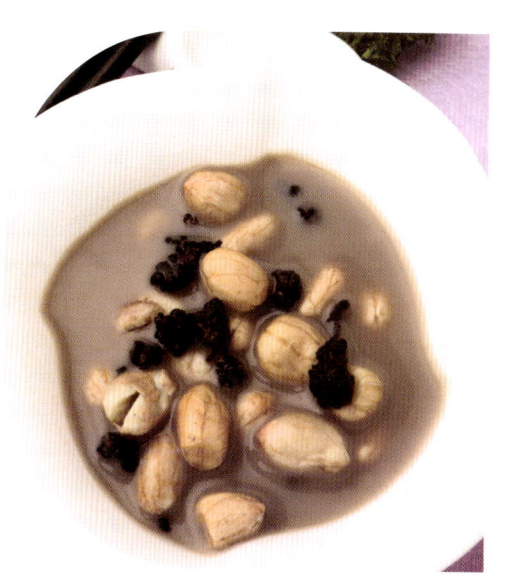

材料：花生汤 150 克，牛奶 200 克，米苔目 1 碗，枸杞适量。

做法：
① 将米苔目放入热水中，稍微烫热即可捞出。
② 将花生汤加入牛奶煮滚，放入米苔目即可，并且随个人的口味加入适量的枸杞。

Tips：牛奶是矿物质和镁良好的来源，有镇静神经、帮助水分和热量代谢的功能。牛奶是蛋白质的来源，可以加强产后组织修复。

第五章
产后坐月子的饮食

姜丝枸杞炒山药

材料：山药 350 克，枸杞 30 克，植物油 1 大匙，盐 1 小匙，鸡精 1/2 大匙，姜 25 克。

做法：
① 山药去皮，切成象眼片，放开水中焯。
② 枸杞用水泡开，姜去皮后切成细丝。
③ 锅内加植物油烧热，加姜丝炒香，随即放入山药炒，再加入盐、鸡精和枸杞炒熟即可食用。

Tips：山药能预防心血管系统的脂肪沉积，防止动脉硬化，所含的黏多糖物质与矿物质相结合，可以形成骨质，使软骨具有一定弹性。常食山药还能增强免疫力，延缓细胞衰老。

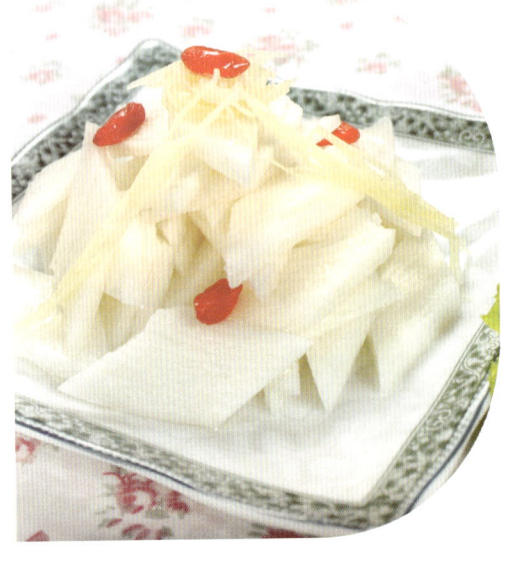

番茄醋拌海带丝

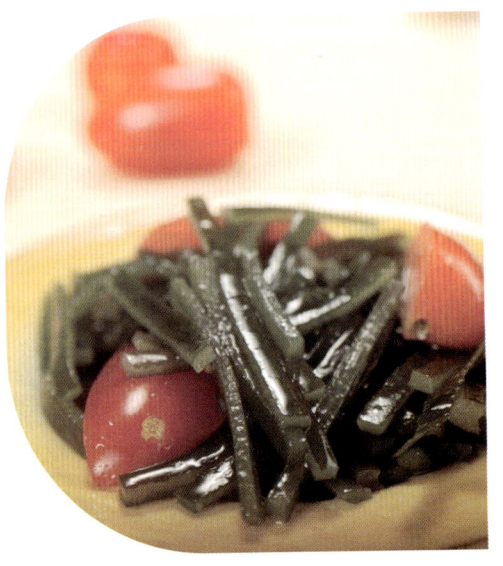

材料：番茄 2 个，嫩海带 15 克，鸡精 2 大匙，白糖、米醋各 1 大匙，酱油 1 小匙。

做法：
① 番茄底部先用刀划上"十"字，再用开水烫，就能轻轻松松把皮剥下来，去籽，切成 1 厘米见方的丁状。
② 嫩海带泡水 10 分钟，洗净，切成丝。
③ 将所有调料混合拌匀后，加入番茄和海带丝，搅拌均匀即可。

Tips：海带不仅含碘量高，还含有丰富的铁、钙和纤维质。番茄中有维生素C、维生素B_6、β-胡萝卜素，两者搭配食用，健康又开胃，是最佳组合。

胡萝卜煮蘑菇

材料：胡萝卜 150 克，蘑菇 50 克，黄豆、西蓝花各 30 克，植物油、盐各 1 小匙，鸡精、白糖各 1/2 小匙。

做法：
① 胡萝卜去皮切成小块，蘑菇切块，黄豆泡透蒸熟，西蓝花掰成小朵。
② 热锅下油，放入胡萝卜、蘑菇翻炒数次，加入清汤，用中火煮。
③ 待胡萝卜块煮烂时，下入泡透的黄豆、西蓝花，加入盐、鸡精、白糖调味，煮透即可。

Tips：胡萝卜含有丰富的蛋白质、维生素 A 和多种人体必需的氨基酸及十几种酶，对防治高血脂、肥胖症等很有好处。

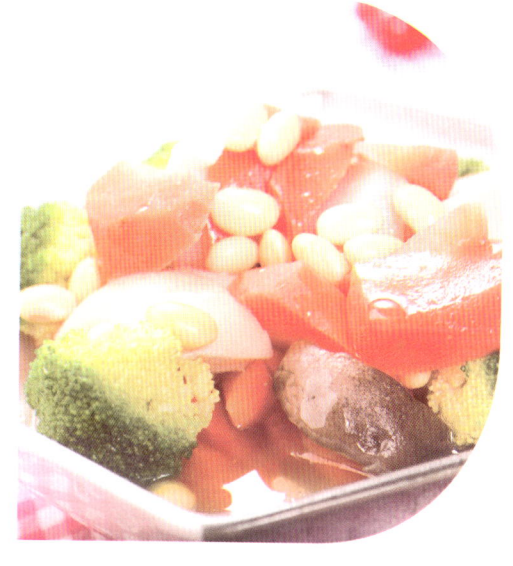

生炒四丝

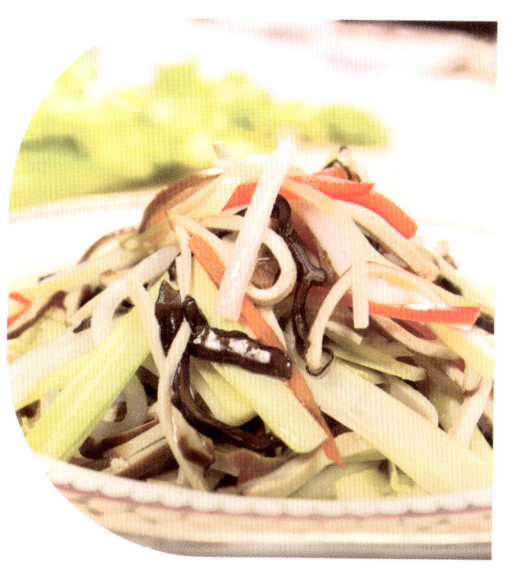

材料：韭黄 150 克，豆腐干 100 克，榨菜 20 克，水发木耳、红辣椒各 15 克，粉皮 30 克，淀粉、盐各 1 小匙，白酱油 2 小匙，鸡精、芝麻油各 1/2 小匙，植物油 3 大匙。

做法：
① 把韭黄切成段，豆腐干、粉皮、榨菜、水发木耳及红辣椒均切成丝。
② 把油锅烧热，加调料及高汤，再放进韭黄、豆干、粉皮、榨菜、木耳及辣椒拌炒，最后加入淀粉勾芡即可食用。

Tips：粉皮主要营养成分为碳水化合物，还含有少量蛋白质、维生素及矿物质，具有柔润嫩滑、口感筋道等特点。

第五章
产后坐月子的饮食

★ 饮品

姜楂茶

材料：山楂12克，生姜片3片，红糖30克。
做法：
① 将将山楂、生姜及红糖放入茶杯中，倒入滚开水，盖上茶杯。
② 浸泡约30分钟后开始饮汁。

Tips：温经散寒，化淤止痛，养血活血。适用于寒凝血淤所致的产后腹痛，还可治疗产后血淤所致的恶露不净等。

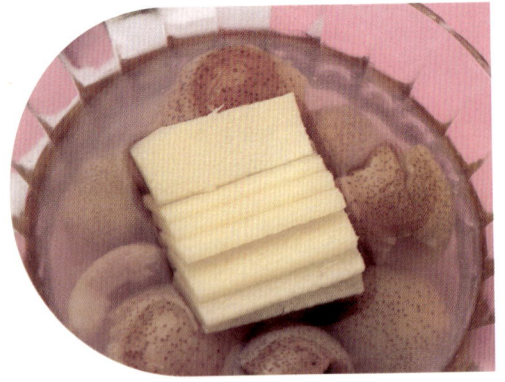

桂花红枣茶

材料：干燥桂花2克，红枣6个，桂圆6枚。
做法：
将所有材料混合用沸水冲开，浸泡约18分钟后即可饮用。

Tips：桂花红枣茶富含糖类。红枣可增补气血，桂花可让新妈妈神清气爽。

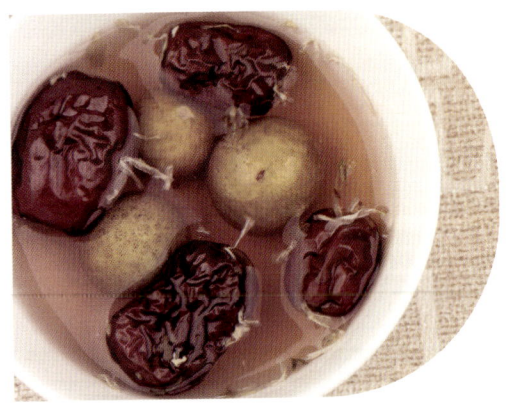

决明子绿茶

材料：决明子15克，绿茶包1小包。
做法：
决明子及绿茶包放入冲泡壶中，加入1杯左右的热开水，浸泡6分钟后即可饮用。

Tips：决明子除有清肝明目的功能之外，更有通便效果，对饱受便秘之苦的新妈妈，具有缓解的功效。

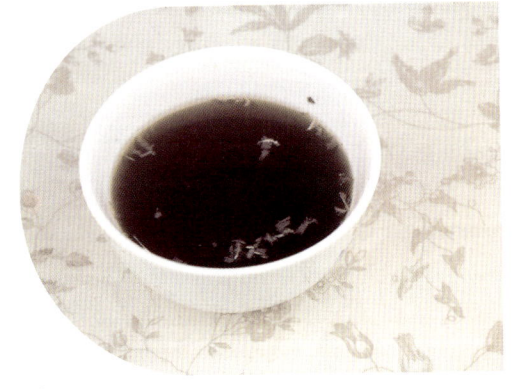

柑橘鲜奶

材料 鲜奶150克,柑橘1个,白糖适量。

做法:

① 将柑橘皮和果肉一起切成碎末。

② 将柑橘碎末放入鲜奶中,加入白糖,拌匀。

③ 将柑橘鲜奶倒入冰格中,放入冰箱冷冻,食用时取出即可,将柑橘鲜奶倒入冰格中。放入冰箱冷冻,食用时取出即可。

Tips:鲜奶中含有丰富的钙质,是产后补钙的最佳饮品。

第五章
产后坐月子的饮食

产后 22～28 天：恢复体力

★ 主食类

麦冬竹叶粥

材料：麦冬 30 克，甘草 2 小匙，竹叶 5 克，粳米 100 克，去核红枣 6 枚。

做法：
① 将麦冬洗净，泡水 1 小时，竹叶、红枣、干草分别洗净备用。
② 坐锅点火，锅内加入清水，放入麦冬、干草、竹叶用水煎熬，滤汁。
③ 取汁，加入粳米、清水、红枣一起煮至黏稠即可。

Tips：麦冬具有养阴生津、润肺清心的功效，能够清热解暑、益气健胃，对于暑热口渴、气短乏力有疗效。

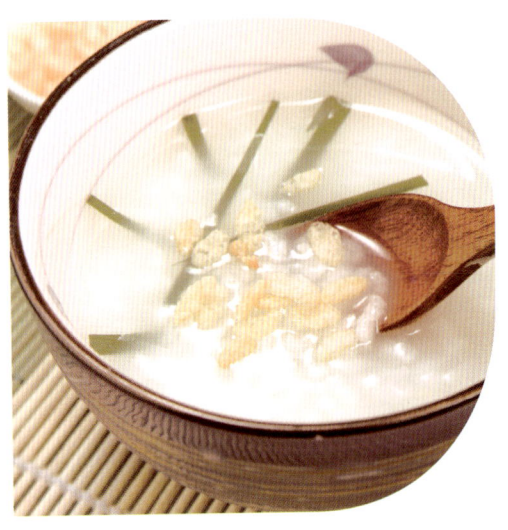

山药红花胡萝卜粥

材料：红花 6 克，山药 20 克，胡萝卜 50 克，粳米 100 克，白糖 2 大匙。

做法：
① 将山药用清水浸泡一夜，切成薄片，胡萝卜洗净，去皮，切成 3 厘米见方的薄片，粳米淘洗干净，红花洗净备用。
② 将粳米、红花、胡萝卜、山药一同放入锅内，加水 800 克，用大火烧沸，加入适量白糖，再用小火煮 35 分钟即可。

Tips：食用胡萝卜能增强人体的免疫能力，对脏器有保护作用。红花味甘性平，具有活血化淤、散郁开结的作用。

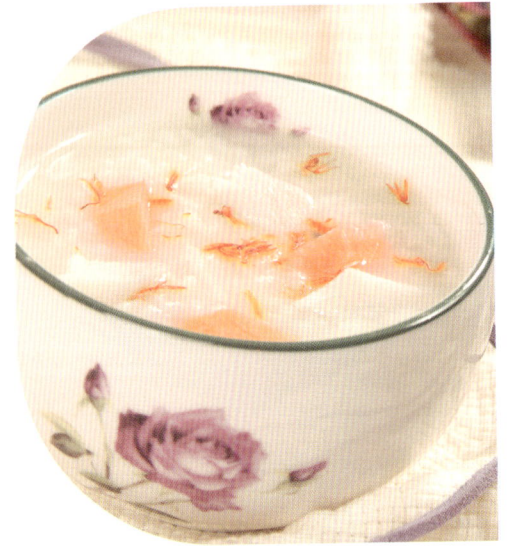

杏仁提子麦片粥

材料：烤杏仁片或杏仁块 6 小匙，提子干 3 小匙，麦片 50 克，盐 1/4 小匙，牛奶 1 杯，蜂蜜 3 小匙。

做法：

① 将放入盐的水煮沸，调成小火，一边搅拌一边倒入麦片，然后边搅拌边用中火煮大约 1 分钟。

② 从火上撤下，冷却 2～3 分钟即可出锅盛入碗。

③ 依自己的喜好加入牛奶，并放入提子干、杏仁片和蜂蜜一起调匀即可食用。

Tips：杏仁中含有大量的营养元素，非常有利于哺乳期的新妈妈营养的补充，而且热量不高，利于瘦身。

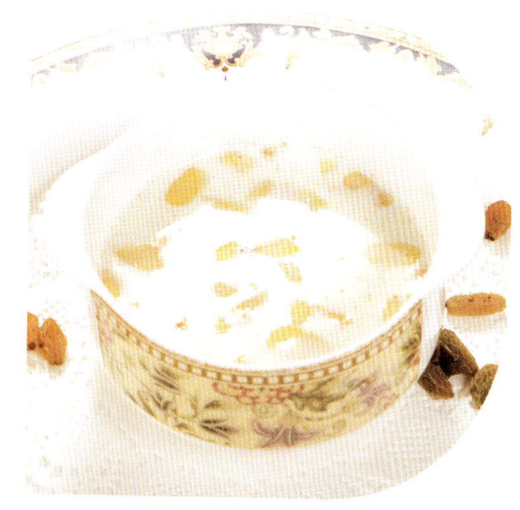

虾肉水饺

材料：虾肉 200 克，芹菜末 300 克，水和面团 1400 克，葱花、盐、鸡精、料酒、酱油各适量。

做法：

① 虾肉、芹菜末加盐、鸡精、料酒、酱油搅匀成虾肉馅。

② 将和好的面团揉条、揪剂子，擀成中间厚、周边薄的圆形面皮，包入虾肉馅，捏成饺子。

③ 再把水烧沸，倒入饺子煮熟，撒上葱花即成。

Tips：本品馅心鲜嫩，汁多味美，新妈妈常食有滋阴、强体、养胃之功效。

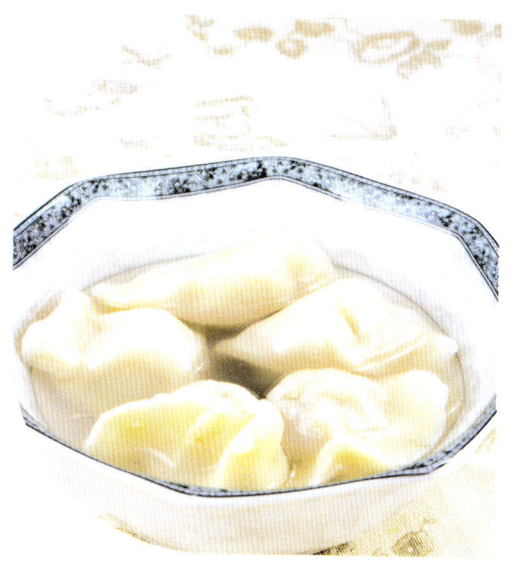

第五章
产后坐月子的饮食

莲藕粥

材料：鲜藕 200 克，粳米 100 克，白糖少许。

做法：
① 将藕刮净，切成薄片，粳米洗净，两者同时下锅，用水煮成粥。
② 将熟时加入白糖，熬黏稠即可。

Tips：鲜藕健胃生津，补心益血，有消食止渴生肌的功效。此粥益气养阴，健脾开胃，即使是食欲不振、粪便溏薄、热病口渴者也能进食，而且排毒养颜，瘦身减肥的疗效显著。

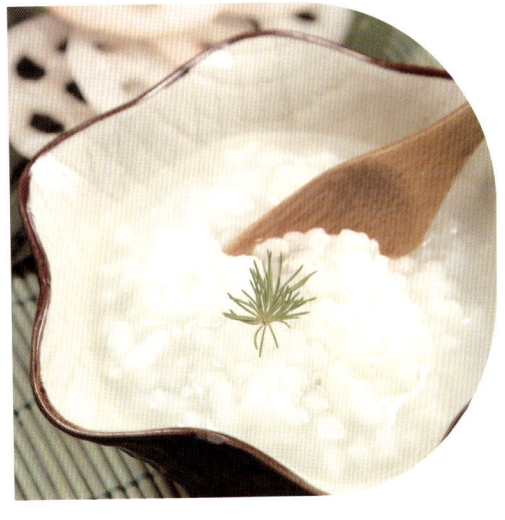

柏子仁粥

材料：柏子仁 15 克，粳米 50 克，冰糖、蜂蜜各 1 小匙。

做法：
① 柏子仁和粳米淘洗净，备用。
② 坐锅点火，锅里放适量的水，加入柏子仁、粳米用中火煮开，再转小火煮 30 分钟至熟烂。
③ 最后加入蜂蜜和冰糖调匀即可。

Tips：柏子仁粥具有调理肠胃，增加体力的功效，能够帮助新妈妈补充营养，恢复体力。

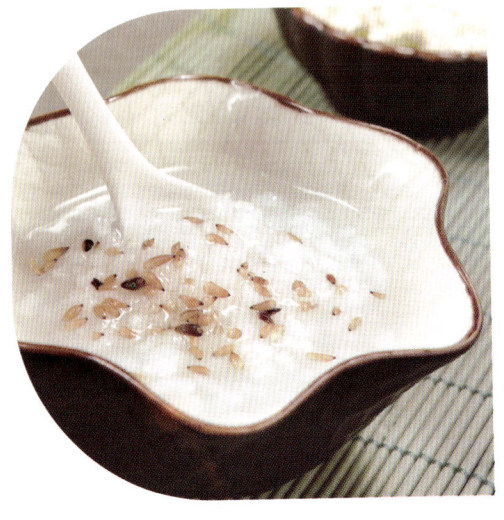

三文鱼炒饭

材料：软米饭100克，三文鱼40克，青豌豆、玉米各20克，胡萝卜25克，鸡蛋1个，植物油、酱油、盐各1小匙。

做法：

① 将蛋打散，放入锅中加油炒熟，起锅备用。

② 把油锅烧热，加入软米饭后翻炒。

③ 最后放入青豌豆、玉米及胡萝卜，再放入三文鱼和蛋，混炒均匀后即可。

Tips：三文鱼中含有丰富的不饱和脂肪酸、维生素D等营养成分，而且味道鲜美，是新妈妈产后的滋补菜品。

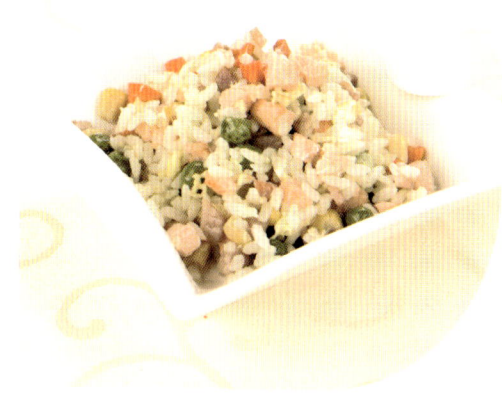

豆浆粥

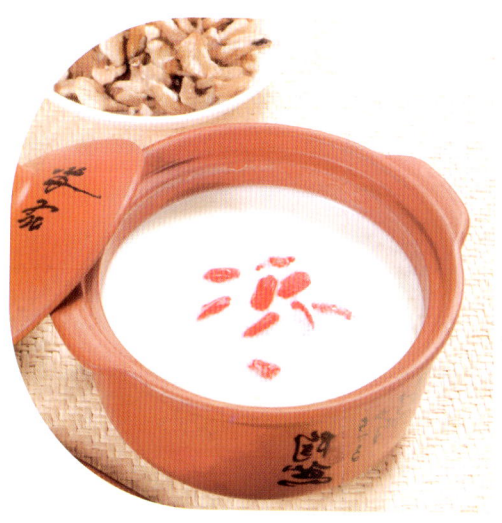

材料：粳米、豆浆各100克，鸡精1小匙。

做法：

① 将粳米淘洗干净，沥干水分。

② 锅中加入适量水煮开，放入粳米续煮至翻滚时稍搅拌，改小火熬煮30分钟。

③ 加入豆浆续煮片刻，撒上鸡精调味即可食用。

Tips：长期食用此粥可滋润、美白肌肤，抗癌又长寿，营养又健康。

第五章
产后坐月子的饮食

紫米粥

材料：紫米、糯米各100克，红枣8枚，白糖少许。

做法：

① 将紫米、糯米分别淘洗干净，红枣去核洗净。

② 在锅内放入清水、紫米和糯米，置于火上，先用大火煮沸后，再改用小火煮到粥将成时，加入红枣煮，以白糖调味即成。

Tips：此粥的特点是粥比较黏稠，甜香适口，具有补脾胃的功效，益气血，适用于产后体质虚弱，营养不良，贫血等症。

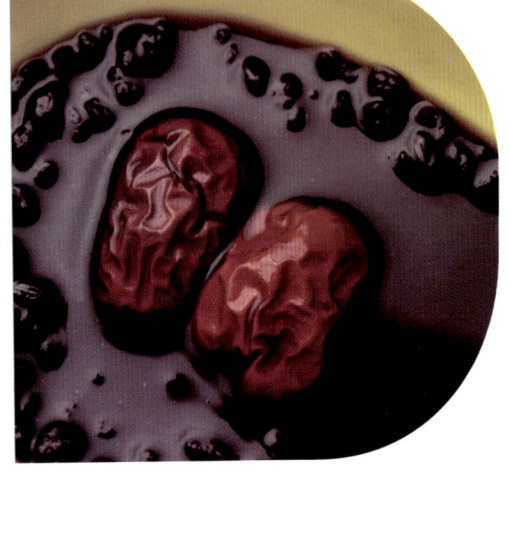

山药芝麻粥

材料：大米60克，山药150克，黑芝麻1/2小匙，鲜牛奶100克，玫瑰糖1小匙，冰糖10克。

做法：

① 把大米淘洗干净，浸泡1小时，捞出沥干，将山药切成细粒，黑芝麻炒香，一起倒入搅拌器，加水和鲜牛奶搅碎，去掉渣留下汁。

② 将锅放置到火上，放入水和冰糖烧沸溶化后倒入浆汁，慢慢搅拌，加入玫瑰糖，继续搅拌至熟即可食用。

Tips：滋阴补肾、益脾润肠，月子期食用有利于产后营养的补充和身体的恢复。

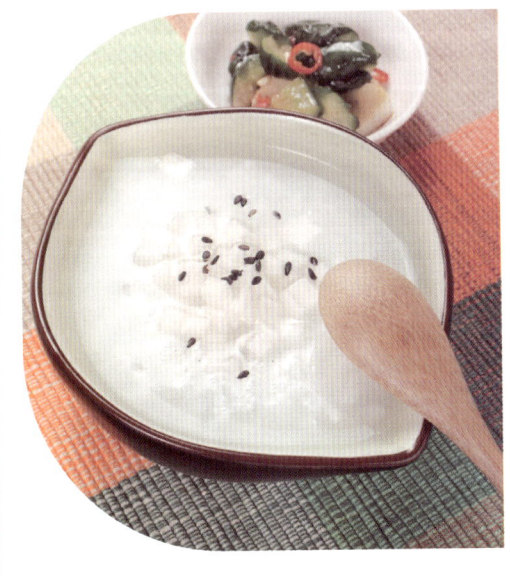

香椿蛋炒饭

材料：米饭300克，鸡蛋3个，香椿芽130克，猪瘦肉丝80克，料酒、盐、鸡精、淀粉各适量。

做法：
① 香椿芽洗净切末，猪瘦肉丝加盐、料酒、鸡精、淀粉上浆，鸡蛋磕入碗内，加入盐、鸡精搅拌均匀。
② 锅中加油烧热，倒入肉丝滑熟，起锅，再倒入鸡蛋液、香椿末，大火翻炒至熟，最后加入米饭、肉丝一起炒，淋上料酒即可。

Tips：本品芳香诱人，富含蛋白质、糖类、多种维生素和矿物质等营养素，最适宜新妈妈食用。

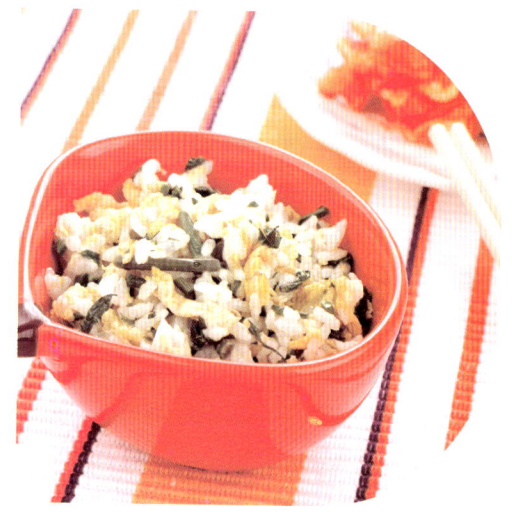

糯香排骨

材料：生姜6克，青、红椒各1个，花生油5克，嫩猪排、糯米各200克，盐7克，鸡精3克，白糖1克，水淀粉适量。

做法：
① 将切好的排骨腌渍入味，再逐块蘸上泡好的糯米，入蒸笼蒸熟，生姜去皮切丝，青、红椒切成细丝。
② 在锅内倒入适量植物油，加入鸡汤，用淀粉勾芡，淋熟猪油，倒在蒸好的排骨上即可。

Tips：猪排骨有益气补血，滋阴润燥的作用。此菜所含钙质丰富，具有补肾健脾的功效。

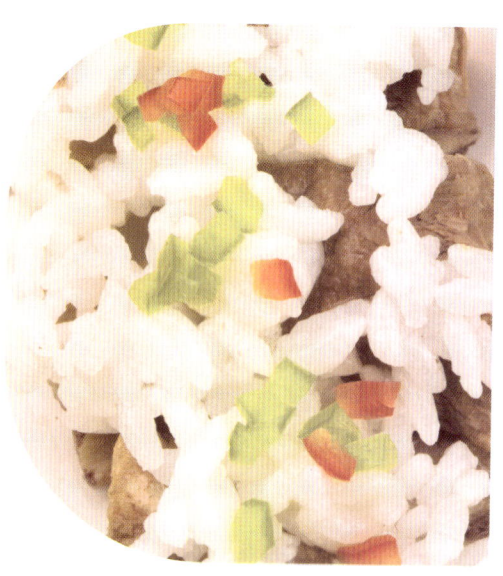

第五章
产后坐月子的饮食

★ 汤类

海带猪腰汤

材料：鸡猪腰2个，海带30克，生姜、料酒、鸡精、盐各适量。

做法：
① 将海带泡发洗净，切块，猪腰洗净，切片。
② 为去除腥味，在锅内烧水，至水开时放入猪腰氽3分钟捞出。
③ 将全部材料一起放入锅内同煲至熟，再加入适量调味料调味即可。

Tips：海带含碘量极高，是体内合成甲状腺素的主要原料，经常食用可令秀发润泽乌黑。

枸杞牛肝汤

材料：牛肝120克，枸杞40克，鸡精3克，盐4克，花生油25克，牛肉汤适量。

做法：
① 将牛肝洗净切块，枸杞洗净。
② 把锅放在火上，放入花生油烧至八成热，放入牛肝煸炒片刻。
③ 锅洗净置火上，倒入牛肉汤，然后放入牛肝、枸杞、盐，共同煮炖至牛肝熟透，再用鸡精调味即可。

Tips：牛肝能补肝明目，养血；枸杞滋阴明目，益精填髓。此菜肝嫩汤鲜，清淡爽口，有滋补肝肾，明目益精的功效，对贫血等症有辅助治疗作用。

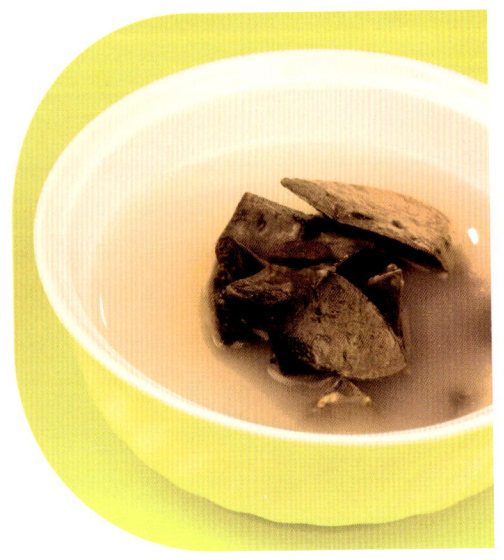

当归黄芪补血汤

材料：当归12克，黄芪50克，枸杞15克，鸡腿1个，盐、米酒各适量。

做法：
① 鸡腿切小块，氽烫后去血水。
② 鸡腿、药材加清水放入锅内，用大火煮开后，转小火煮至鸡腿熟烂。
③ 加盐、酒调味即可食用。

Tips：黄芪可补气，当归可补血，前者与后者剂量以5：1的比例调和即为中医有名的补血汤。如果常口干舌燥者，可加12克麦冬同煮。本汤有助于改善血虚引起的手足冰凉，可增强造血功能。

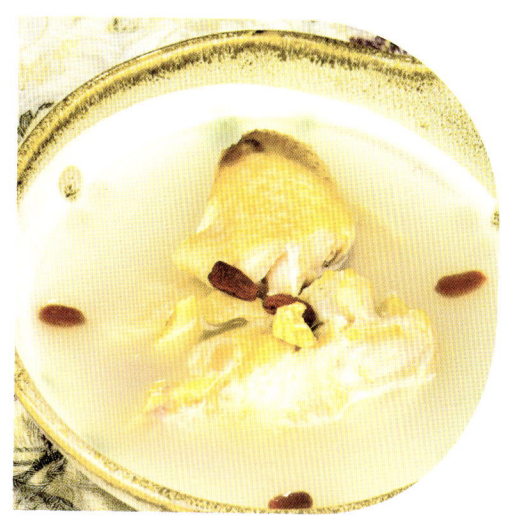

山药红枣排骨汤

材料：红枣6枚，排骨300克，山药280克，生姜2片，盐5克。

做法：
① 将山药去皮、切小块，排骨洗净、氽烫后去血水后放锅中加调料炖煮。
② 待其快煮好时，放入红枣、姜片，再稍微煮一下即可。

Tips：新妈妈如果有脾胃虚弱、食欲不振或疲劳等症状时食用本菜会有较好的效果。山药、红枣性平味甘，含有淀粉、维生素C等成分，具有清虚热的作用。

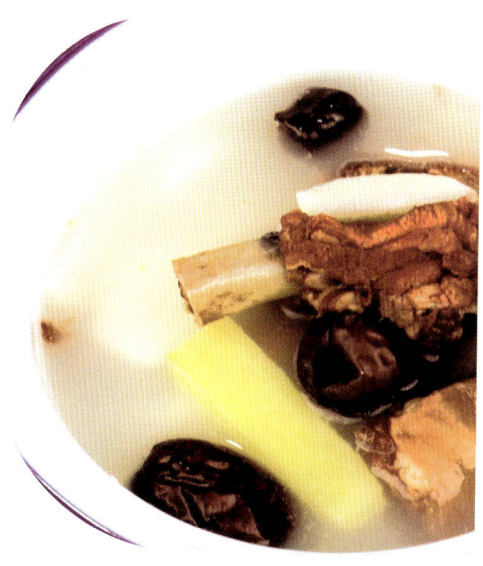

第五章
产后坐月子的饮食

黄花菜猪瘦肉汤

材料：干黄花菜（又名金针菜）25克，瘦猪肉250克。

做法：
① 将干黄花菜、瘦猪肉放入水中，煮或炖至熟烂做菜佐餐。
② 也可用同量黄花菜与猪蹄共煮食用。

Tips：此菜有养气益血、补虚通乳的作用。适用于产后气血不足所致的乳汁缺乏者食用。

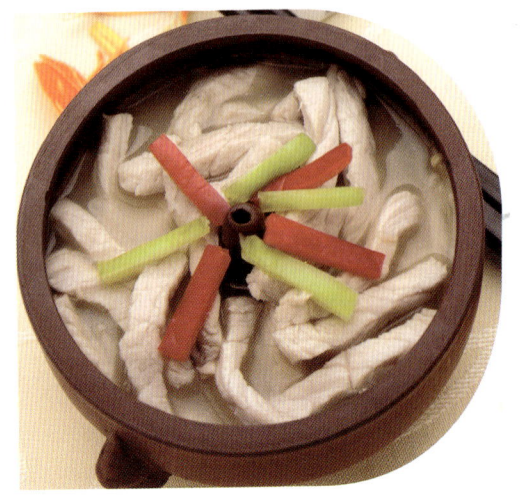

莲籽薏米炖猪骨

材料：猪蹄、猪排骨、鸡骨架共1500克，白菜适量，海米少许，盐、鸡精、料酒、姜片、葱花、花椒各少许。

做法：
① 将猪蹄、排骨、鸡骨架用温水洗净，放入锅内，加水烧开，撇去浮沫，放入葱花、姜片、花椒、料酒，用急火连续煮2~3小时，直至汤汁呈乳白色，浓香扑鼻时捞出骨头。
② 将浸泡好的海米放入汤锅内，把白菜切成小块，也放入锅内，用大火翻煮，加盐、鸡精，搅匀即成。

Tips：此汤含蛋白质、脂肪、钙、铁、锌等矿物质和多种维生素，是新妈妈产后下奶的佳品。

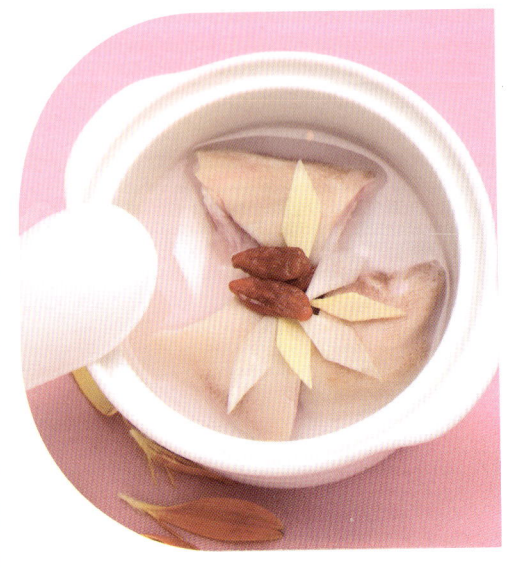

黄芪五味煎

材料：黄芪25克，五味子10克，芡实30克，红糖20克。

做法：

① 把黄芪、五味子及芡实同放锅中，加水约150毫升，煎约30分钟后取汁。

② 加入红糖搅匀即可服用，每日1次。

Tips：此品益气养阴，健脾固摄。对产后气虚失固所致的乳汁自出者有一定疗效。

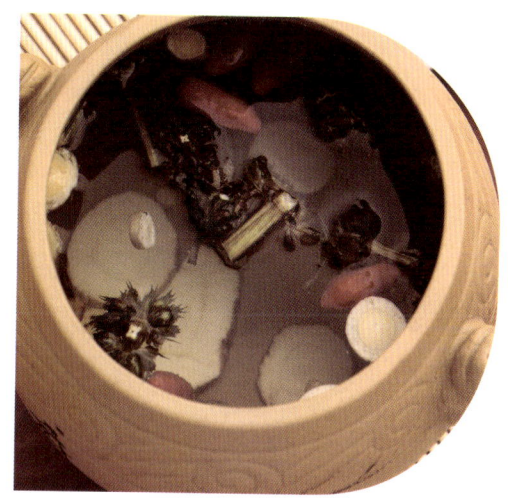

虫草乌鸡汤

材料：乌骨鸡脚300克，冬虫夏草30克，红枣10枚，米酒、冰糖各适量。

做法：

① 红枣洗净泡软去核，乌骨鸡洗净剁块，鸡脚去爪并剁块。

② 将鸡块先用开水煮2～3分钟，取出后用冷水洗去血水。

③ 将1500克的水注入锅中煮开后，加入鸡块、鸡脚、冬虫夏草、红枣，大火煮5分钟再转小火煮30分钟，最后加入米酒煮开即可。

Tips：本品具有滋阴清热，补肝益肾的功效。对产后的调理有很好的效果。

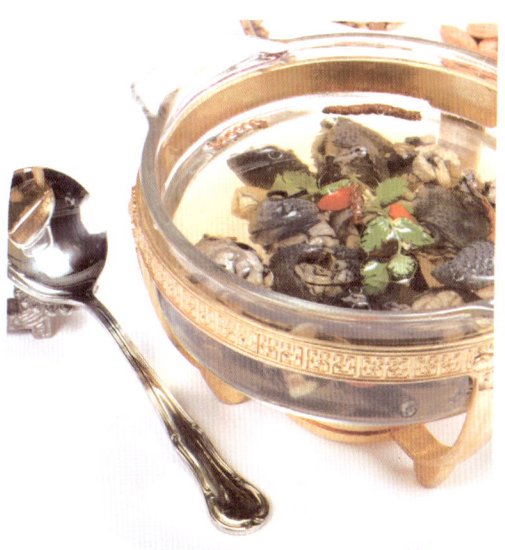

第五章
产后坐月子的饮食

参芪炖肥母鸡

材料：人参6克，黄芪30克，肥母鸡1只（约1500克），姜末、盐、料酒各5克，鸡精2克。

做法：
① 将母鸡宰杀，用沸水烫过，去毛、去内脏，用清水冲洗净，切成小块，人参、黄芪洗净，分别切成片。
② 置火上，加适量清水，用大火煮沸，放入鸡肉块、人参、黄芪、姜末、料酒，加锅盖，煮至鸡肉烂熟，放入盐、鸡精，继续煮片刻即可离火，食肉喝汤。

Tips：此菜特点是鸡肉具有养血生精、益气、补养五脏的作用。

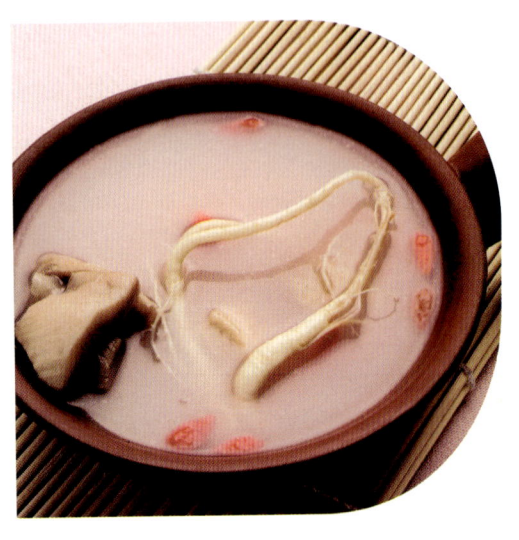

归枣牛筋花生汤

材料：牛蹄筋、花生米各100克，大枣20枚，当归5克，植物油、盐各适量。

做法：
① 牛蹄筋洗净，切成块，花生米、大枣洗净。
② 砂锅置火上，加适量清水，放入牛蹄筋、花生米、大枣、当归，用大火煮沸后，改用小火炖至牛筋烂熟、汤稠时，加入植物油、盐调味即可。

Tips：此汤中蹄筋软糯，味甜中带咸。此菜具有补益气血、强壮筋骨的作用。适于产后气血两虚、肢体疼痛者食用。

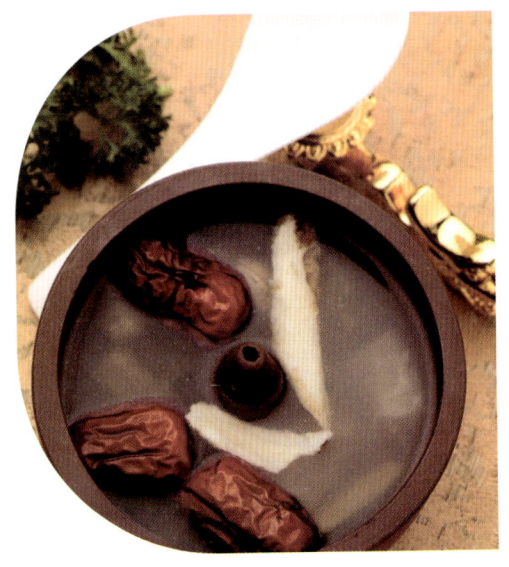

丝瓜仁鲢鱼汤

材料：丝瓜仁50克，鲜鲢鱼500克。
做法：
① 丝瓜仁和鲜鲢鱼共同熬汤。
② 熟后吃鱼喝汤。
③ 吃时可放些酱油，不放盐，一次吃完。

Tips：丝瓜仁有行血、催乳的功效，鲢鱼有和中补虚、温中理气的作用。喝汤对产后血淤者还有一定的治疗作用。

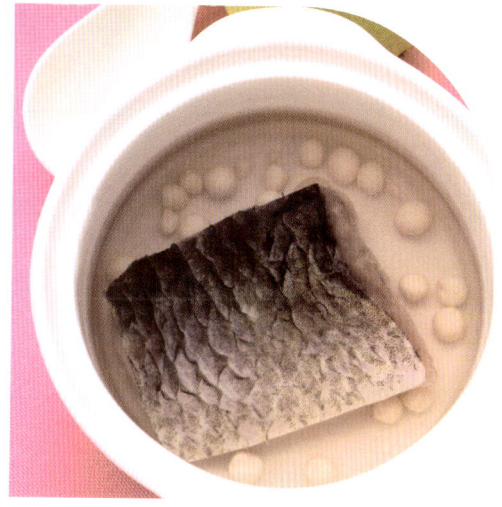

鲫鱼豆腐汤

材料：鲫鱼1尾（约250克），豆腐400克，黄酒5克，葱花、姜片各3克，盐2克，植物油30克。
做法：
① 豆腐切5厘米厚的薄片，用加盐的沸水烫5分钟后沥干待用。
② 鲫鱼去鳞，抹上黄酒、盐腌渍10分钟。
③ 锅放在炉火上，放入植物油，爆香姜片，将鱼两面煎黄，加水适量，用小火煮沸30分钟，放入豆腐片，调味后勾薄芡，并撒上葱花即可。

Tips：鲫鱼营养丰富，有良好的催乳作用，对新妈妈产后恢复有很好的补益作用。

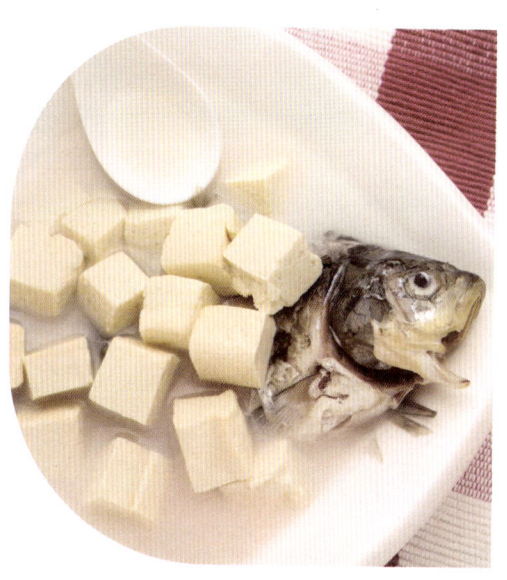

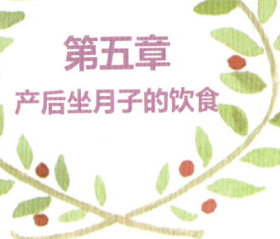

第五章
产后坐月子的饮食

★ 青菜类

凤凰萝卜

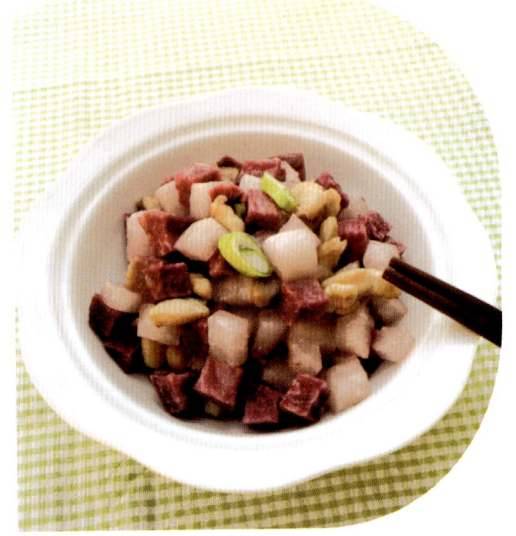

材料：鸡肉 30 克，白萝卜、红萝卜各 100 克，植物油、盐、鸡精、白糖、鸡精粉各适量。

做法：
① 将鸡肉剁成茸，白萝卜、红萝卜洗净，去皮切成丁。
② 锅内加水烧开，放入红萝卜和白萝卜煮熟备用。
③ 烧锅下油，放入鸡茸、萝卜、盐、鸡精、白糖、鸡精粉炒至熟透，然后出锅撒上葱花即成。

Tips：红萝卜叶中富含钙质、胡萝卜素、维生素C、叶酸、维生素E等多种营养成分，新妈妈应该多吃红萝卜，可以有效地防止夜盲症和胆结石的发生。此外，胡萝卜还富含木质素，能够吞噬癌细胞。

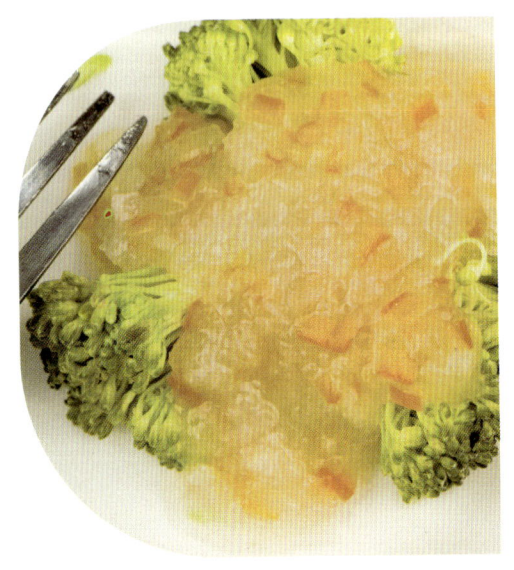

翡翠奶汁冬瓜

材料：红椒 20 克，鲜奶 50 克，冬瓜、西蓝花各 300 克，牛油、蒜蓉、鸡粉、白糖、淀粉、盐各适量。

做法：
① 将红椒洗净，切成细粒，西蓝花切成小朵，将冬瓜去皮，切成小块，放入滚水中焯熟，捞起滤干水分。
② 爆香蒜蓉，再加入西蓝花炒熟，倒入芡汁炒匀，将牛油放入锅中煮熔，加入红椒粒、冬瓜及调料，捞出淋在西蓝花上面。

Tips：牛奶含有丰富的优质蛋白质和钙质，有补虚的作用。冬瓜有利尿、消水肿、消炎的作用，所以本品有润肠通便、消除水肿的疗效。

雪菜炒冬笋

材料：雪菜末400克，冬笋250克，芝麻油2小匙，盐、白糖、葱、姜、淀粉（豌豆）各1小匙，鸡精1/2小匙，植物油1大匙。

做法：
① 将泡好的冬笋切成片，放入沸水锅中焯透捞出；雪菜末也放沸水中焯透，捞出备用。
② 将葱花、姜末入油锅中爆香，烹入料酒，下入冬笋片和雪菜末翻炒均匀，加入盐、鸡精、白糖和水，用淀粉收汁，淋入芝麻油即可。

Tips：雪菜含有丰富的维生素A、维生素C、维生素D以及大量B族维生素和膳食纤维。具有提神醒脑、解除疲劳、解毒消肿、抗感染的功效，还有开胃消食、促进胃、肠消化、增进食欲的功效。

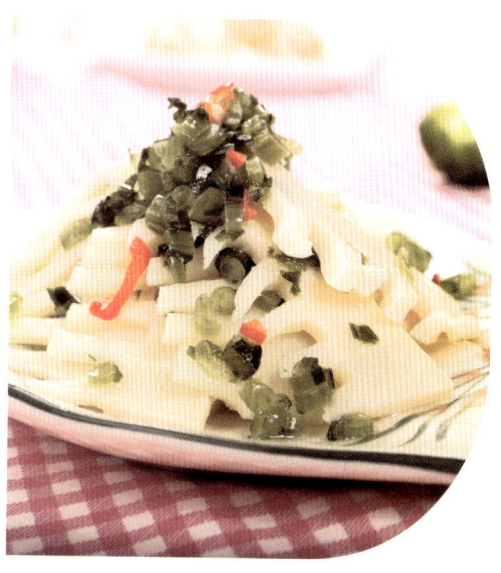

百合煮香芋

材料：芋头400克，百合75克，盐、鸡精各1/2小匙，白糖、椰浆各2小匙。

做法：
① 将芋头去皮，切成小三角块，用热油炸熟捞出备用。
② 坐锅点火放油，油热后倒入百合爆炒，再加入清汤、芋头煮10分钟。
③ 最后放入盐、鸡精、白糖、椰浆，续煮1分钟即可食用。

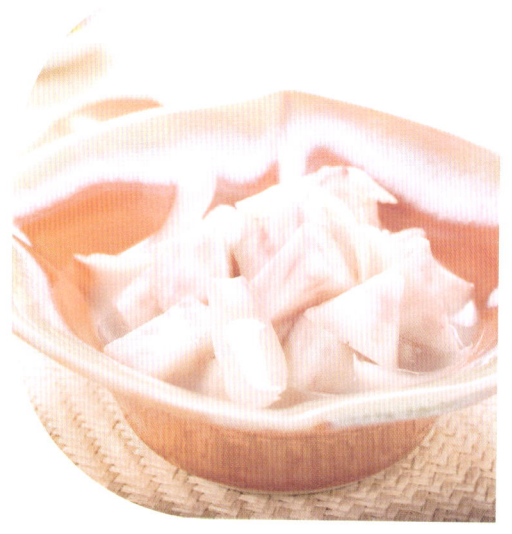

Tips：芋头所含的矿物质中，氟的含量较高，具有洁齿防龋、保护牙齿的作用。芋头为碱性食品，能中和体内积存的酸性物质，调整人体的酸碱平衡，有美容养颜、乌黑头发、防治胃酸的作用。

第五章
产后坐月子的饮食

★ 肉类

豆腐香菇炖猪蹄

材料：豆腐、丝瓜各200克，香菇50克，猪蹄2个，盐10克，鸡精3克，生姜丝、葱段各5克。

做法：
① 将猪蹄去毛、洗净，用刀剁成小块，将丝瓜削去外皮，洗净后切成薄片，香菇先切开再去蒂，水浸软后洗净。
② 将猪蹄置于锅中，加入适量的水，煮至肉烂时放入香菇、豆腐及丝瓜，加入盐、生姜丝、葱段、鸡精。再煮几分钟后，即可离火。

Tips：此菜含蛋白质、脂肪、糖类、钙、磷、铁及维生素A、维生素B_1、维生素B_2、维生素B_5、维生素C等，而且具有良好的催乳作用。

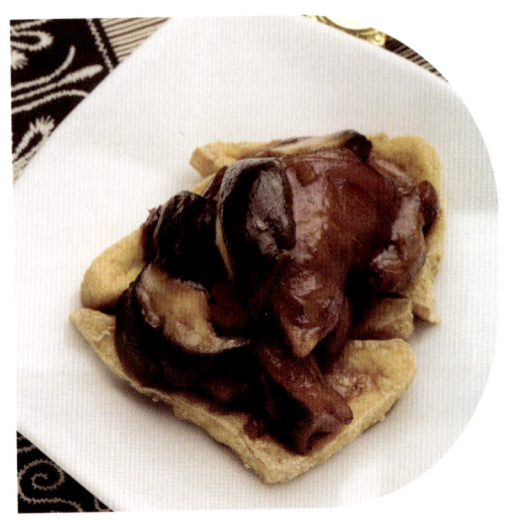

木瓜烧带鱼

材料：鲜带鱼350克，生木瓜400克，葱段、姜片、醋、盐、酱油、黄酒、鸡精各适量。

做法：
① 将带鱼洗净，切成3厘米长的段，生木瓜洗净，削去瓜皮，除去瓜籽，切成3厘米长、2厘米厚的块。
② 砂锅置火上，加入适量清水、带鱼、木瓜块葱段、姜片、醋、盐、酱油、黄酒，烧至熟时，放入鸡精即成。

Tips：味鲜，鱼嫩，清香爽口。此菜具有养阴、补虚、通乳作用。适于产后乳汁缺乏者食用。

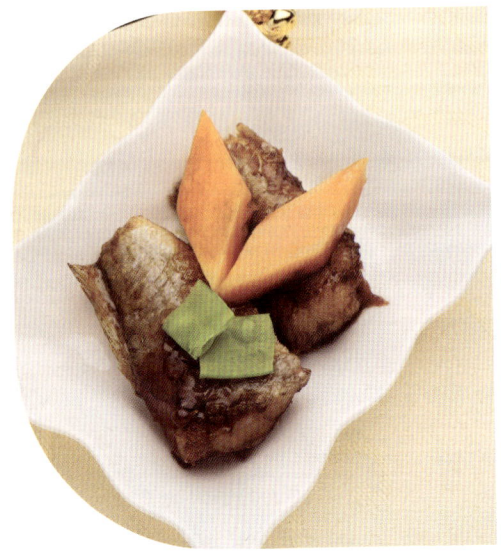

田七炖鸡

材料：母鸡肉 300 克，田七 15 克，姜、葱各 3 克，料酒 5 克，盐、鸡精各 1/2 小匙。

做法：
① 母鸡肉洗净，切块。
② 田七烘干，研成粉末（或直接用粉末）。
③ 将鸡肉放入锅内，加清水（约 1000 克），置大火上烧开后，撇去浮沫，加姜、葱、料酒。
④ 移至小火上炖至鸡肉熟烂，再加田七粉、盐及鸡精，稍煮片刻即可离火食用。

Tips：本品由鳗鱼和枸杞制成，具有补虚强身的作用，适于产后虚弱的新妈妈食用。

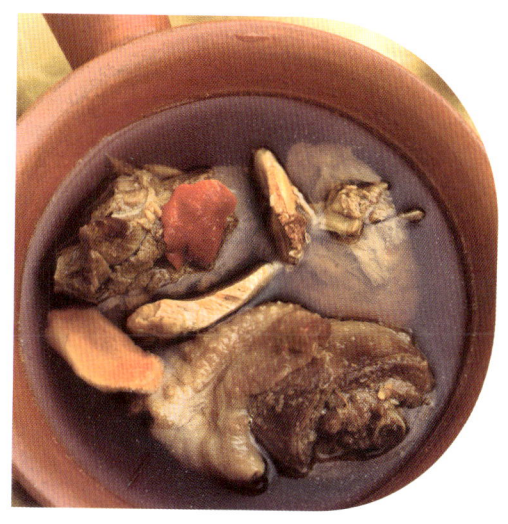

五香鲤鱼

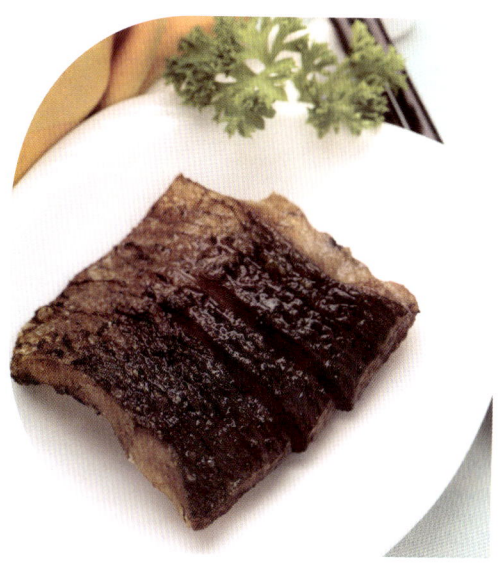

材料：鲤鱼中段 500 克，盐、酱油、料酒、白糖、生姜、葱白、八角、桂皮、五香粉、植物油各适量。

做法：
① 将鲤鱼中段洗净，沥干水分，放砧板上，用刀批成约 1 厘米厚的鱼块摆放于盘内，放入盐、料酒、酱油，拌匀，腌渍 30 分钟。
② 锅置火上，放入植物油，油烧至六成热时将鱼块逐个丢入锅内油炸，炸至棕黄色起壳时，用漏匙捞出鱼块，锅离火。
③ 锅内留少许油，放入葱段、生姜片、八角、桂皮，略煎出香味时倒入已炸好的鱼块，加水漫过鱼面，再加酱油、白糖、料酒，大火煮沸后改小火煮，使鱼入味，再用大火收干卤汁，撒上五香粉，整齐地摆在盘内即成。

第五章
产后坐月子的饮食

★ 饮品

陈皮绿豆饮

材料：绿豆 80 克，陈皮丝 4 条，冰糖适量，水 1200 克。

做法：
① 将绿豆洗净浸泡于水中 25 分钟。
② 锅中加水及陈皮煮滚，再加入绿豆滚煮 12 分钟，改小火煮至绿豆软化成沙，加入冰糖调至自己喜欢的甜度即可。

Tips：本品富含糖类。绿豆沙对人体有清补润脏的作用，可利小便，提高新妈妈的消化功能。

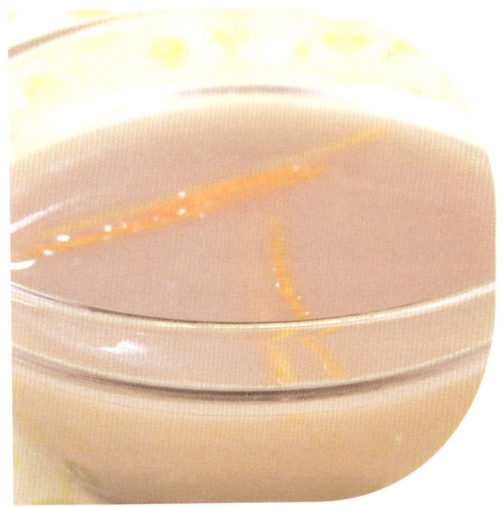

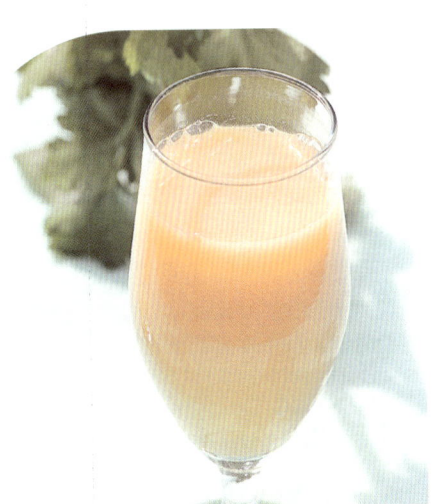

菠萝芹菜汁

材料：芹菜 2 根，菠萝 1/4 个，蜂蜜适量。

做法：
① 将菠萝去皮后切成小块，芹菜洗净切成段，将菠萝块、芹菜段一起放入果汁机中榨汁。
② 将榨好的汁倒入杯中，加入适量蜂蜜搅匀即可饮用。

Tips：此饮品有助消化、宁神，防治动脉硬化的功效。

荷叶知母茶

材料：半夏、茯苓各20克，荷叶、陈皮、知母各15克，甘草5克，生姜3片，蜂蜜适量。

做法：
① 将所有食材加水1000毫升熬煮。
② 将煮好的汁中加适量蜂蜜调匀即可。

Tips：荷叶能够治疗肥胖，久服令人瘦身苗条；半夏可化痰燥湿，茯苓可健脾利湿，陈皮可理气化痰，生姜可利水消肿，甘草调合诸药，此药茶对于产后虚胖有效。宜饭前服用。

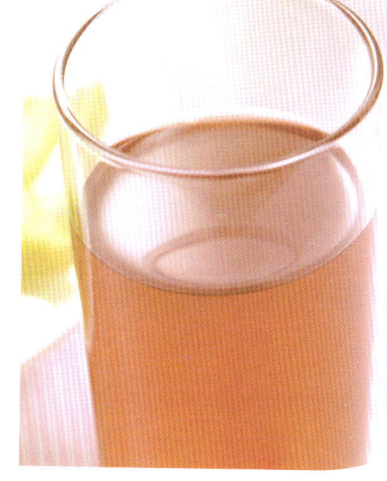

牛奶蔬果汁

材料：胡萝卜1/2根，番茄、鸡蛋各1个，牛奶60毫升，冰块适量。

做法：
① 将番茄、胡萝卜洗净去皮，切成丁。
② 将番茄、胡萝卜、鸡蛋、牛奶、冰块一起放入榨汁机中榨汁，搅拌均匀。
③ 30秒钟后倒入杯中即可饮用。

Tips：口感清香，具有提升免疫力的功效。

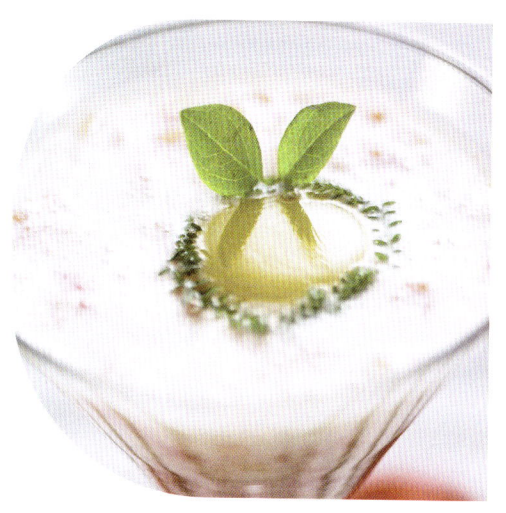

第五章
产后坐月子的饮食

产后29～35天：进餐注意营养

★ 主食类

三鲜汤面

材料：熟面条500克，虾肉、水发海参、鸡脯肉各150克，植物油50克，熟猪油60克，酱油50克，鸡精、盐各5克，料酒25克，葱15克，鲜汤1000克。

做法：

① 将虾肉、鸡脯肉、海参洗净，分别切成小薄片，葱切成葱花。

② 锅置火上，放入植物油，烧至七成热，下葱花炝锅，出香味后下虾片、鸡脯片、海参片，同炒2～3分钟，见虾片、鸡脯片变色，烹料酒，放入部分酱油、鸡精和少许鲜汤，烧开，炒匀盛出，即成三鲜浇头。

③ 将熟猪油、余下的酱油、鸡精分别放入碗内，挑入熟的面条，舀入现制的沸滚鲜汤，再把三鲜浇头覆盖在面条上即成。

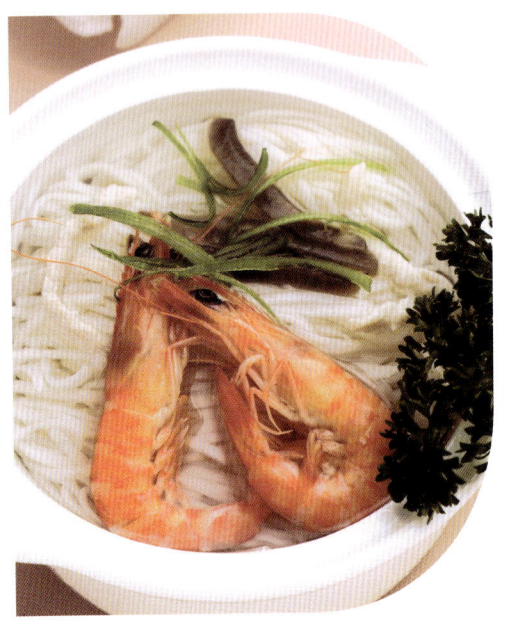

黑芝麻糯米粥

材料：糯米200克，黑芝麻60克，红糖适量。

做法：

① 黑芝麻去除杂质，洗净沥干后放入锅内炒熟，压成碎末。

② 糯米洗净，加适量清水，大火烧开后，转小火熬至米烂粥稠，再加入黑芝麻末，待粥微滚加入红糖即可食用。

Tips：此粥口感细嫩，具有补血、润肠、排除恶露的功效。

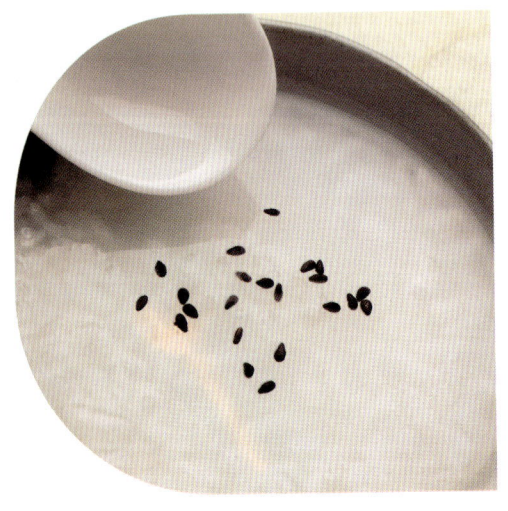

姜汁糯米糊

材料：糯米150克，生姜汁3匙。
做法：
① 将糯米和生姜汁共同放入锅中，用小火翻炒，炒熟后倒出，待糯米稍冷却后磨成细粉。
② 食用时用开水将粉调成糊状即可。

Tips：糯米具有补中益气、暖脾胃的功效，而生姜则能刺激味觉神经，反射性地引起胃肠蠕动增加，提高小肠的吸收功能。

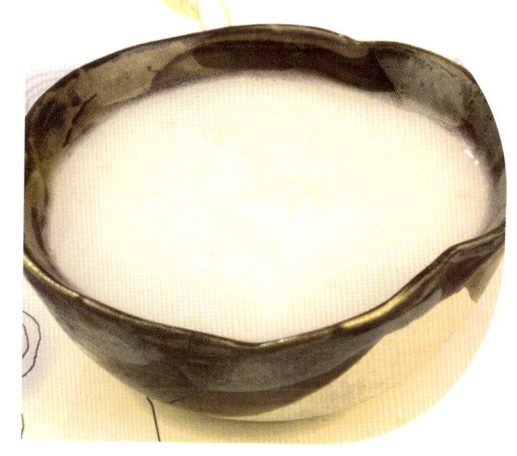

香麻莲茸枣

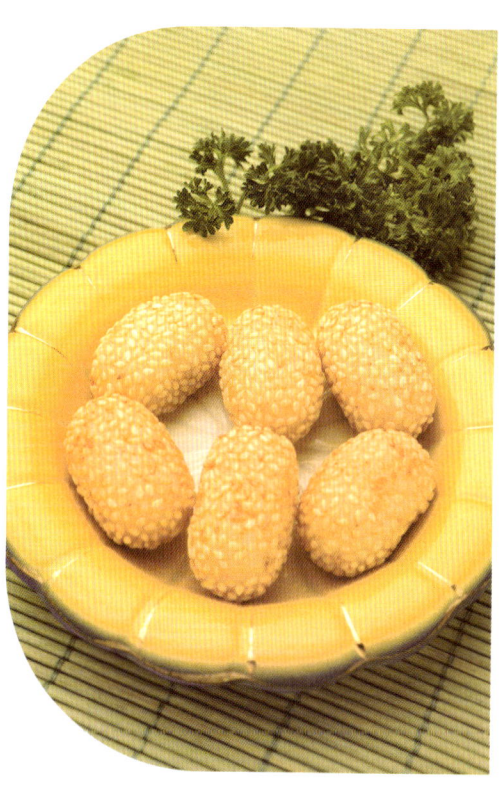

材料：糯米100克，白糖30克，莲籽100克，芝麻50克。
做法：
① 将莲籽洗净，用小锅放适量水，以小火煮烂后，倒入搅拌机中磨成细浆，过筛备用。
② 炒锅上火，将白糖及莲籽浆放入锅内用中火煮，开后改用小火，不断推铲至较浓稠时，加入植物油50克，分3～4次加完，再继续铲至莲茸呈棕红色，用手触摸馅心已不粘手时起锅，盛入容器内压平，用少量植物油封住表面，冷却备用。
③ 糯米淘洗干净，温水泡几小时，磨成细滑的米浆，用布袋装好，压干水分备用。
④ 糯米干浆倒入大碗内，加白糖揉搓均匀，摊入刷好油平盘中，上笼蒸成糯米浆皮。
⑤ 米浆皮分块，用生粉防粘，按压成圆形，包入莲茸馅，搓成枣形，表皮刷少许水，撒芝麻。
⑥ 油烧至六分热左右，将软枣放入，炸至金黄色浮起，即可捞起食用。

第五章
产后坐月子的饮食

陈皮海带粥

材料：海带、大米各100克，陈皮2片，白糖适量。
做法：
① 将海带用温水浸软，换清水漂洗干净，切成碎末。陈皮用清水洗净。
② 将大米淘洗干净，放入锅内，加水适量，置于火上，煮沸后加入陈皮、海带，不时地搅动，用小火煮至粥成，加白糖调味即可。

Tips：陈皮有理气健胃、燥湿化痰的作用。海带含有碘、钙、磷、铁、蛋白质、脂肪、糖类、粗纤维等营养元素，有通经利水、化淤软坚、消痰平喘等功效。此粥有补气养血、清热利水、安神健身作用。

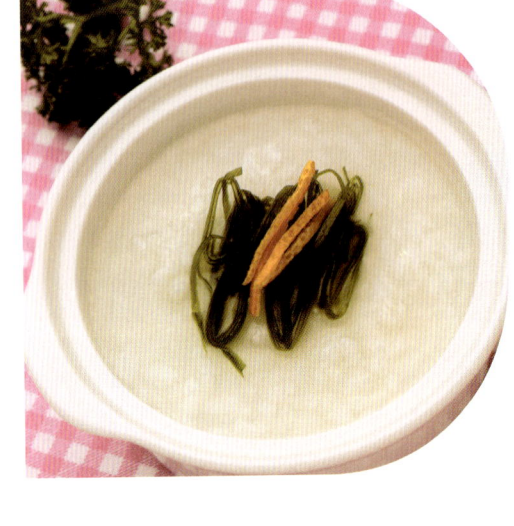

橘羹汤圆

材料：蜜橘6瓣，珍珠丸15个，白糖200克。
做法：
① 把蜜橘剥皮，分成瓣，用刀划开橘瓣，刮出橘瓤盛碗内，将糯米粉揉匀，搓成珍珠丸备用。
② 把锅洗干净，放到大火上加清水烧沸，倒入珍珠丸，煮至浮起，再将白糖放入锅内，烧沸后用淀粉勾芡，盛入碗内将橘瓤撒在上面。
③ 粉芡不要过浓，否则会影响口感。

Tips：橘子具有味甘、微酸的特点，它含有葡萄糖、蔗糖、B族维生素、维生素C、柠檬酸，具有生津止渴、通小便的良好功效。清甜中含有橘汁香味，既是甜菜佳品，也是美容瘦身的首选品。

桑椹果粥

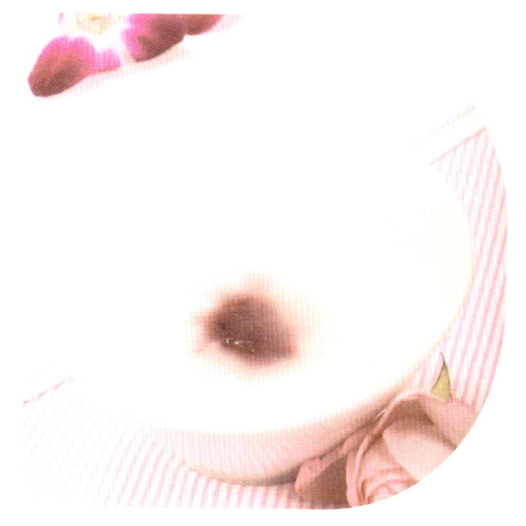

材料：桑椹罐头50克，糯米100克，冰糖1小匙。

做法：

① 先将桑椹罐头中的桑椹捣烂。

② 大米洗干净后加入适量的清水，倒入砂锅中煮粥，先用大火，后用小火。粥熟后，加入捣烂的桑椹和冰糖，稍微煮一会儿，待冰糖溶化后即可食用。

Tips：桑椹果粥补肝滋肾，养肝益肾，明目丰肌。经常食用，常吃能显著提高新妈妈的身体免疫力，具有延缓衰老，美容养颜的功效，同时减肥效果极佳。

人参山药粥

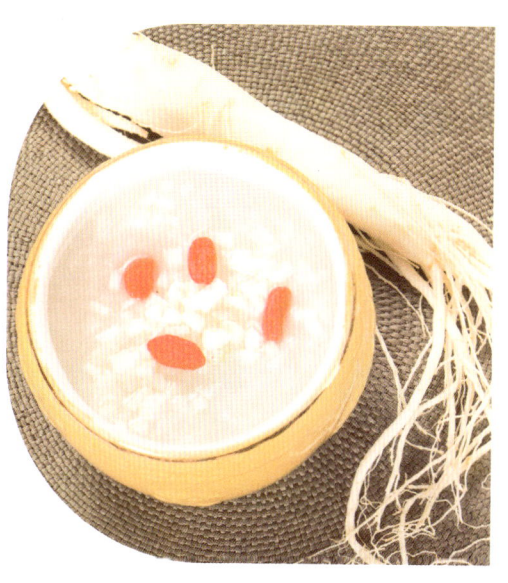

材料：人参1/2个、粳米100克、山药10克、盐1小匙。

做法：

① 将人参切碎，加入水。

② 将粳米淘洗干净后，与人参一同煮，水量根据自己喜爱粥的浓稠自由调节。

③ 将山药切碎，与人参粥混合一同煮。

④ 等到粥煮成后，加入盐即可食用。

Tips：这道粥风味独特，十分爽口，尤其是趁热食用，口味最好。山药与人参搭配，功效更强，对消除疲劳有很好的效果。

第五章
产后坐月子的饮食

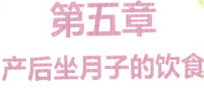

花生粳米粥

材料：花生米 30 克，通草 8 克，王不留行 1/2 小匙，粳米 50 克。

做法：
① 将通草、王不留行煎煮，去渣留汁。
② 将药汁、花生米、粳米一同入锅，加水熬煮。待花生米、粳米煮烂后，加入红糖即可食用。

Tips：花生含有丰富的蛋白质，能健脾胃，补中益气，特别适合身体虚弱者。通草性味甘凉，能清肺、利小便、下乳汁。王不留行是石竹科植物麦蓝菜的种子，味苦性平，具有活血通经，下乳消肿的功效。两药合用可治疗乳汁不足，益于哺乳期新妈妈食用。

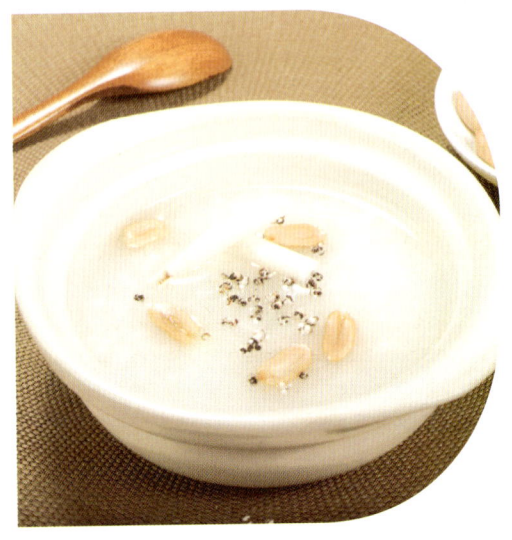

莴苣子粥

材料：莴苣子 1 大匙，甘草 6 克，粳米 100 克，水 3 杯，白糖适量。

做法：
① 将莴苣子洗净捣碎，加入干草备用。
② 将捣碎的莴苣子放入锅中，加入 3 杯水煮开，改小火煮熬一会儿，滤汁去渣。
③ 将滤汁、粳米一同入锅，加清水熬煮，煮至粳米黏稠即可。

Tips：莴苣子是菊科植物莴苣的种子，以颗粒饱满、干燥无杂质者为佳。它性味苦寒，有下乳汁、通小便的功效。甘草性味甘平，能和中缓急，调和诸药。

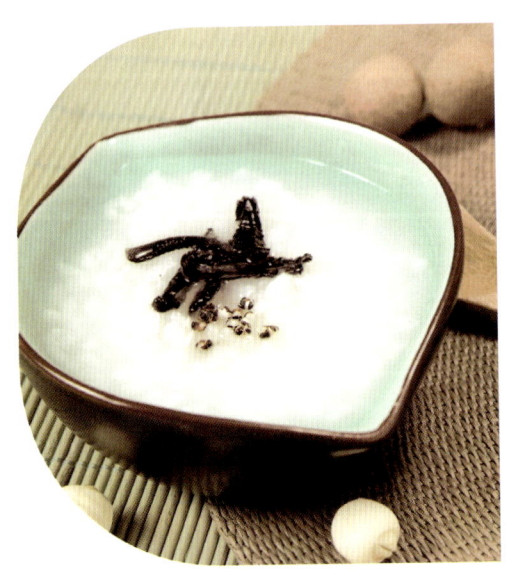

榛子枸杞粥

材料：榛子仁 30 克，枸杞 15 克，粳米 50 克，冰糖 1 小匙。

做法：
① 先将榛子仁捣碎，然后与枸杞一同加水煎，去渣留汁备用。
② 坐锅点火，加入清水和去渣后的榛子、枸杞汁与粳米一同用小火熬成粥即可食用。

Tips：榛子本身富含油脂，所含的脂溶性维生素更易人体吸收，对产后虚弱有很好的补养作用。还可延缓衰老，防治血管硬化、润泽肌肤。

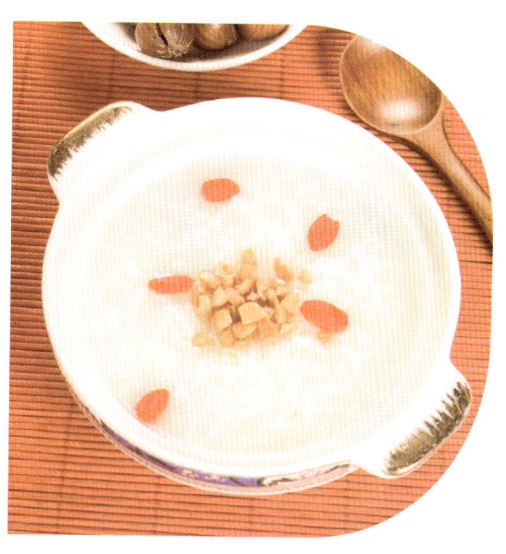

豌豆粥

材料：大米 100 克，豌豆 50 克，猪排骨 250 克，盐适量。

做法：
① 将豌豆洗净，猪排骨洗净，剁成小块。
② 锅置火上，放入适量清水、豌豆、排骨，煮至豌豆烂熟，放入盐调味即成。
③ 将大米淘洗干净，煮成粥。
④ 将煮熟的豌豆、排骨一起放入米粥中炖煮至沸，盛出食用即可。

Tips：此粥豌豆软，猪排骨鲜香适口。有下乳的功效，适于产后乳少者食用。

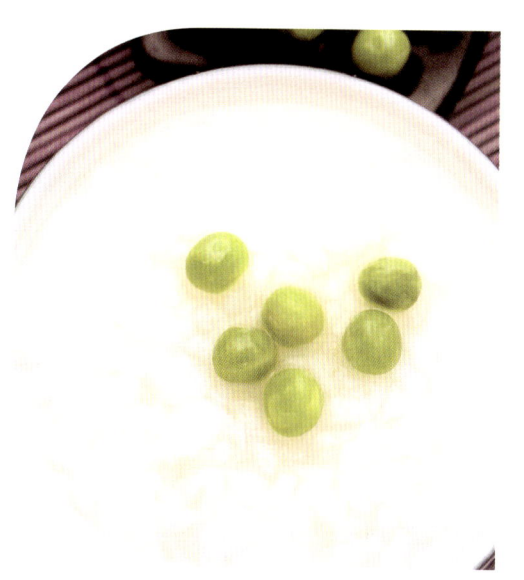

第五章 产后坐月子的饮食

★ 汤类

猪蹄通草汤

材料：猪蹄1只，通草3克。

做法：
① 猪蹄、通草，加入1500克水中，放入锅（砂锅为佳）内共煮。
② 先用大火，水开后改小火，煮1只猪蹄，连续吃3～5天。

Tips：因猪蹄含丰富的蛋白质和脂肪，有较强的补血、活血作用。通草可利水通乳汁。二者配伍，对新妈妈有康复身体，通乳之功效。

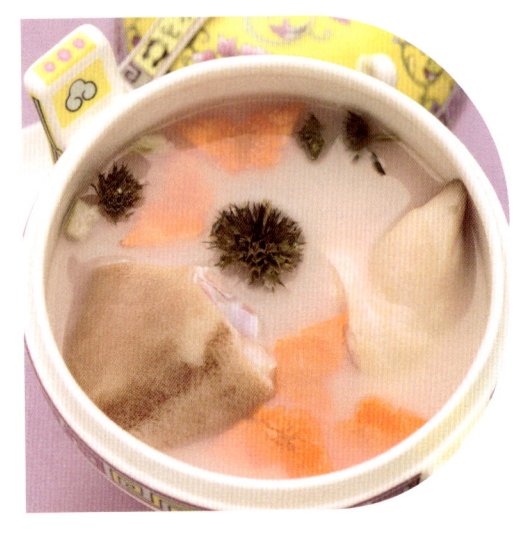

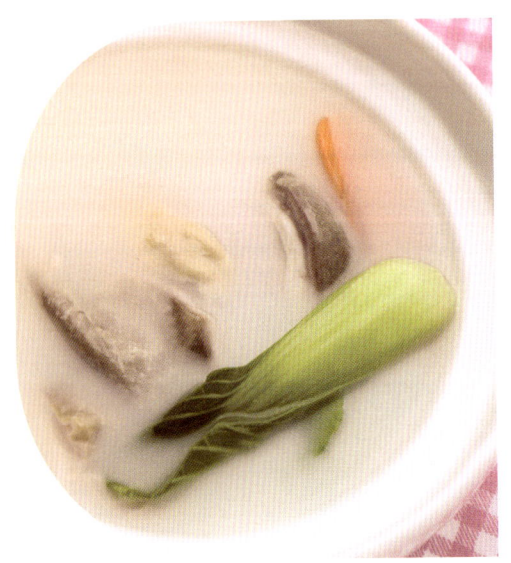

清炖猪肚汤

材料：猪肚150克，芝麻油、碱灰各10克，熟猪油30克，鸡精2克，盐3克，葱白5克。

做法：
① 猪肚用碱灰和芝麻油混合搓揉5分钟，搓揉出黏液后用清水洗3～4遍，洗净后放入沸水锅中煮半小时，捞出，再用清水冲洗。
② 将猪肚切成3厘米宽的片，葱白切段，姜拍破。
③ 将锅放在大火上，倒入熟猪油烧热，放入葱、姜、肚片爆炒，加盐。再将肚片装入砂锅内，放足清水，中火煨至猪肚烂时放入鸡精即成。

Tips：此粥肉嫩味鲜，爽口，有通经下乳作用，适于产后乳少者食用。

木耳荸荠带鱼汤

材料：带鱼1条，荸荠10只，木耳60克，盐5克，姜片12克，葱段4条，胡椒粉适量。

做法：
① 将带鱼剖洗干净，去掉头、尾，切成段，荸荠去皮，木耳切片备用。
② 在锅内倒入食用油，放入带鱼用中火煎香，捞起滤油。再放入荸荠、木耳、姜片、葱段煲2小时后，加入少量胡椒粉即可。

Tips：此汤含有丰富的蛋白质、脂肪、碳水化合物等，具有补虚损、益胃气的功效。新妈妈常食能摄入更多的营养成分，有利于健身。

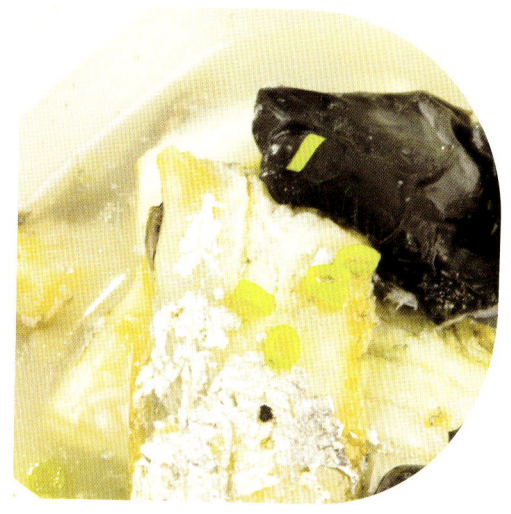

艾叶羊肉汤

材料：羊肉300克，红枣10枚，盐1小匙，料酒1大匙，水3~4杯，姜2~4片，艾叶40克。

做法：
① 姜去皮，切片，羊肉洗净，切成3厘米见方小块，放入滚水中汆烫，捞出备用。
② 艾草、羊肉、姜片、红枣放入电锅内，锅中加入盐和料酒，外加2杯水，炖煮至开关跳起即可。

Tips：艾叶可除寒湿、充气血。羊肉性温和，富含蛋白质，热量高，能促进血液循环，增暖御寒，促进母体乳汁的分泌。

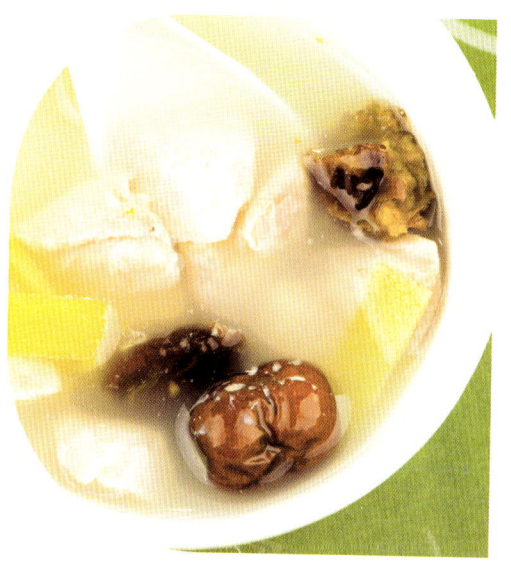

第五章
产后坐月子的饮食

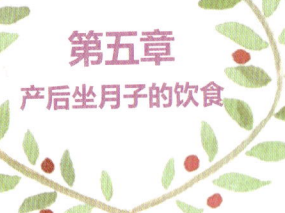

木瓜花生排骨汤

材料： 排骨180克，花生120克，木瓜1个，盐适量。

做法：
① 木瓜去皮、核，切块，排骨洗净，切块，花生用热水浸泡，洗净去皮。
② 烧热油锅，下入排骨爆香盛出。
③ 锅内烧开适量清水，把全部用料放入锅内，煲至各料烂熟，调味即可。

Tips： 木瓜性温，不寒不燥，其中的营养素容易被皮肤直接吸收，有润肺的功能。木瓜酶对乳腺发育很有益，催奶的效果明显，乳汁缺乏的新妈妈食用能增加乳汁。

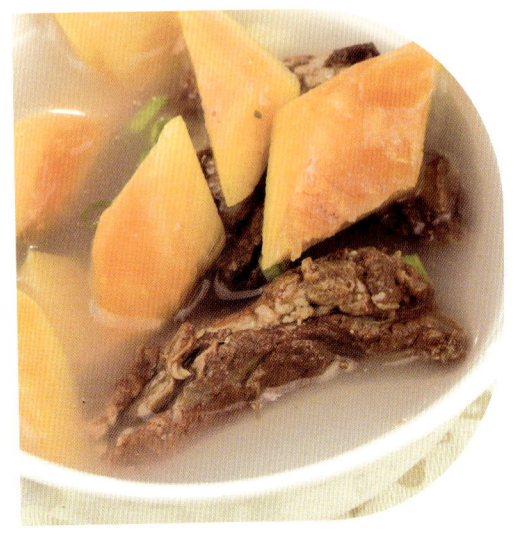

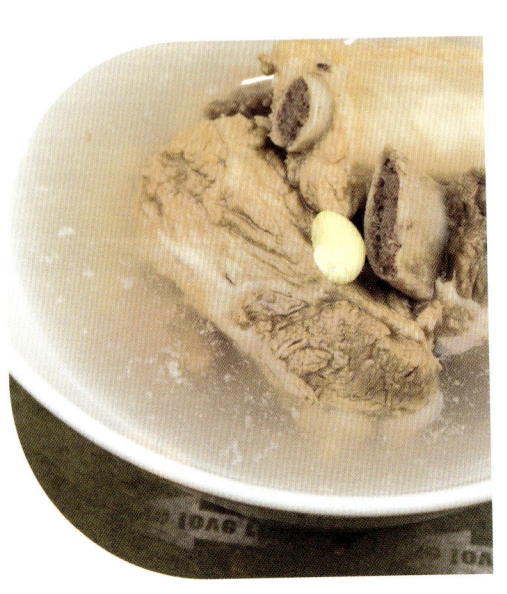

黄豆排骨汤

材料： 黄豆120克，猪排骨300克，盐适量。

做法：
① 把猪排骨洗净，切成小块。
② 将黄豆拣去杂质，用温水浸软，洗净。
③ 将煮锅洗净，置于火上，加清水适量，大火煮沸，把黄豆、猪排骨放入锅内，加盖，开后转为小火煲3小时后，点入盐调味即可。

Tips： 本汤有利于新妈妈健脾开胃，清热利尿。患有皮肤疥癣者忌食虾肉。

产后坐月子 42 天
Chan Hou Zuo Yue Zi
42 Tian

黑豆排骨汤

材料：黑豆 65 克，小排骨 120 克，姜 3 片，酒 1 大匙，盐 1 小匙。

做法：

① 黑豆用冷水泡半小时至软，然后沥干。
② 排骨洗净，汆烫后去血水再冲净。
③ 将水烧开，先放排骨及姜片炖 30 分钟，再放入黑豆同煮。
④ 加入调味料拌匀，即可熄火盛出食用。

Tips：此汤能够补充新妈妈所需的铁质、胡萝卜素、维生素 A、叶酸和蛋白质。

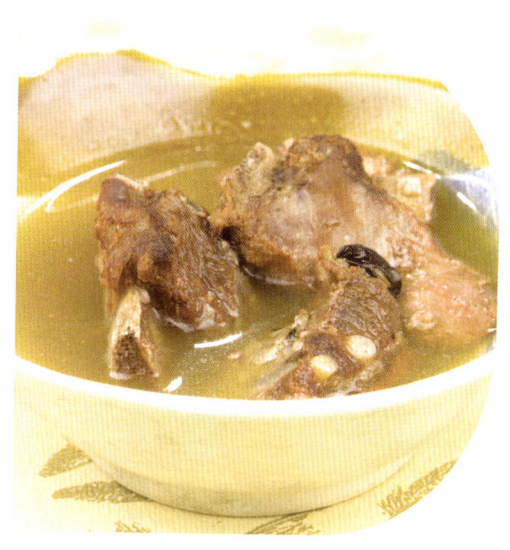

菊花猪肝汤

材料：杭白菊数朵，猪肝 110 克，嫩姜数片。

做法：

① 猪肝洗净后切片，嫩姜切丝，备用。
② 杭白菊洗净备用。
③ 锅中放入清水，将杭白菊放入煮片刻，再放入猪肝和嫩姜同煮。
④ 沸腾后，用小火再煮 20 分钟，调味即可。

Tips：杭白菊具有清热解毒的作用，此款菊花猪肝汤适合内热较重的新妈妈补铁食用。

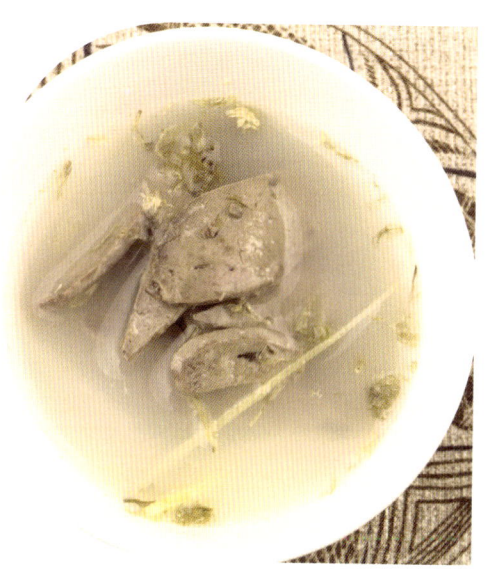

第五章
产后坐月子的饮食

★ 青菜类

清拌苦瓜丝

材料：苦瓜300克，芝麻油1小匙，盐、白糖、鸡精、辣椒油各1/2小匙，蒜10克。

做法：
① 将苦瓜洗净去瓤，切成丝，先放入开水中焯一下，再放入凉开水中过凉后捞出。
② 蒜切碎备用。
③ 将苦瓜丝挤去水分，放入盘内，加入盐、鸡精、白糖、芝麻油、辣椒油、蒜末，拌匀即成。

Tips：苦瓜有明显的降血糖作用，经常食用能提高人体免疫力，可防癌抗癌，清热去火，明目解渴，益精补气。

拌白菜土豆丝

材料：白菜100克，土豆150克，红辣椒5克，五香粉1小匙，鸡精、醋、酱油、盐各1/2小匙，植物油2小匙，蒜、葱各5克。

做法：
① 将白菜洗净，切成细丝，土豆洗净去皮，切丝备用，红辣椒洗净切丝。
② 将植物油倒入锅内烧热备用，葱去皮切丝，蒜切末。
③ 将白菜丝、土豆丝用开水焯一下，沥干水分后同红辣椒丝、盐、鸡精、蒜末、葱丝、醋、酱油、五香粉、熟油拌匀，装盘即可。

Tips：本品清淡可口，产后食欲不振的新妈妈可经常食用。

肉末烩小水萝卜

材料：瘦猪肉、小水萝卜各100克，植物油1小匙，盐、青蒜、水淀粉各少许。

做法：

① 将猪肉剁成碎末，小水萝卜洗净，切成1厘米见方的丁，用开水烫一下。

② 将油放入锅内，热后先煸葱及肉末，投入小水萝卜炒匀，加水烧开，待将熟放入盐、青蒜，用淀粉勾芡即可。

Tips：本品清淡可口，瘦肉含有丰富的锌、铁等营养元素，对产后滋补具有良好的功效。

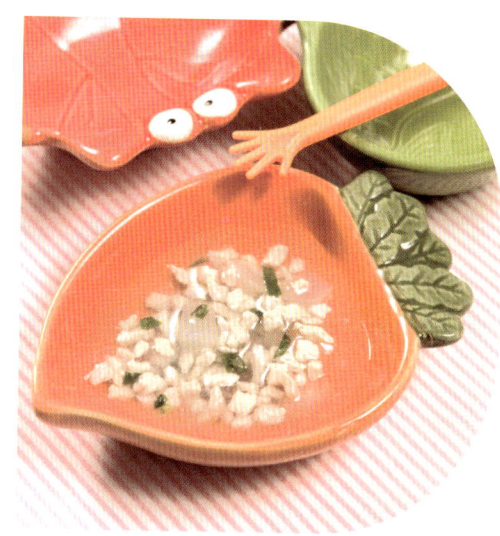

柴香豆腐

材料：盒装豆腐1盒，柴鱼片（明太鱼片）30克，鸡蛋1/2个，淀粉适量，酱油、蒜末各1小匙，芝麻油1/2小匙。

做法：

① 鸡蛋打散成鸡蛋液，豆腐切大块，裹上淀粉、鸡蛋液及柴鱼片。

② 起油锅，放豆腐，炸至金黄时捞出，食用时蘸酱汁即可。

Tips：豆腐有抗氧化的功效，如果新妈妈经常食用可有效地保护血管系统，还能预防骨质疏松。

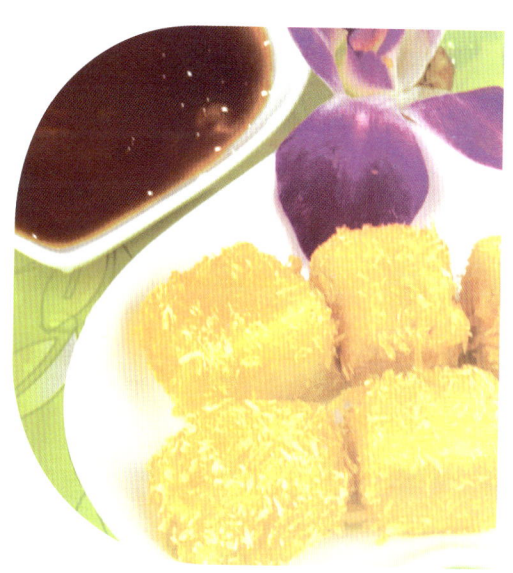

第五章
产后坐月子的饮食

★ 肉类

姜葱蒜炒蟹

材料：花蟹 500 克，姜 30 克，葱 25 克，蒜蓉 2 克，红椒粒 5 克，白糖、盐、植物油、生抽、胡椒粉、芝麻油、料酒各适量。

做法：
① 将姜去皮、洗净，切薄片，葱洗净、切段。
② 将蟹剖开、洗净、切块，放入热油中炸至八成熟，捞出，沥净油。
③ 锅置火上，放油烧热，爆香蒜蓉、姜片及葱段，把蟹肉回锅，加入料酒、白糖、盐、生抽、胡椒粉及红椒粒炒匀，加盖焖约 3 分钟至蟹熟，淋入芝麻油即可。

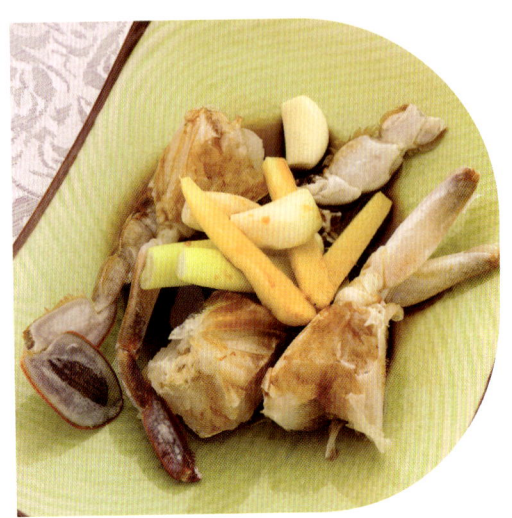

炒黄花猪腰

材料：黄花菜 50 克，猪腰 500 克，植物油、葱、姜蒜、盐、白糖各适量。

做法：
① 将猪腰切开，剔去筋膜腺腺，洗净，切成腰花块，黄花菜用水泡发，撕成小条。
② 炒锅入油烧热，先煸炒葱、姜、蒜，再爆炒猪腰，至变色熟透。
③ 加入黄花菜、盐、白糖煸炒片刻勾芡即可。

Tips：此道菜养血平肝，补肾通乳，适用于肾虚腰痛，耳鸣，新妈妈乳少等。

鲫鱼炖蛋

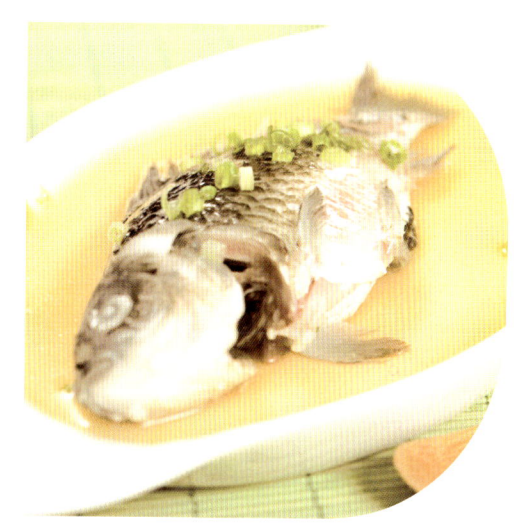

材料：鲫鱼 2 尾（500 克），鸡蛋 1 个，盐 1 小匙，植物油 3 小匙，姜丝 5 克。

做法：

① 将鲫鱼去鳞、鳃、内脏，用清水洗干净，在鱼身两侧划几道斜刀花。

② 煲置火上，放入适量清水，大火烧开，下鲫鱼及适量盐，烧 1 分钟，连汤一同盛入碗内，备用。

③ 鸡蛋磕入碗内，加清水、盐搅打均匀，上笼蒸至凝固取出，随即将鲫鱼放上，浇入煮鱼原汤，撒上姜丝，淋上植物油，再放蒸笼里，上火蒸 5～10 分钟即可。

金针炖猪蹄

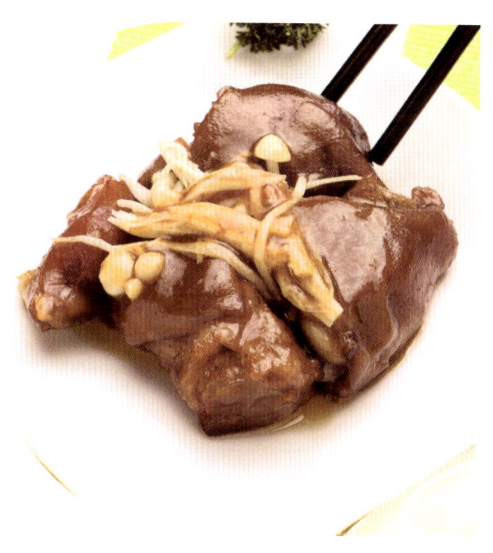

材料：猪蹄 2 只，金针菜 100 克，冰糖 30 克。

做法：

① 将金针菜用温水浸泡半小时，去蒂头，换水洗净，切成小段，待用。

② 把猪蹄洗净，用刀斩成小块，放入砂锅内，再加清水适量，置于大火煮沸，加入金针菜及冰糖，用小火炖至猪蹄烂时即可食用。

Tips：此汤具有养血生精、壮骨益骨、催奶泌乳的功效，对新妈妈乳汁分泌有良好的促进作用。

第五章
产后坐月子的饮食

★ 饮品

芦荟菠萝苹果汁

材料：芦荟1小段，苹果1个，菠萝1/2个，胡萝卜1根。白糖适量。

做法：
① 将芦荟洗净，切成小块，苹果洗净后切小块，菠萝去皮切小块，胡萝卜切条状。
② 将材料一起放入果汁机中榨汁。
③ 将白糖放入杯中，把榨好的汁倒入杯中，加凉水搅匀即可。

Tips：此汁具有润肠通便的功效。

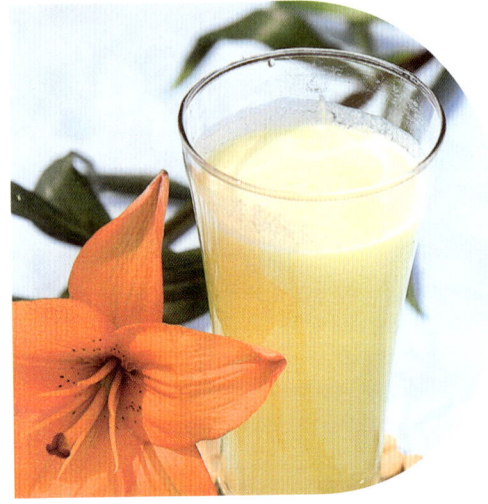

优格麦果泥

材料：木瓜100克，红枣10枚，葡萄干15克，欧式早餐谷片，优格5大匙。

做法：
① 首先将木瓜去皮、去籽，切成细块与红枣一起泡水沥干后，切瓣放入盘中。
② 再将葡萄干用冷水泡过沥干，放在盘中。
③ 添加欧式早餐谷片，淋上优格即可。

Tips：利用优格减肥一定要食用不含糖分的优格，最好是食用脱脂鲜奶制作的优格。在吃饭前空腹饮用200毫升的优酪乳，或是吃一份添加优格的蔬菜水果沙拉，然后再吃一般的正餐。

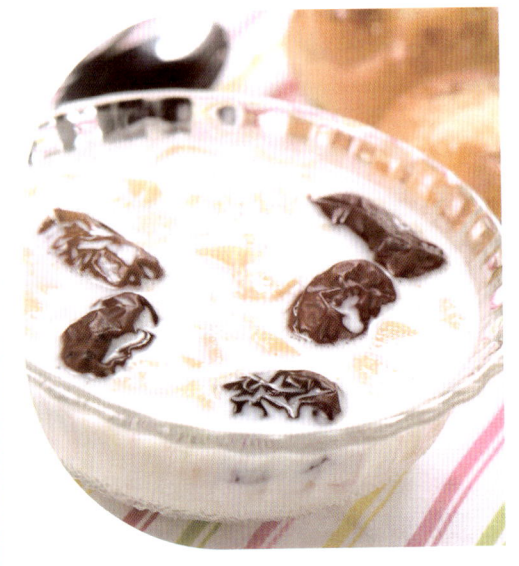

生菜苹果汁

材料：生菜200克，苹果1个，蜂蜜、鲜柠檬汁各1小匙。

做法：
① 将生菜择洗干净切成细块，苹果去掉皮，也切成细块，一同放入果汁机中。
② 加入蜂蜜、纯净水、柠檬汁一起打匀即可饮用。

Tips：生菜汁味道清新并且略带苦味，可刺激消化酶分泌，增进食欲，促进各消化器官发挥正常的功能，还有助于帮助睡眠，生菜中膳食纤维和维生素C较白菜多，有消除多余脂肪的作用。

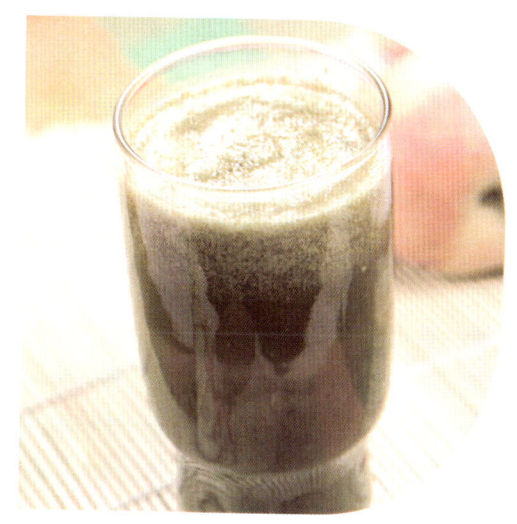

柠檬汁拌水果

材料：苹果、梨各100克，柠檬汁20克，蜂蜜1小匙。

做法：
① 将苹果、梨去掉皮、核，清洗干净，切成小块，放到盘中。
② 将柠檬汁和蜂蜜倒入碗中，搅匀成柠檬蜜汁。
③ 将柠檬蜜汁淋入苹果、梨块上，拌匀即可。

Tips：苹果中的维生素C是心血管的保护神，胶质和矿物质可以降低胆固醇，特有的香气可以缓解压力过大造成的不良情绪，还有提神醒脑之功能。苹果可以养颜除斑，使肌肤润泽有弹性。

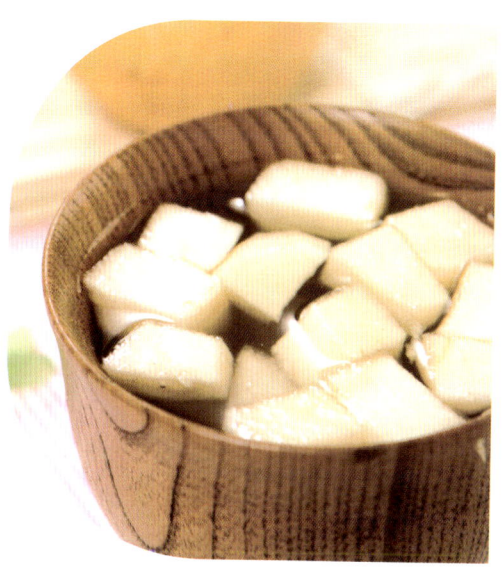

第五章
产后坐月子的饮食

产后 35～42 天：瘦身可以着手做了

★ 主食类

菊花粥

材料：菊花 15 克，粳米 100 克。

做法：
① 将菊花去蒂，晒干，磨成细粉备用。粳米淘洗干净。
② 坐锅点火，锅内加入清水，放入粳米，先用大火煮开，再改用小火熬煮。
③ 待粥将黏稠时，加入菊花，再用小火煮 1～2 分钟即可食用。

Tips：菊花含有丰富的氨基酸、胆碱、水苏碱和维生素等物质。菊花的气味清香，凉爽舒适，与粳米煮粥，借米谷之性而助药性。

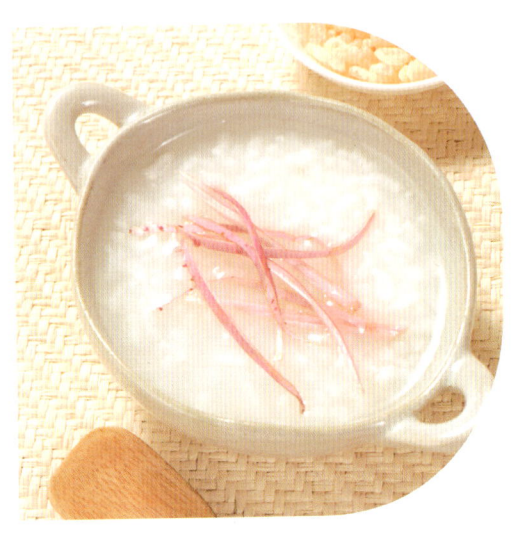

补气润肤鲜鱼粥

材料：粳米 100 克，鲑鱼片 50 克，盐 1/2 小匙，黑胡椒、葱花各 1 小匙，螃蟹高汤 100 毫升。

做法：
① 把粳米淘洗干净，沥干。
② 将螃蟹高汤加热煮沸，放入粳米继续煮至滚开的时候稍微搅拌，改为小火熬煮 40 分钟，加入盐进行调味。
③ 把鲑鱼片放入碗中，倒入滚烫的粥，撒上葱花、黑胡椒拌匀即可食用。

Tips：鲑鱼可促进人体对钙的吸收，所含的维生素能促进血液循环；螃蟹含有丰富的B族维生素及钙、磷、铁等矿物质。此粥不仅味道鲜美，还能保养肠胃，补充元气，尤其适合产后调养、滋补。

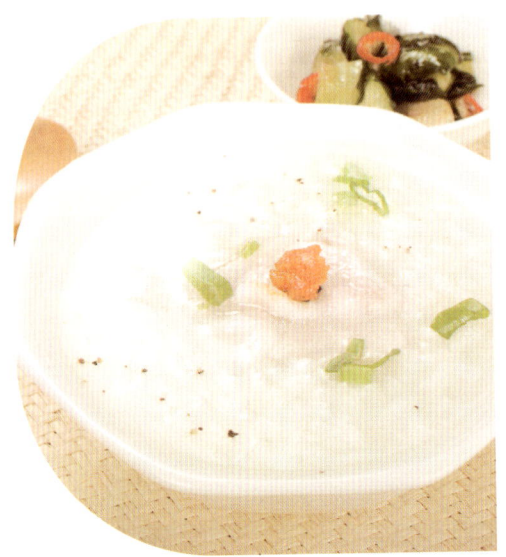

竹笋肉粥

材料：冬笋、大米各100克，猪肉末50克，盐1/2小匙，姜末5克，芝麻油3大匙。

做法：

① 将冬笋切细丝汆烫后投凉，热锅放入芝麻油。

② 下猪肉末煸炒一会儿后，加入冬笋丝、姜末、盐，翻炒使其入味，盛入碗中备用。

③ 将洗干净的大米熬粥，等到粥将熟时加入碗中备料，稍煮即可食用。

Tips：竹笋肉粥具有清肺的功效，竹笋中含有的纤维素更有助于消减腹部脂肪，并且还可以有效改善痰热咳嗽、水肿等。此粥清淡爽口，可增进新妈妈的食欲。

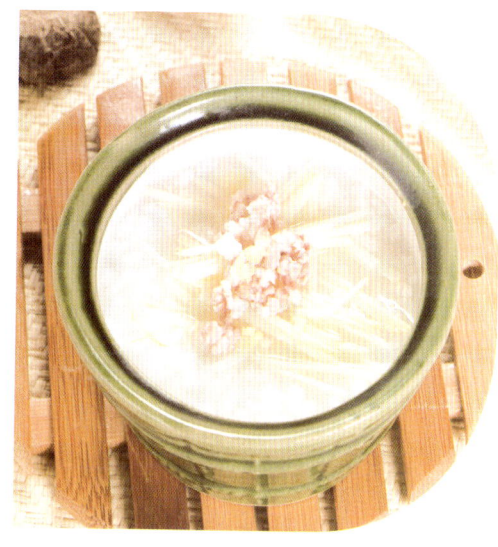

枣泥包子

材料：面粉500克，红枣300克，鲜酵母10克，白糖、芝麻油各适量。

做法：

① 将面粉、酵母用清水和成面团，盖上湿布，静置发酵。

② 红枣用清水洗净，入屉蒸熟，取出，放入盆内，去掉枣核，再放入锅中焖煮至烂，取出捣成细泥，倒入炒锅内，加入白糖，拌炒至糖溶化，加入芝麻油拌匀，倒出晾凉，即成枣泥馅。

③ 将发好的面团揉好，搓条下剂，擀成圆皮，包入枣泥馅，入笼蒸熟即可。

Tips：此包子有益气养血、健脾和胃的功效，适宜新妈妈食用，常食滋补效果尤其显著。

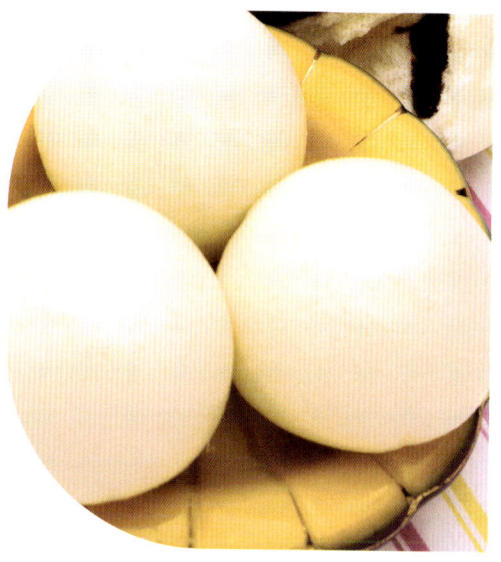

第五章
产后坐月子的饮食

五彩果醋蛋饭

材料：熟米饭 200 克，鸡蛋 1 个，莴笋 200 克，香菜 25 克，青豆 100 克，番茄 40 克，小麦面粉 30 克，醋 1 小匙，植物油 40 克，盐、胡椒粉各 1/2 小匙，冰糖 15 克。

做法：
① 鸡蛋、冰糖、果醋、盐制成果醋酱备用。
② 将莴笋去掉皮切成小片，将青豆洗干净，将两者用开水烫熟。
③ 番茄洗净，切成块，香菜洗净切段。
④ 将炒锅注油烧热，下入米饭，放入果醋酱翻炒，等米饭被果醋酱包匀后，放入莴笋片、青豆粒、番茄翻炒片刻，出锅，撒香菜段即可。

Tips：本品色泽鲜美，可帮助产后新妈妈增进食欲、解疲劳。

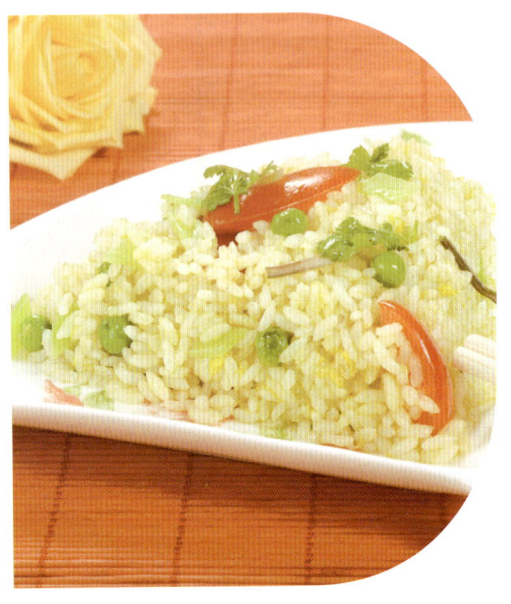

虾皮香芹燕麦粥

材料：燕麦 150 克，虾皮 20 克，芹菜 50 克，盐 1/2 小匙，芝麻油 1 小匙。

做法：
① 燕麦洗干净，芹菜择洗干净，切成小丁。
② 坐锅点火，锅中倒入适量清水，放入燕麦，用大火煮开后，放入虾皮，再用小火煮直至软烂。
③ 加入盐进行调味，撒上芹菜丁后，再淋上芝麻油即可食用。

Tips：虾皮营养价值高，油脂含量少，搭配燕麦食用，可通血脉、调理肠道、消除肠热与便秘等症状，同时具有增强体力的作用，可使新妈妈的身体尽快恢复。

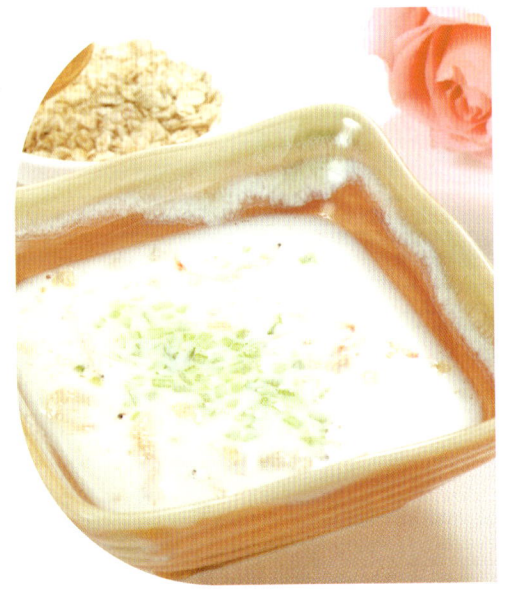

紫苏麻仁粥

材料：紫苏子、麻仁 20 克，大米 200 克。

做法：
① 将紫苏子、麻仁捣烂后加水浸搅。
② 取汁放入锅内，加淘洗干净的米熬粥食用。

Tips：下气导滞，润肠通便，益气健胃，适用于产后便秘。较单用麻子仁效果要好，对兼有腹中气胀的新妈妈更为适宜。

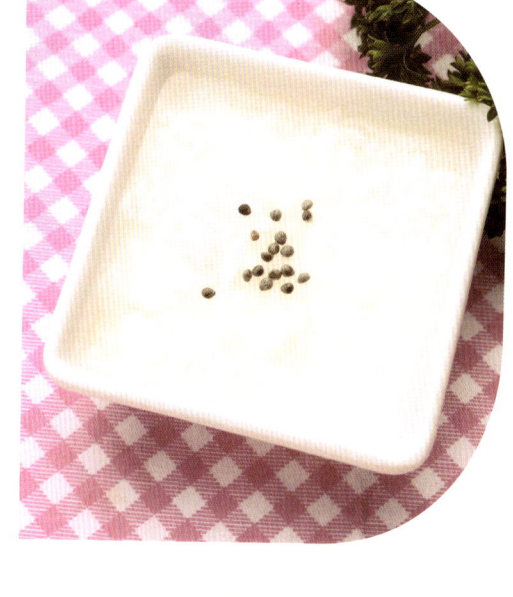

猪血鱼片粥

材料：猪血 500 克，净鲩鱼肉、大米各 250 克，干贝 25 克，腐竹 50 克，姜丝、料酒、酱油、盐、胡椒粉、芝麻油各适量。

做法：
① 将猪血洗净，削去上层浮沫及下层沉淀、杂物，切成小方块。
② 鲩鱼肉洗净，切成薄片，放入碗内，加入料酒、酱油、姜丝拌匀。
③ 干贝用温水浸软，撕碎，大米淘洗干净，腐竹浸软，撕碎。
④ 锅置火上，放入清水、大米、干贝、腐竹，熬煮至粥将成时，加入猪血，煮至粥成，再放入鲩鱼片、盐，再沸时撒上葱花、胡椒粉，淋入芝麻油即可。

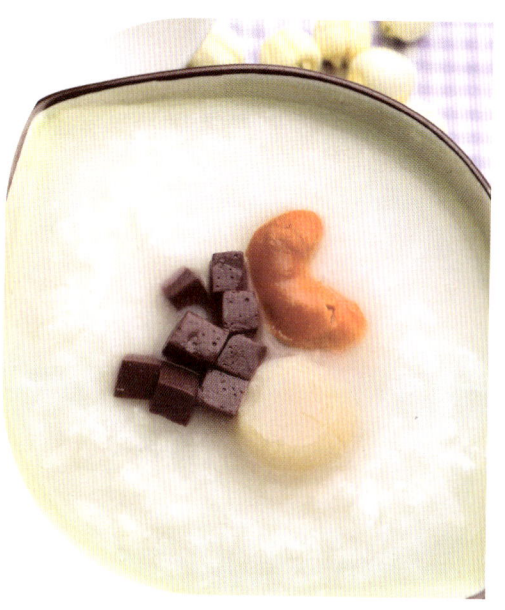

第五章
产后坐月子的饮食

蛋皮饭包寿司卷

材料：鸡蛋 50 克，生菜 30 克，苹果 1/2 个，火腿片 10 克，芦笋 20 克，粳米饭 100 克，橄榄、鸡粉各 1/4 小匙，米醋 2 小匙，白糖 1 小匙。

做法：
① 将鸡蛋去壳与调料搅匀，用平底不粘锅以小火煎成蛋皮。
② 将生菜切成碎丝，苹果、火腿片切成条，芦笋汆烫后，滤干切成段。
③ 粳米饭与鸡粉拌匀，在寿司卷上铺保鲜膜再放上粳米饭、蛋皮，铺平后再铺上生菜丝，摆上苹果条、火腿肉条、芦笋段，卷起压紧成圆柱状切段即可食用。

Tips：苹果含有较多的钾，较少的钠，可降低血压。

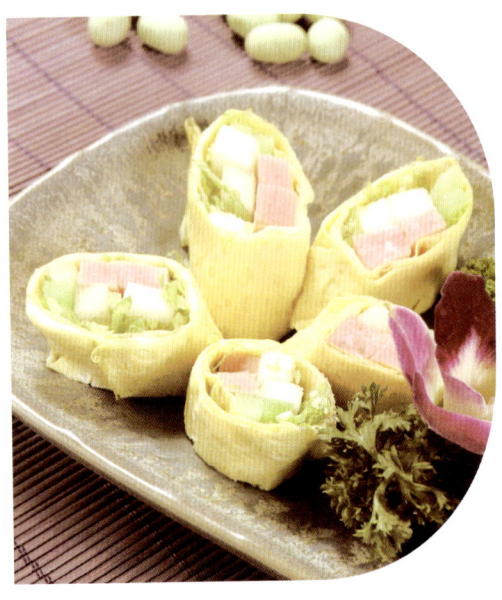

山药萝卜粥

材料：粳米 100 克，山药 300 克，白萝卜 1/2 个，水 10 杯，盐、胡椒粉各 1 小匙，香菜末 1 小匙。

做法：
① 将粳米淘洗净沥干、山药和白萝卜均去皮洗净切成小块。
② 锅中加 10 杯水煮开，放入粳米、山药、白萝卜稍微搅拌，至再次滚沸时，改小火熬煮 30 分钟。
③ 加入胡椒粉、盐拌匀，撒上香菜末即可。

Tips：山药对于新妈妈丰胸、肌肤防皱有很好的效果。萝卜则有利尿瘦身消肿功效。

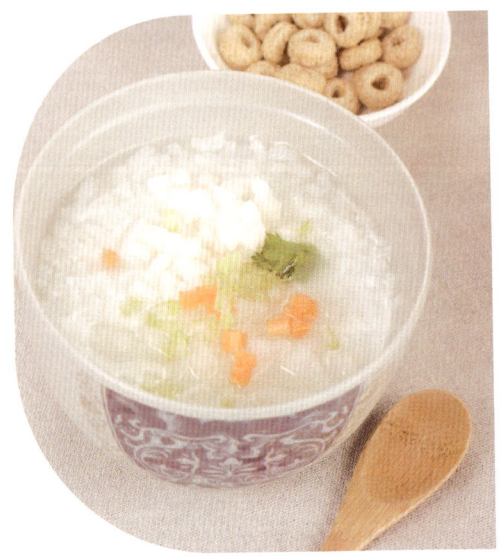

女贞子粥

材料：女贞子适量，粳米 100 克，蜂蜜 1 小匙。

做法：

① 将女贞子用水洗干净，装入纱布袋。粳米淘洗净。

② 坐锅点火，放入女贞子药袋，加水和粳米煮成粥，再加适量蜂蜜搅匀即可食用。

Tips：本品滋补效果不错，可延缓衰老、旺盛精力，又可舒缓神经痛，强壮筋骨。

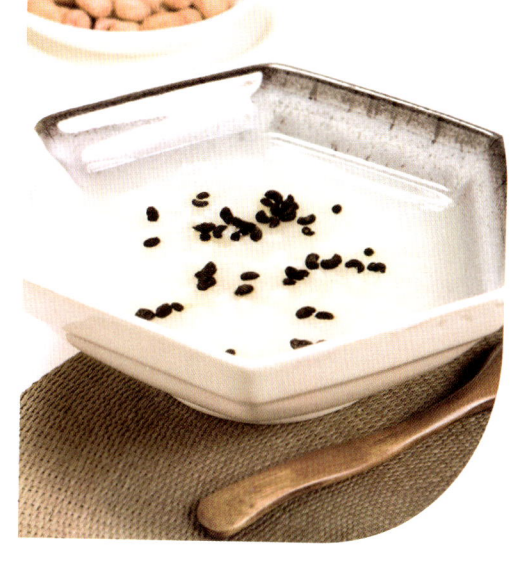

健美牛肉粥

材料：大米 100 克，牛里脊 150 克，芹菜末 2 大匙，牛骨高汤 10 杯，盐 1 小匙，黑胡椒 1/2 小匙。

做法：

① 大米洗净沥干，牛里脊洗净切成细丝。

② 牛骨高汤加热煮沸，放入大米和牛里脊续煮至翻滚时稍微搅拌，改小火熬煮 30 分钟，加盐味。

③ 在粥里撒上黑胡椒、芹菜末即可食用。

Tips：牛肉含丰富的肌氨酸，比任何其他食物都高，对增长肌肉、增强力量有特别的功效。

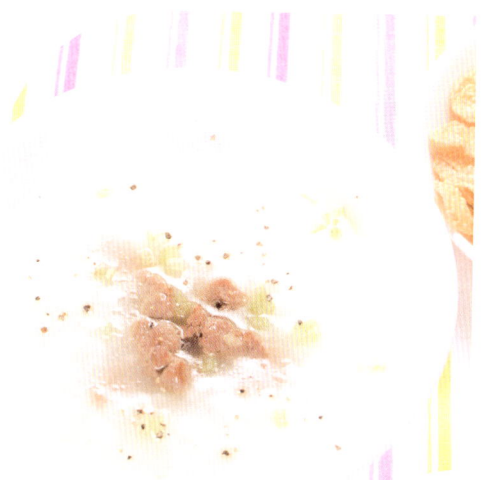

第五章
产后坐月子的饮食

★ 汤类

鲜蘑豆腐汤

材料：嫩豆腐150克，鲜蘑100克，芝麻油1小匙，葱花15克，盐、鸡精各1/2小匙，植物油2大匙，素高汤1碗。

做法：
① 将嫩豆腐洗干净，用沸水烫过后，切成小薄片，鲜蘑洗干净，切成小丁。
② 将锅架在火上，放油烧至六成热，下一半葱花爆出香味后，加入鲜蘑丁煸炒几下，然后倒入素高汤，烧开后下入豆腐片和盐，再烧开，放入鸡精，撒上另一半葱花，淋上芝麻油，盛入碗内即可食用。

Tips：此菜蛋白质丰富，适合产后调养、改善肤质，同时含有粗纤维，可保持体内水分平衡。

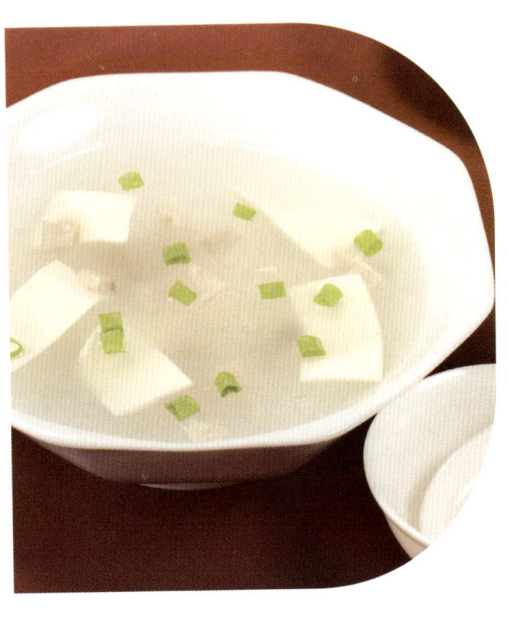

白糖豆浆

材料：黄豆100克，白糖50克。

做法：
① 将黄豆择洗干净，浸泡7小时（夏季4小时），捞出后放入豆浆机中榨成汁。
② 将制好的豆浆倒入碗中，加入白糖搅动，稍煮一会儿即可食用。

Tips：益气益血、健脾宽中、下气利肠、润燥消水，对于气血虚弱、消化不良、产后水肿、小便不利亦有治疗作用。因其含蛋白质较高，故对于产后虚弱者是一种良好的补益食品。

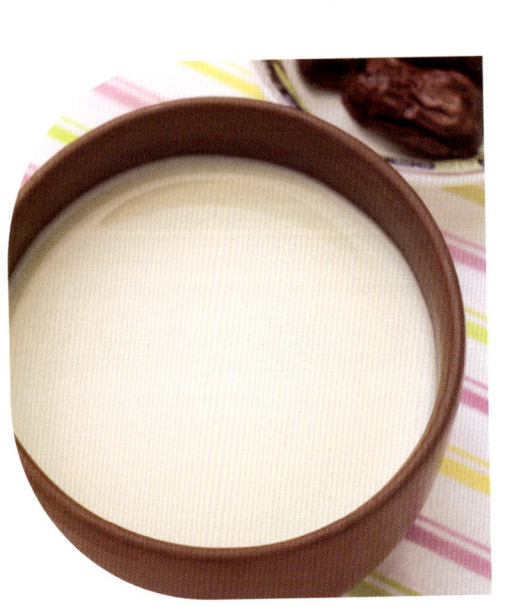

豆腐皮蛋汤

材料：豆腐300克，皮蛋150克，油菜50克，虾米10克，小葱5克，姜15克，盐4克，鸡精2克，大蒜、芝麻油各10克。

做法：
① 豆腐、青菜、皮蛋切条，葱、姜切丝，蒜切片。
② 锅内放入葱、姜、蒜，加鲜鸡汤上火烧开。
③ 下入豆腐条，加盐烧透入味。
④ 再下入皮蛋，小火烧开，撇去浮沫。
⑤ 下入油菜烧开至熟，加鸡精、芝麻油、虾米即成。

Tips：此汤对产后清热消炎、养心养神、滋补调养很有益处。

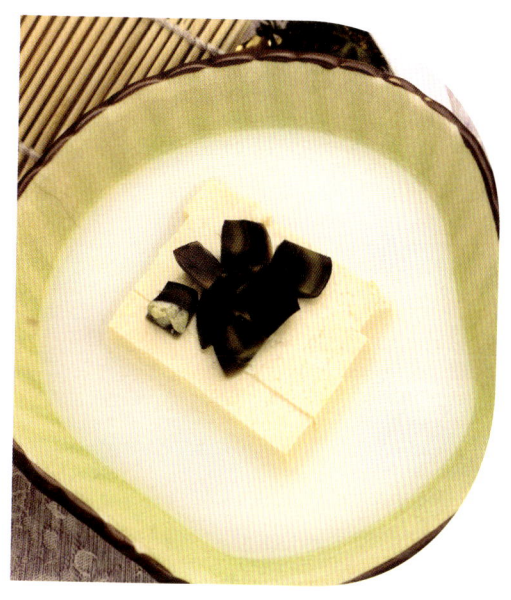

葱白鸡蛋汤

材料：连须葱白30克，生姜、淡豆豉各10克，鸡蛋1个，料酒、芝麻油、鸡精、盐各适量。

做法：
① 将葱白洗净，切成小段，生姜洗净，切成细丝，鸡蛋磕入碗中，搅打均匀成蛋液。
② 锅置火上，加适量清水煮沸，放入葱白、豆豉、盐，淋入蛋液，至蛋熟后点入鸡精、芝麻油即可。

Tips：此汤具有解表和中、发散风寒的作用。可用于防治产后风寒感冒、头痛等症。

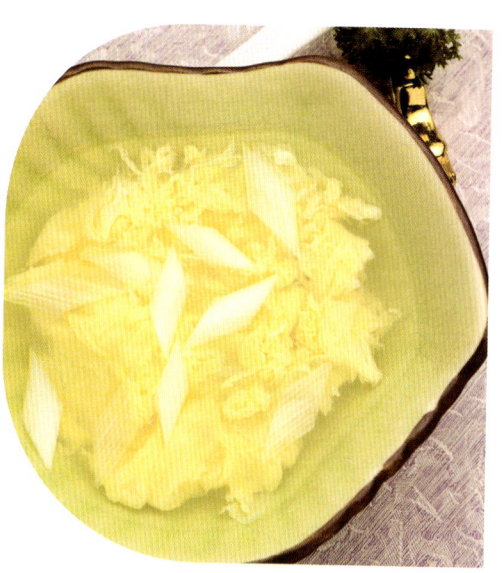

第五章
产后坐月子的饮食

柠檬鸭汤

材料：鸭子1只，鲜柠檬1个，姜3片。

做法：
① 柠檬洗净，切薄片，将鸭去除内脏，切除鸭尾。
② 将光鸭放入开水锅中煮7分钟，取出洗净。
③ 锅内加适量清水烧开，放入姜片、鸭，大火煲翻滚后，改用小火煲2小时，将柠檬片放入，再煲半小时，放入盐、白糖拌匀调味即可。

Tips：本汤可健脾开胃。经常食用柠檬可防治心血管疾病，有强身健骨、美白肌肤的功效。

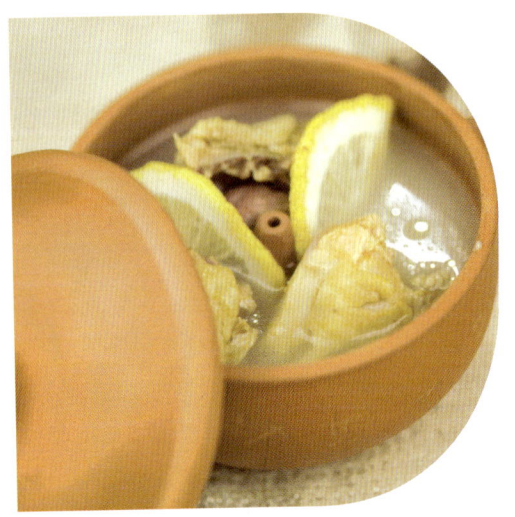

白芷菠菜羊肝汤

材料：菠菜250克，羊肝200克，白芷末2克，芝麻油、盐、鸡精各适量。

做法：
① 将菠菜择洗干净，切段，羊肝洗净，切片，放入碗中，加入白芷末、芝麻油、盐，拌匀腌渍，备用。
② 锅置火上，加适量清水煮沸，放入羊肝、菠菜，煮熟时加入鸡精、盐调味即可。

Tips：此汤鲜香，清淡。白芷有发表散风寒、止痛的作用。羊肝有益血、补肝、明目的作用。菠菜有养血、止血、补血的作用。此汤由羊肝、菠菜、白芷末煮成，具有养血止痛作用，适于产后血虚身痛者食用。

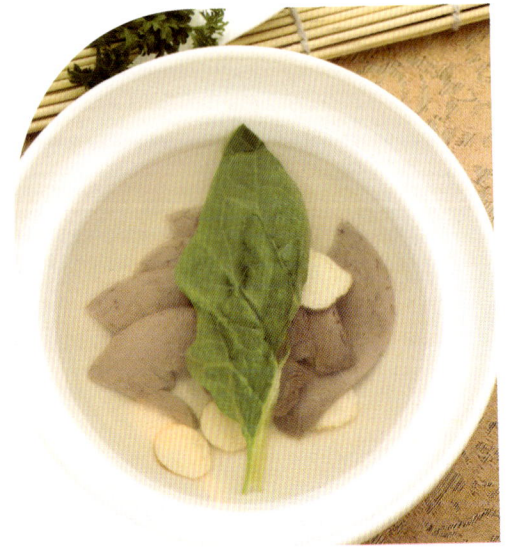

鱼头木耳汤

材料：木耳55克，草鱼头1个，油菜40克，冬瓜、熟猪油各110克，料酒、葱段、姜片、花生油、盐、鸡精、白糖、胡椒粉各适量。

做法：

① 冬瓜、油菜切片，木耳择洗干净。将鱼头刮净鳞，去鳃，洗净，在颈肉两面划两刀，放入盆内，均匀地抹上盐。

② 炒锅上火，放入猪油，下入鱼头，煎至金黄色，烹入料酒、调料，加盖用小火炖20分钟，最后放入冬瓜、木耳、油菜等即可。

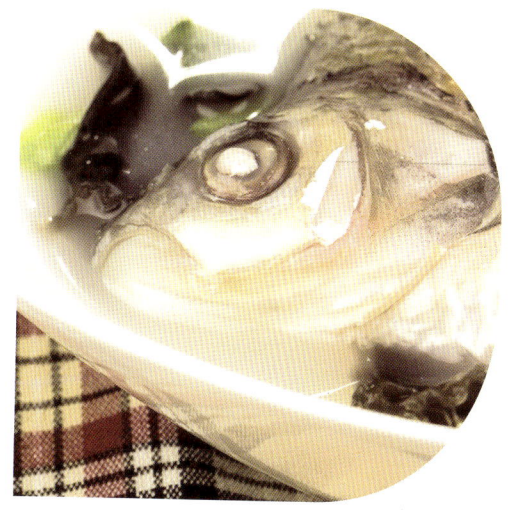

猪骨煲通草

材料：猪骨（腔骨、排骨、腿骨皆可）500克，通草6克，酱油少许。

做法：

① 将猪骨和通草一起放入1000毫升清水中，熬煮1~2小时。

② 熬成猪骨汤约1小碗，加入酱油，1次喝完。

Tips：猪骨有补气血、生乳作用，对新妈妈有通乳汁、补身体、促康复的功效。

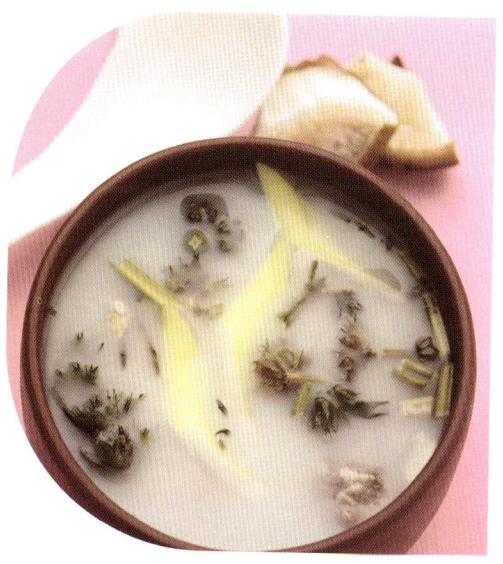

第五章
产后坐月子的饮食

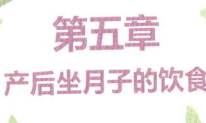

★ 青菜类

炒竹笋

材料：竹笋 250 克，瘦猪肉 20 克，红辣椒 15 克，植物油 3 大匙，芝麻油、鸡精各 1/2 小匙，酱油、蒜、葱各 2 小匙。

做法：
① 把竹笋剥开后切成长条。
② 把瘦猪肉切成丝。
③ 把辣椒切条，把葱切粒，蒜头切成末。
④ 将油锅烧热，先将葱、蒜末爆香。
⑤ 再放入竹笋、瘦猪肉丝、红辣椒翻炒。
⑥ 最后加入鸡精、酱油、芝麻油炒匀，即可入盘。

Tips：竹笋富含 B 族维生素及烟酸等营养素，具有低脂、低糖、多膳食纤维的特点，是新妈妈产后滋补的良好佳品。

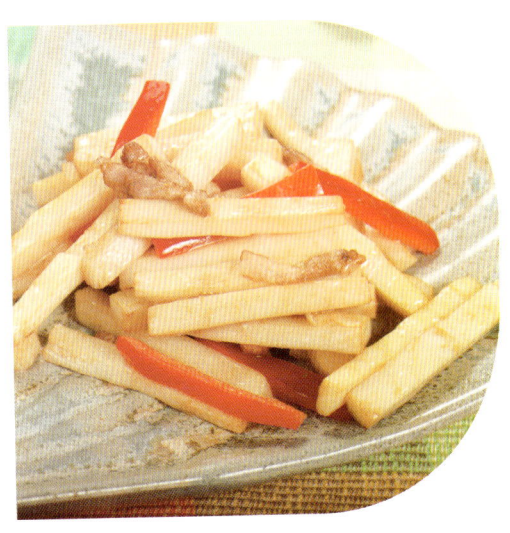

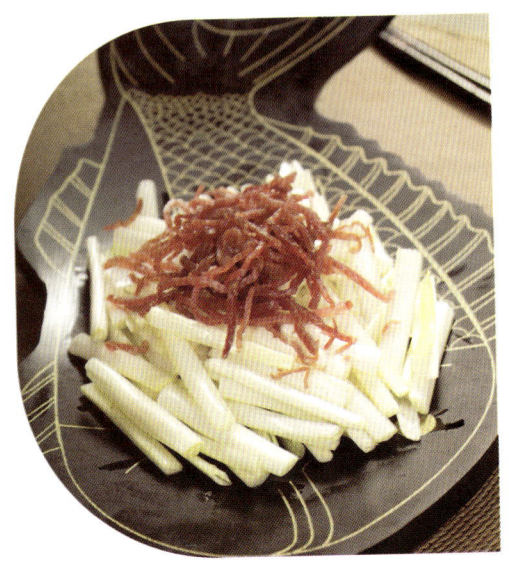

清炒韭黄

材料：韭黄 500 克，火腿 50 克，植物油 3 大匙，盐 1 小匙，鸡精 1/2 小匙。

做法：
① 将韭黄剥皮洗干净，把韭黄切成 3 厘米长的段。
② 将熟火腿切成 4 厘米长的细丝。
③ 坐锅点火，加油烧热后，放入韭黄急速煸炒，加入盐、鸡精、火腿丝炒匀即可。

Tips：韭菜含有多种人体所必需的维生素，火腿色泽鲜艳，香而不腻，美味可口，各种营养成分易被人体所吸收，具有养胃生津、益肾壮阳、固骨髓、健足力、愈创口等作用。

太阳豆腐

材料：豆腐1/6块，鸡蛋1个，芝麻油少许。

做法：

① 将豆腐在开水中焯后去除水分，放入研磨器中研碎。

② 将鸡蛋的蛋白、蛋黄分开，将蛋白与碎豆腐混合后加入少量水，向一个方向反复搅拌。

③ 将整个蛋黄放在中间，上锅蒸7～8分钟，再滴上几滴芝麻油即可。

Tips：增进新妈妈食欲不仅要从味道上下功夫，菜品的样式同样能够起到相同的作用。

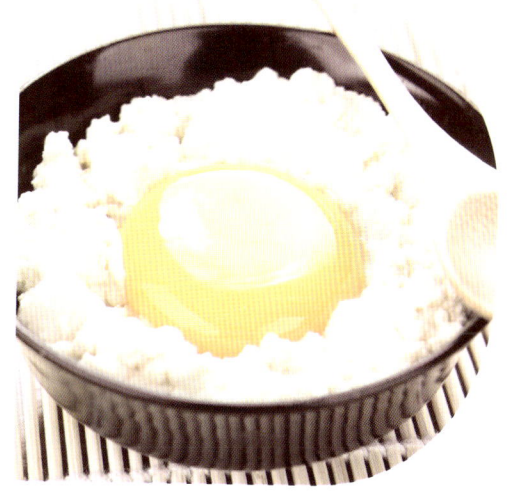

红焖豆角

材料：豆角250克，猪瘦肉150克，酱油、鸡精各1小匙，葱片、姜末、蒜片各少许。

做法：

① 豆角去筋洗净，抹刀切段，猪瘦肉切片。

② 炒锅加油，下入豆角，炸至半熟倒入漏勺，原锅留少许底油，用葱、姜、蒜炝锅，放入肉片煸炒至变色，再放入豆角，加调料添汤，盖上盘子，小火焖熟即成。

Tips：豆角营养丰富，富含钙、铁、磷及多种微量元素和多种维生素。常食可调理新妈妈消化系统功能。

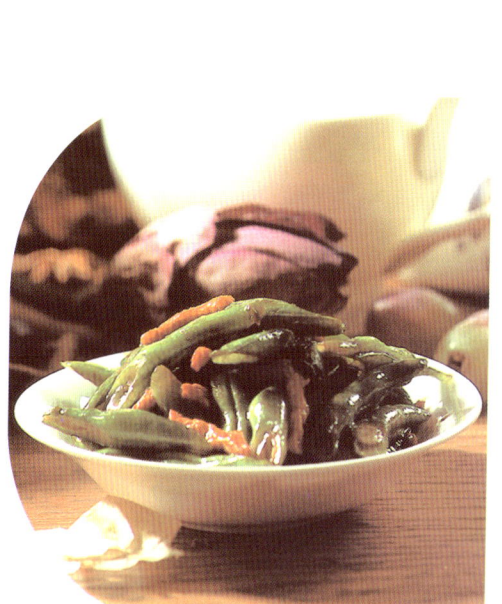

第五章
产后坐月子的饮食

醋拌木耳

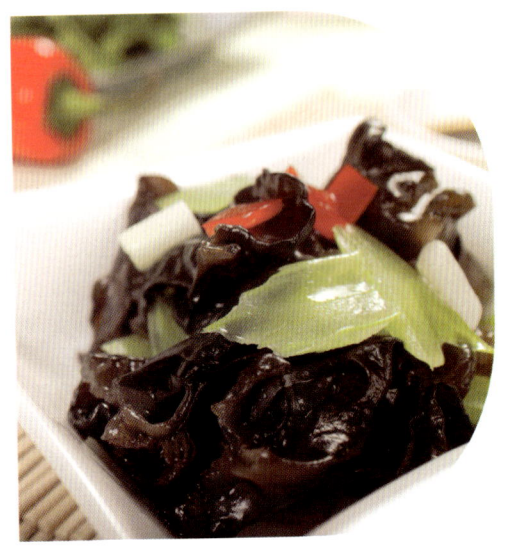

材料：水发木耳50克，芹菜200克，红辣椒30克，醋3大匙，白糖1大匙，盐2/3小匙，酱油1/2大匙，葱15克，高汤2大匙。

做法：
① 木耳用温水泡过后摘掉根部，撕成适当大，用水焯过后，稍洒一点醋。
② 取一根芹菜去筋，切成薄片，将葱切成4厘米见方的小段。将以上原料放到一个较深的碗里。
③ 锅中加入醋、白糖、盐、酱油、高汤加热，再将红辣椒切成碎块放入其中。
④ 将调料趁热浇在碗里，冷却后即可食用。

Tips：木耳的清脆口感对于厌食的新妈妈有很好的改善作用。

青柠口蘑

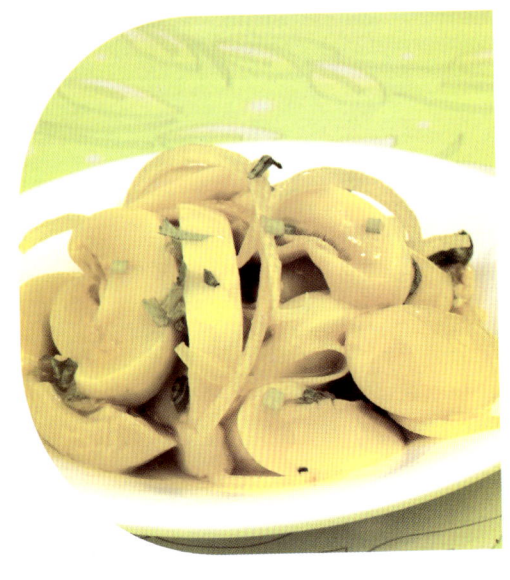

材料：口蘑120克，青柠1个，植物油、盐、香菜各适量。

做法：
① 口蘑在盐水中浸泡片刻后洗净，备用。
② 将洗净的口蘑放入锅中翻炒五六分钟，再淋入现榨的柠檬汁，翻炒片刻后装盘。
③ 最后在口蘑中放入碎香菜、柠檬皮丝及盐调味即可。

Tips：蘑菇味甘，性凉，有益胃气的功效，还具有抗菌的作用。因而，蘑菇能增强新妈妈的抵抗力，与青柠同炒口味偏酸，能促进新妈妈的食欲。

蒜香圆白菜

材料：圆白菜 300 克，盐、鸡精各 1/2 小匙，老抽 1 小匙，干辣椒 20 克，植物油 40 克，蒜 20 克。

做法：
① 把蒜切成片，干辣椒切成段，圆白菜切成块。
② 锅内倒入植物油烧热，放蒜片、干辣椒段稍炒，待干辣椒呈紫红色，放入圆白菜块迅速翻炒，烹入盐、老抽翻炒均匀，再加入鸡精炒匀即可食用。

Tips：白菜中含有大量人体必需营养素，如多种氨基酸、胡萝卜素等，其维生素 C 含量尤多，这些营养都具有提高人体免疫功能的作用，同时其中含有维生素 U，比人工合成的维生素 U 的效果要好。

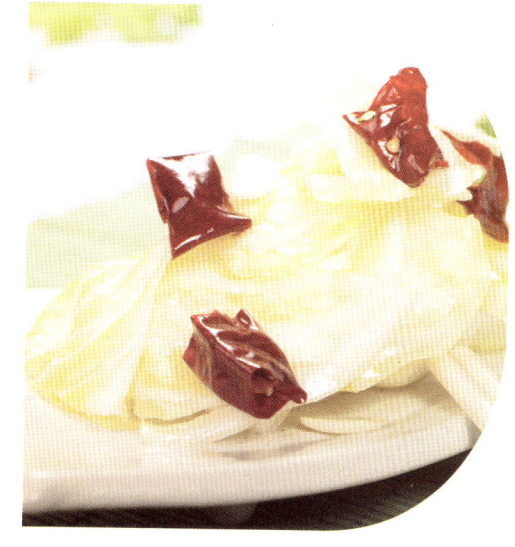

三色毛豆仁

材料：毛豆粒 100 克，猪肉馅、胡萝卜各 150 克，淀粉、黑胡椒粉各 1/2 小匙，酱油、盐、芝麻油各 1 小匙。

做法：
① 胡萝卜去皮、切丁，毛豆粒洗净，同放入滚水中汆烫，捞出，泡冷水，沥干待凉。
② 猪肉馅放入碗中加调料抓拌均匀备用。
③ 锅中倒入 2 大匙油烧热，放入猪肉馅大火炒匀，加入 1 小匙水将肉炒散，再加入胡萝卜丁、毛豆粒一起翻炒数下，加入盐、芝麻油调匀即可。

Tips：毛豆富含优质蛋白质，可提供新妈妈产后恢复所需，并含有纤维质，可防止便秘。

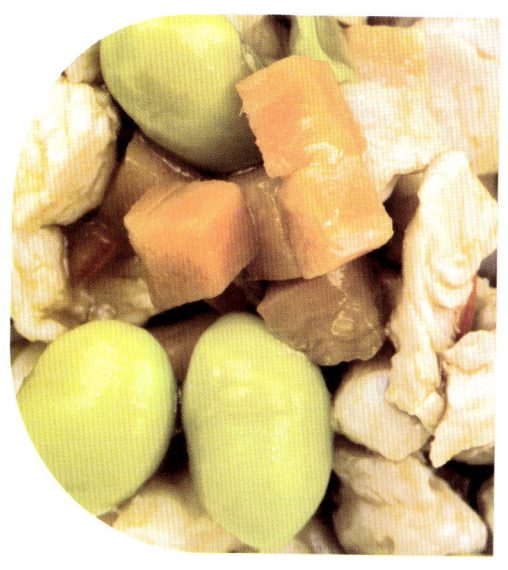

第五章
产后坐月子的饮食

葱烧鲫鱼

材料：鲫鱼400克，小葱125克，酱油30克，盐2克，白糖、姜、蒜各10克，料酒15克，鸡精少许，植物油300克。

做法：
① 鲫鱼去鳞、鳃、内脏，洗净，小葱择洗干净，每3~4根打成一个结，放进鱼腹内。
② 炒锅上火，放入植物油，烧至九成热，放入鲫鱼煎透，捞出沥油。
③ 炒锅置火上，放入植物油烧热，下姜末、蒜片、酱油、料酒、白糖、盐和适量清水，把鱼放入锅中，用小火炖30分钟，撒入鸡精即成。

Tips：鲫鱼温中补虚、健脾利水、通二便、下乳汁，是乳母的一种营养菜肴。

★ 肉类

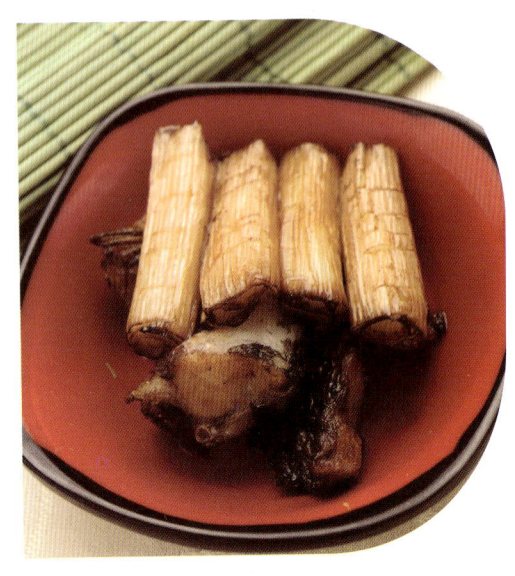

菠萝鸡片

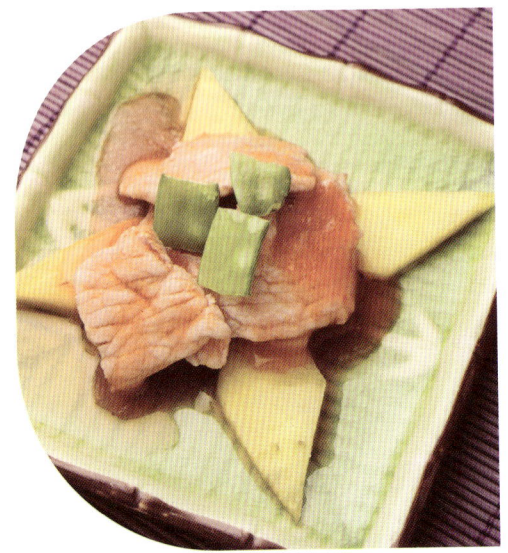

材料：鸡肉125克，哈密瓜90克，菠萝75克，大葱5克，姜3克，大蒜（白皮）3克，蛋清5克，淀粉5克，植物油30克，黄酒5克，胡椒粉1克，芝麻油2克，盐3克。

做法：
① 先将鸡肉洗净切片，用蛋清、湿淀粉拌匀，再将哈密瓜、菠萝切片，用滚水滤去水分。
② 将葱斜切成葱段，姜切成姜片，大蒜去皮剁成蒜泥。
③ 烧锅倒入油，待油烧至三成热，将鸡片放入煎至熟透，倒在漏勺里。
④ 利用锅中余油，将葱段、姜片、蒜茸、鸡片、哈密瓜、菠萝片放入锅中抛匀，淋入绍酒，用芡汤、湿淀粉、胡椒粉、芝麻油调匀为芡，加入芝麻油和匀，上碟便成。

白瓜松子肉丁

材料：白瓜1个，瘦肉200克，松子仁60克，蒜蓉10克，生抽1小匙，白糖、淀粉各适量。

做法：
① 瘦肉洗净，切成小粒，加生抽腌渍，用水淀粉上糊，松子用清洁湿布抹过备用，白瓜洗净，去皮、去瓤，切成小粒。
② 油烧热，放入白瓜粒煸炒，炒熟盛起，蒜蓉爆香后，下瘦肉粒，炒熟，再将白瓜粒回锅，放白糖，下松子翻炒均匀即成。

Tips：本菜清香肉嫩。白瓜含蛋白纤维素和维生素，可帮助消化；松子含蛋白质、脂肪、铁等，有健脑通便功效。新妈妈吃此菜可润肺、益气、助消化。

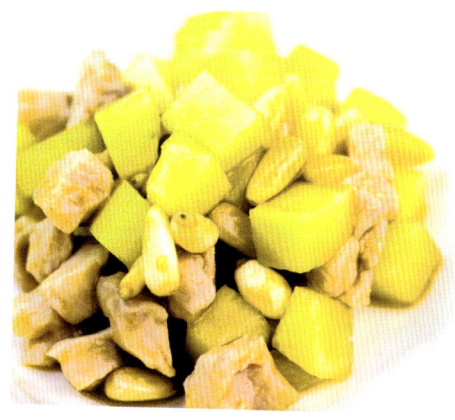

清蒸冬瓜熟鸡

材料：熟白鸡肉350克，净冬瓜300克，鸡汤600毫升，酱油、料酒、葱段、鸡精、姜片、盐各适量。

做法：
① 冬瓜洗净切块，放入沸水锅内焯一下，备用。
② 熟白鸡肉去皮，切成块，加入调料，上笼蒸透，将冬瓜码入盘内的鸡块上，将盘内的冬瓜块、鸡肉块一起扣入汤盘内。
③ 炒锅上火，倒入碗内的汤汁，烧开撇去浮沫，倒入汤盘内即成。

Tips：此菜有益气养血、滋养五脏、生精添髓等功效。新妈妈常吃此菜，能获得全面而合理的营养素，可有效防治营养缺乏。

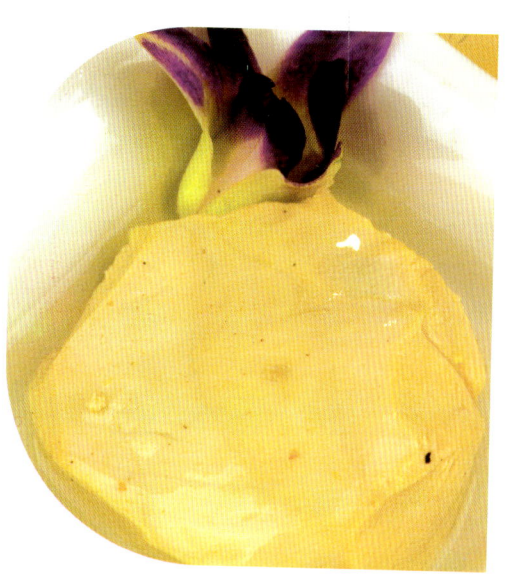

第五章
产后坐月子的饮食

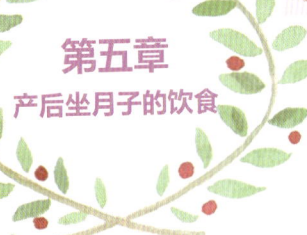

★ 饮品

排毒润肠果汁

材料：橘子2个，香蕉1根，柠檬汁20毫升，冰块适量，蜂蜜适量。

做法：
① 将橘子去皮、去核，香蕉去皮切成小块。
② 将橘子、香蕉、冷开水、柠檬汁、冰块一起放入果汁机中榨成汁。
③ 榨汁20秒后倒入杯中，加入适量蜂蜜拌匀即可饮用。

Tips：此饮品可排毒润肠，舒缓神经。

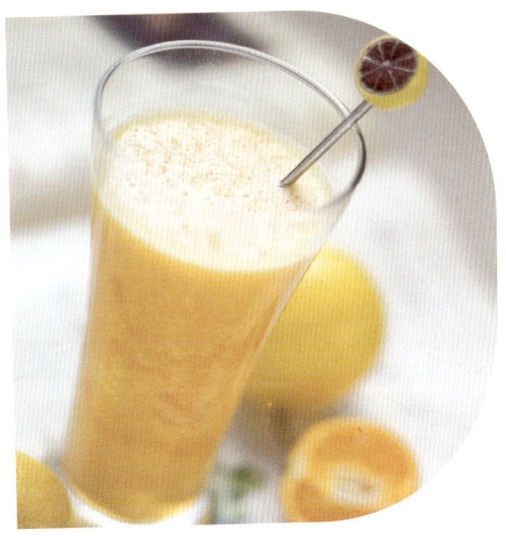

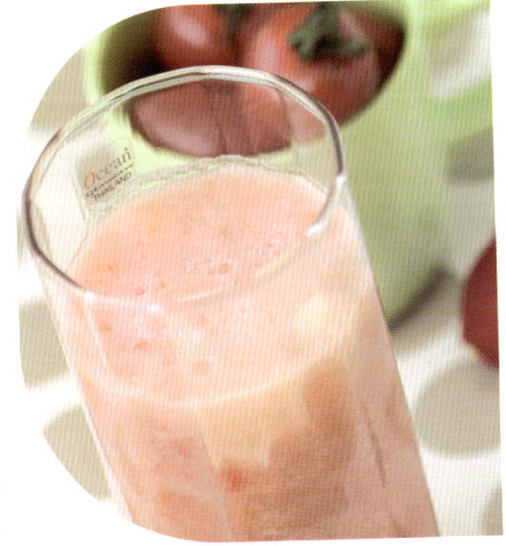

苹果甘蔗汁

材料：甘蔗300克，苹果1个，番茄1个，蜂蜜适量。

做法：
① 将番茄、苹果去皮后切成块，甘蔗去皮后切成段状。
② 将番茄块、苹果块、甘蔗段一起放入榨汁机中榨汁，并滤出废渣。
③ 倒入杯中加入蜂蜜即可饮用。

Tips：具有补脾缓肝的功效，新妈妈可凉饮，也可以加热后饮用。

酸奶香蕉奶昔

材料：香蕉1只，酸奶1杯，冰块适量，鲜橙汁30毫升，樱桃1颗，蜂蜜适量。

做法：

① 将香蕉去皮切成小块，再将香蕉、酸奶、冰块、鲜橙汁一起放入果汁机中搅拌。

② 榨汁30秒后倒入杯中，加适量蜂蜜，将樱桃放在奶昔表面即可。

Tips：香蕉独具润肠的功效，酸奶可增强肌体的免疫力。饮用酸奶不能加热。

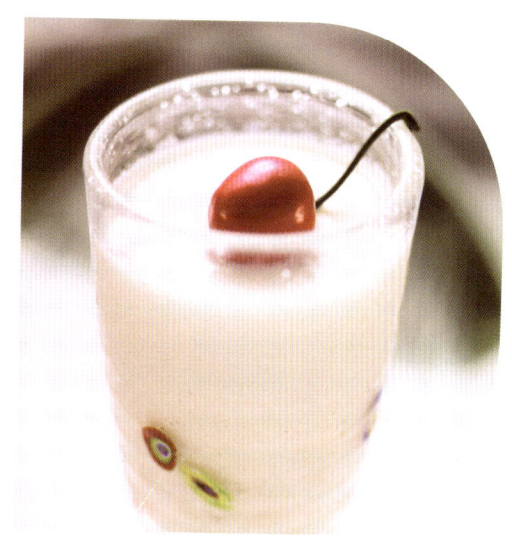

芹菜雪梨汁

材料：芹菜100克，雪梨1个，鲜柠檬汁1小匙，冰糖适量

做法：

① 将芹菜择洗干净切成块，雪梨去掉皮、去掉籽，一同放入果汁机中。

② 加入适量冰糖及鲜柠檬汁打匀。

③ 将滤汁倒入杯中就可以饮用了

Tips：芹菜中的大量钾质有助于降低血压，而芹菜汁中分离出的碱性成分具有镇静作用，还可以醒脑健神、润肺止咳。雪梨可以生津、促进胃酸的分泌，还有助于消化。

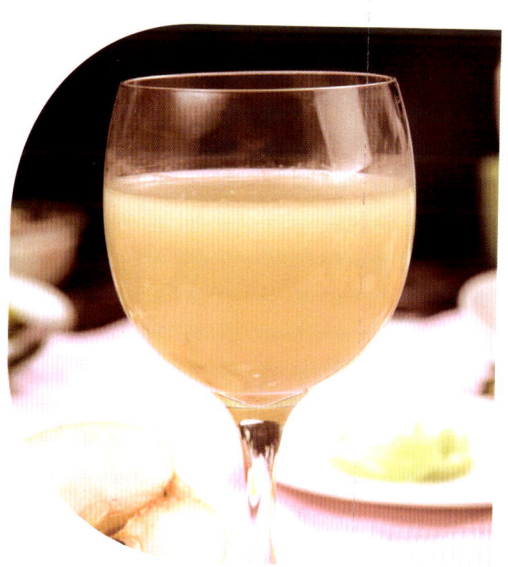

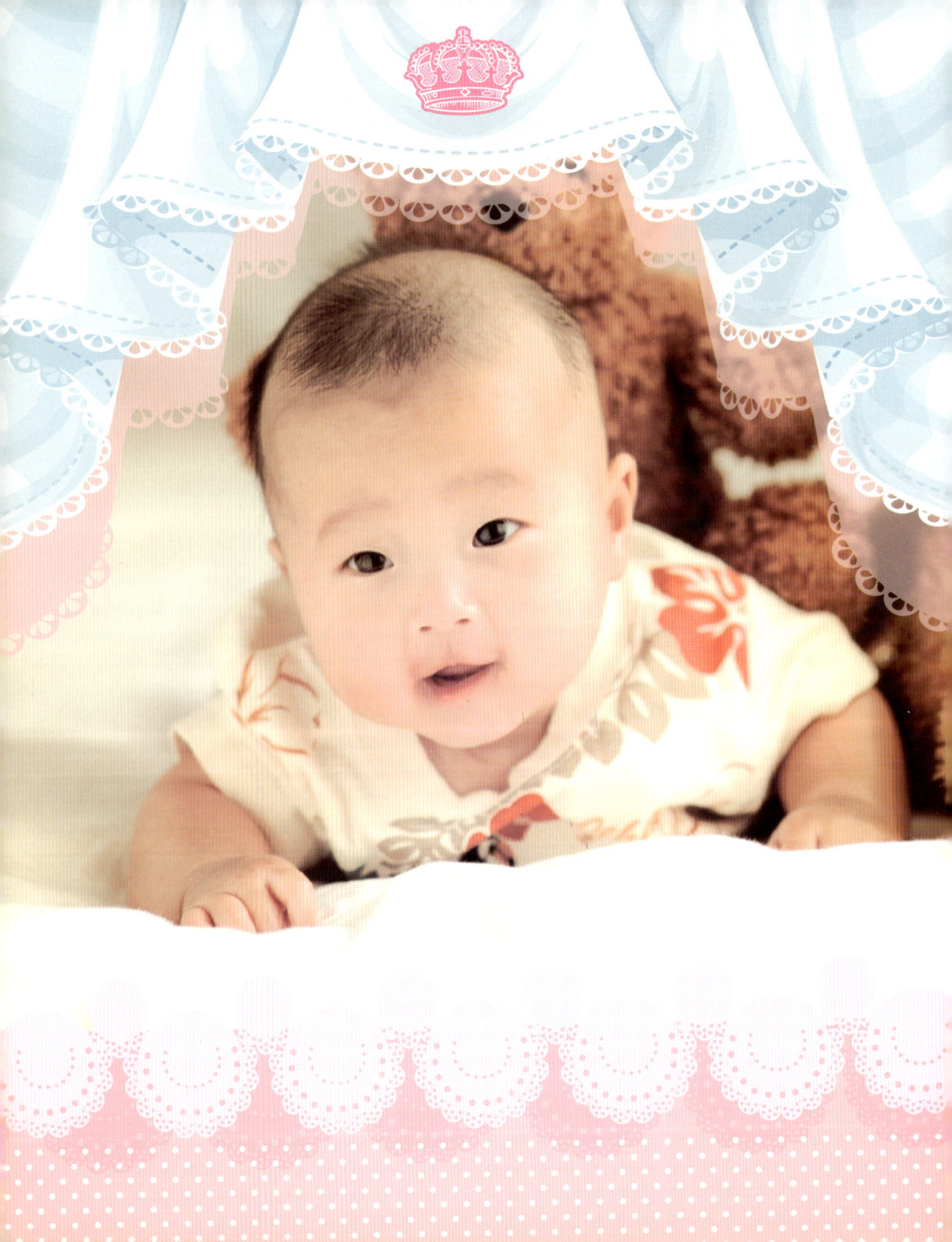

第六章 新生儿护理

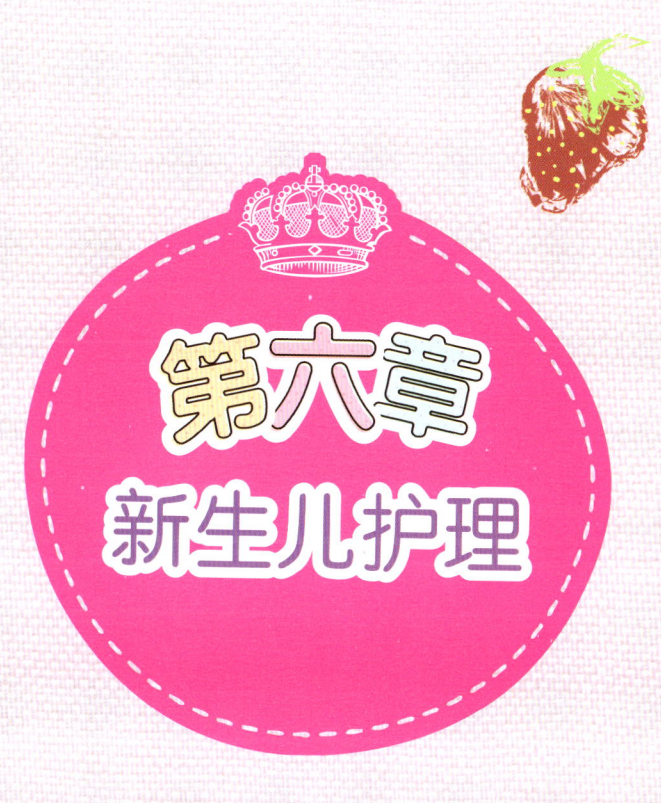
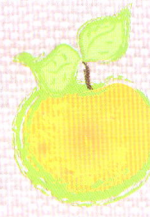
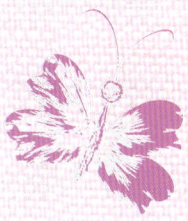

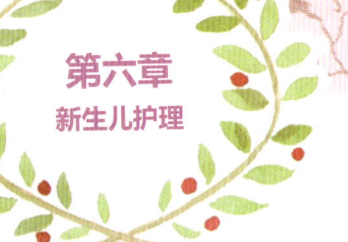

第六章
新生儿护理

01. 产后第1天

孩子的生长发育

★ 孩子的第一声啼哭

孩子的第一声啼哭很重要,这说明他小小的肺部已经开始工作了。产科医生会用器械吸孩子的嘴巴和鼻腔,以清除残留在里面的黏液和羊水,从而确保鼻孔完全打开畅通地呼吸。接着,护士用毯子把孩子抱起来放在你身上,让你们亲近一会儿,如果你是剖宫产,护士会把孩子抱起来给你看。

然后,他们会把孩子交给你丈夫。如果胎儿早产或是出现呼吸困难,就会立刻被送入新生儿特护病房,接受检查。

如果新生儿体重超过5千克则要验血,因为过重的新生儿在出生后的几小时内有可能出现低血糖症。

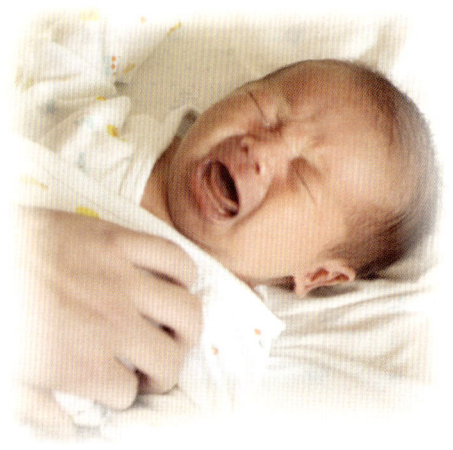

★ 新生儿身体测试和检查

孩子在出生后第1~5分钟之后需要接受人生中第一次测试评分,这被称为阿普加评分。主要是医生经过对新生儿总体情况的测定后,打出的分数。这次测试包括对孩子的的肤色、心率、反射应激性、肌肉张力及呼吸力、对刺激的反应等项进行测试,以此来检查新生儿是否适应了生活环境从子宫到外部世界的转变。这个评分并不能预言孩子长大后是否会健康,或者有多聪明,只是可以提示医务人员孩子对子宫外面的新世界适应得如何,是否需要成人们的帮助等。

然后,护士会给孩子称体重、量身长,护士会用听诊器检查新生儿的心脏和肺部,给他测体温,并检查他是否有异常症状,如脊柱裂等。护士还会再次测量孩子的身长、体重和头围,然后给他洗个温水澡。

★ 认识新生儿的先天反射

所有健康新生儿都具有一些本能的反射活动,它帮助新生儿度过离开母亲子宫的最初几个星期。在新生儿生理和智力水平逐渐发育成熟,能够进行更自觉、有意识的活动后,这种先天反射就会消失。

保护眼睛和维持呼吸是两种最容易引出的反射活动：如果你触摸他的眼睑，他就会闭上眼睛，如果你用大拇指和示指轻轻夹住他的鼻子，他就会用双手做出挣扎的状态。

儿科医生也会测试新生儿的反射反应，它可以总体反应孩子的机体是否健全，他的神经系统是否正常。正常新生儿的代表性反射运动有下几种：

觅食、吮吸和吞咽反射

当你用乳头或奶嘴轻触新生儿的脸颊时，他就会自动把头转向被触的一侧，并张嘴寻找。这种动作就是觅食反射。

每个新生儿出生时都具有吮吸反射，这是最基本的反射行为，这种反射使新生儿能够进食。将奶嘴放进新生儿口中，他就开始吸吮。吸吮运动极其强烈，甚至在乳头的吮吸刺激移开之后仍会继续很长时间。吸吮的同时，新生儿天生会吞咽，这也是一种反射。吞咽行为可以帮助孩子清理呼吸道。

握持反射

医生都会检查孩子的握持反射。测试方式是把手指放在孩子的手心，看看他的手指会不会自动握住医生的手指。

很多新生儿的反应都很强烈，紧紧攥住别人的手指，甚至你可以这样把他们提起来（但是建议你不要做这个尝试）。这种反射一般在3～5个月消失。当你轻触他的脚底时，你会发

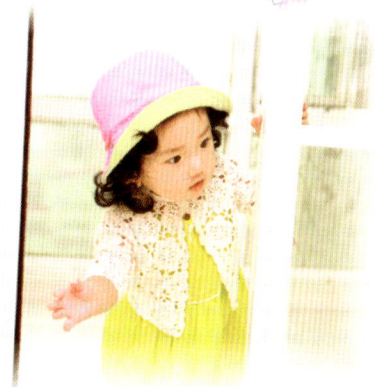

现他的脚趾也蜷起来，好像要抓住什么东西似的，这样的反射将持续一年。

紧抱反射

也被称为"惊吓"反射或"莫罗氏反射"。

将新生儿的衣服脱去，儿科医生会用一只手托起新生儿，另一只手托起他头的枕部，然后突然使孩子的头及颈部稍向后倾，正常的孩子会四肢外展、伸直，手指张开，好像在试图寻找可以附着的东西。

然后孩子会缓缓地收回双臂，握紧拳头，膝盖蜷曲缩向小腹。孩子身体的两侧应当同时做出同样的反应。如果孩子突然听到巨大的声响，也会是这种反射。

紧抱反射消失的时间是在孩子2个月的时候。

行走反射

双手托在新生儿腋下竖直抱起，使他的脚触及结实的表面，他会移动他的双腿做出走路或跨步动作。如果他的双腿轻触到硬物，他就

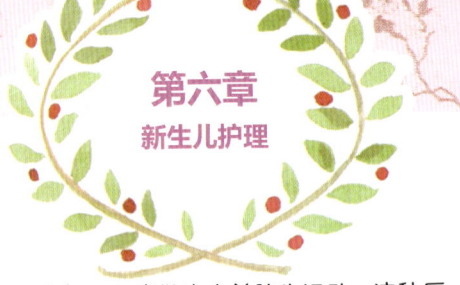

第六章
新生儿护理

会自动抬起一只脚做出向前跨步运动。这种反射会在1个月消失，与孩子学走路没有关系。

爬行反射

当孩子趴着的时候，会很自然地做出爬行姿势，撅起屁股，膝盖蜷在小腹下。这是因为他的双腿就像在子宫里面一样仍然朝向他的躯体蜷曲。当踢他的双腿时，他或许能够以不明确的爬行姿势慢慢挪动，实际上只是在小床上作轻微的向上移动。一旦他的双腿不再屈曲且能躺平，这种反射即行消失，通常为2个月。

★ 新生儿的第一次排便

在出生10～12个小时后新生儿就开始了人生的第一次排便，即胎便，新生儿的胎粪呈墨绿色、黏稠的糊状，会有很多次。如果出生后24小时仍未排便或排出的胎便呈咖啡色或柏油样，那就要请医生检查患儿是否患有先天性肛门闭锁等疾病。此后，由母乳喂养的新生儿一般在24小时以内排尿。有的新生儿是在48小时以后才会排尿，这都是健康的。看到新生儿尿出红砖色的尿时，不必担心，因为这是由尿酸盐引起的。

★ 检查孩子的各项指标是否正常

在孩子出生后24小时之内，医生会对孩子身体进行检查。医生会把对孩子的各种测量结果与你怀孕头几周内测得的数据进行比较，验证它们是否吻合。接下来，医生会听孩子的胸腔，检测心杂音；听听孩子的肚子，检查肠功能是否正常；看看孩子的脑袋上有没有鼓包（大多数情况下，鼓包是没有伤害的）。医生还要检查孩子的眼睛和生殖器。医生还会检诸如颚裂、锁骨骨折（这种情况在产道分娩过程中可能会出现的，通常能够自行恢复）、胎记、髋部脱臼等情况。然后，在征得你的同意之后，护士会给孩子打第一次防疫针，也就是乙肝疫苗。

经过这一系列检查之后，孩子总算可以休息了。各家医院检查的项目会有所不同，所以在分娩之前最好先问清楚要进行哪些特殊项目的检查。如果家族有某些病史，如代谢功能紊乱等，你可以事先和医生沟通，在孩子出生之后进行有针对性的特殊检查。

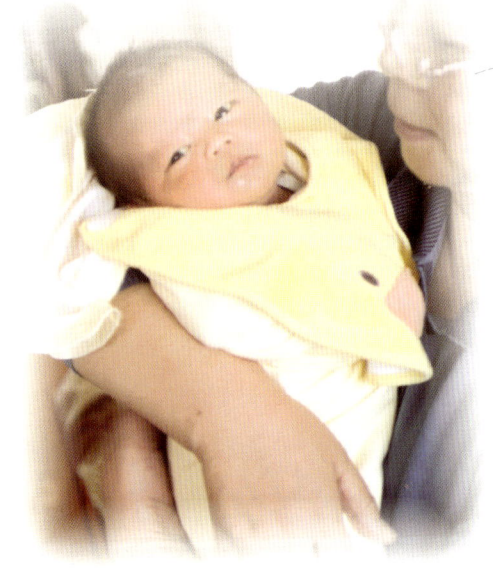

头 部

新生儿头部一般都相对较大，由于受产道挤压可能会有些变形，瞅着不是很顺眼。他的头部一般呈椭圆形，像肿起来一样。

这是由于胎儿在产道里受到压迫引起的。头胎胎儿或年龄大的母亲所生的胎儿，头部呈现椭圆形更为明显。由于以后他能自然地长好，所以不必特别担心。

体重、四肢

正常新生儿的体重一般在2.5～4千克之间，身长在46～52厘米，头围34厘米，胸围比头围略小1～2厘米。

囟 门

胎儿一般在这个时期以不睡枕头为好。抚摸胎儿头顶时，会发现头顶上有一块没有骨头软乎乎的地方，这就是胎儿的囟门。囟门是头骨在通过产道时为了能变形而留下的空隙。这是因人而异的。头顶囟门呈菱形，大小约2×2厘米，可以看到皮下软组织明显的跳动，是头骨尚未完全封闭形成的，要防止孩子的囟门被碰撞到，可以用手轻轻地抚摸。

眼 睛

每个孩子都是按照自己的节奏，睁开眼睛看世界的，有的孩子雄心勃勃，非常急迫。

有的孩子则需要一些时间来适应。

很多妈妈都注意到，孩子刚来到这个世界的时候，通常都会只睁开一只眼睛"扫视"周围，你千万别感到奇怪，这是孩子最独特的方式。有些新生儿的一只或两只眼睛的眼白部位会有血点，面部会有些肿胀，做妈妈的也不要着急，这些很可能是分娩时由产道挤压造成的，几天后就会慢慢消退。

一般来说，剖宫产的孩子就不会出现这些现象。

小 脸

孩子的小脸看上去有些肿，眼皮厚厚的，鼻梁扁扁的，每个孩子都好像是一样的。当天出生的胎儿眼睑发肿的较多，且有眼屎。这是助产士为了预防风眼（淋菌性结膜炎），使用了硝酸银水点眼而引起的反应。如果用抗生素点眼，眼屎就不会太多。

体温、呼吸

孩子出生后8小时内的体温约为36.8℃～37.2℃。这时的孩子哭声不算大，呼吸每分钟40～50次，男孩的阴囊看起来也好像有些肿，但这种现象自然会消退。女孩的小阴唇比大阴唇要大，好象有些突出来似的，这也会自然长好。

第六章
新生儿护理

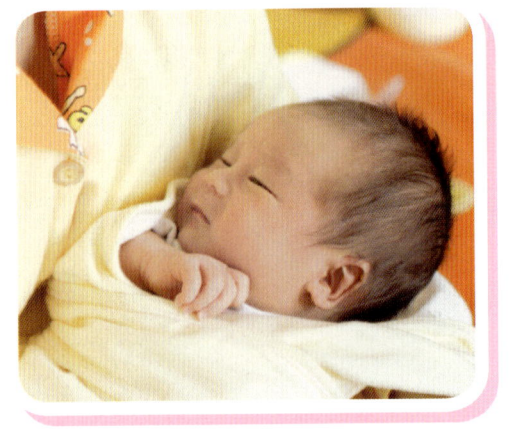

在寒冷季节出生的胎儿，手和脚尖发紫是常见的，但这并不是因为心脏不好。臀部长有青痣，长大以后会自然消失。脖子、眼睑和鼻尖上，可以看到排列不规则的米粒至豆粒大小的痣，经过1年也会自然消失。即使天热，胎儿也不会出汗和流口水。这是因为胎儿的内分泌腺还不发达。眼睛虽然看不见东西，但能听见大人的声音，如用力关窗户时胎儿就有反应。

胎儿出生时体温与母体相同，然后下降1℃～2℃，8小时后保持在36.8℃～37.2℃。呼吸每分钟为34～35次，脉搏每分钟为120～130次。

★ 新生儿具有一定的生活规律

一天之内孩子90%的时间处于睡眠状态，所以他醒着的时间总共才2～3小时，新生儿不断地进行着：睡眠——觉醒周期的循环更替，这个循环以每30～60分钟循环一次。此周期包括六个状态：深睡、浅睡、瞌睡、安静觉醒、活动觉醒及啼哭。

当新生儿觉醒不哭时，他会在一定的规律下运动，大约1分钟25秒完全没有活动，紧跟着会突然发生运动。当新生儿处于活动觉醒状态时，每1～2分钟连续发生着：活动——安静周期的循环。

当今科学家们正进行着不懈的努力，以揭示新生儿外表上似乎无目的运动的复杂性。科学研究成果为我们显示，新生儿的运动不再被认为是随意的和无意义的了，他们具备视觉、听觉、味觉、嗅觉和触觉等一系列的感觉。

★ 新生儿"生物钟"的形成

"生物钟"支配人体内在常规的运动。新生儿的运动不是反射性的，他们对一个环境刺激的反应有时表现为惊跳或者是抖动。

更确切地说，新生儿的这些臂和腿的自发性活动有一个内在的节律，这揭示出在每一个新生儿大脑内存在着一个支配运动的物质，这种物质是神经组织的一部分，我们称它为"生物钟"。

那么这些节律的发生究竟有多早并发展到何种程度呢？心理学家们发现，早在妈妈们妊娠20周时，胎儿已经有同样的自发性运动。这说明在每一个生命的早期就存在着臂和腿的大量活动。

对每一个新生儿来说，运动量的变化都是

轻微的，相对而言，一些新生儿活动较多，一些则较少。而运动的范围可以说很广，但是需要特殊的摄像机才能及时观察到这些活动。

如果你在肉眼下不能看到你自己的孩子有节律的运动，你也不要感到失望。只要用耐心仔细地去观察，你一定会成功的观察到这种节律确实存在。

★ 新生儿存在异样的性别特征

如果孩子存在异样的性别特征不要担心。

无论男孩还是女孩，刚出生的时候都可能出现乳房暂时增大的现象，这是因为在妈妈肚子里的时候受到大量激素影响的结果，很多孩子在一周内就会恢复正常。

★ 新生孩子也会脱皮

如果是在预产期或稍早时候出生的小孩子，出生的时候，皮肤表层会有一层胎脂，洗干净后，他的皮肤可能会有一些脱皮，这不是因为孩子的皮肤干，而是洗掉胎脂后皮肤接触到空气后的正常反应。有一些小孩子的肩膀和背部还会有一些细小的胎毛，不过1~2个星期后就会褪掉。

刚出生的小孩子也会有疹子如果在孩子身上发现一些和雀斑相似的斑点，别诧异，这很可能是他们在出生前出过疹后留下的。

大多数孩子的背部和臀部还会出现一大块青紫色的胎记，我们称为蒙古斑，这是最常见的胎记，通常在7岁前就会消失不见了。

新妈妈如何照顾孩子

★ 如何喂养新生儿

新生儿第一次吃奶叫"开奶"。

医生会在新妈妈产后半小时到1小时就让你给孩子喂奶，最晚一般也不要超过6小时，这样对刺激乳房尽早分泌乳汁、加速子宫收缩的复原、帮助孩子尽快排胎便、避免出现新生儿黄疸等，都是非常有好处的。

同时，哺乳的行为可刺激大脑，大脑发出信号增加乳汁的分泌，所以必须要尽早哺乳，形成神经反射，增加乳汁的分泌。

★ 喂奶的姿势

其实喂奶的姿势有很多种，都是正确的，关键是要正确的掌握方法，比如孩子含在嘴里的乳晕，应该是下嘴唇包得多，上嘴唇包的少，乳头指向孩子的上颚。

这种姿势有两个好处：一是孩子吸吮起来效率更高，出奶快；二是孩子的下巴是贴在乳房上的，能帮助固定孩子的头，吸吮起来好借力。

另外孩子的鼻子是远离乳房的，不会造成孩子鼻孔被堵住，上不来气。只要能掌握正确喂奶细节常识，不管是坐着喂、躺着喂、抱在怀里喂等等，都是可以的。

★ 初乳不可浪费

孩子生下来以后，新妈妈会有少量黏稠、

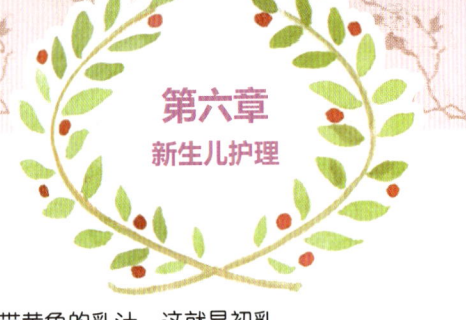

第六章
新生儿护理

略带黄色的乳汁，这就是初乳。

初乳中由于含有β胡萝卜素故色黄，感观不佳，有异味，黏度大，热稳定性差。初乳中的蛋白质含量远远高出常乳。特别乳清蛋白质含量高。

初乳内含比正常乳汁多5倍的蛋白质，还含有更丰富的免疫球蛋白、乳铁蛋白、生长因子、巨噬细胞、中性粒细胞和淋巴细胞。

这些物质都有防止感染和增强免疫的功能。而且初乳中的维生素含量也明显高于正常的乳汁。

初乳中乳糖含量低，灰分高，特别是钠和氯含量高。微量元素铜、铁、锌等矿物质的含量明显高于正常乳汁。

初乳中含铁量为常乳的3～5倍，铜含量为常乳的6倍。

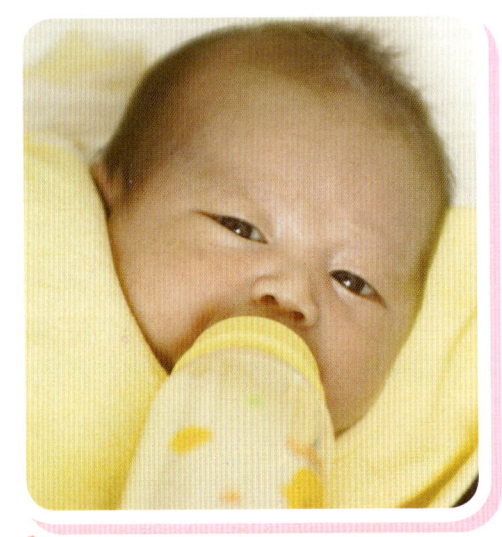

初乳可以保护新生儿免受疾病的伤害，所以初乳不可浪费，这是所有奶粉无法替代的。

★ 孩子吃奶的量如何掌握

母乳喂养一个最大的缺点是掌握不好孩子到底吃了多少奶水，孩子是吃的太多还是不够。有些妈妈用孩子吃奶的时间来衡量孩子吃奶量的多少，许多医生和护士也是这么教的，但是有时孩子吃奶时是在干吸，并没有下咽奶水，这些干吸的时间，对于判断孩子吃奶多少是没有用的，而真正有用的是看孩子吞咽奶水的时间。比如，孩子一开始吸吮了2分钟，让他稍微躺下来，孩子开始吞咽奶水，一口一咽，2分钟后，两口一咽，再1分钟后，三四口一咽。然后，继续让孩子吮吸了3分钟，再次让他躺下来，再让孩子吞咽2分钟。

这样算下来，孩子在母亲怀里吮吸的时间一共是10分钟，而真正吞咽奶水只有5～6分钟。新妈妈一开始喂奶，孩子吮吸的时间更长，真正吞咽奶水的时间一般会更短一些。

所以，不要因为孩子含着乳头的时间很长，就误以为孩子已经吃饱了。每次喂奶，孩子吞咽奶水的时间达到了10多分钟，孩子一般就是吃得不错了。

如果孩子还表现出饿的样子，就应该让孩子继续吃。如果孩子是在大口大口吞咽过程中把乳头吐出来，这有可能是孩子累了，要让他喘一口气，才能接着吃。如果是孩子干吮，吞咽很少的时候吐出来，这一般表示孩子要么吃饱了，要么需要拍嗝。

这时候，如果乳房摸着很软，就表明吃净了。如果比没奶时大一些、硬一些，就说明这一侧乳房孩子还没有吃净，在下一次吃奶时，这边的乳房要先喂给孩子，即使另一侧涨奶了，也最好把这边没吃净的奶先吃完。

★ 怎么判断乳房中的奶吃干净了

许多书上和医生们都会告诉新妈妈：要让孩子把一边乳房的奶水吃净了，再给孩子吃另一边的乳房。但是怎么判断孩子是否把乳房中的奶吃干净了。如果自己不太清楚孩子到底吃净了没有，有一个判断的办法是用手挤一点奶水出来。如果奶水只能挤出一点来，甚至挤不出来，那么的确是吃净了。可以给孩子拍嗝，然后给他吃另一侧的乳房。

如果用手一挤，奶水还会出来，就说明奶水还没有被孩子吃完，拍嗝以后，要继续给孩子吃这一边乳房，直到孩子把奶水吃净为止，或直到孩子吃饱了，拒绝再吃为止。新妈妈奶量还不稳定的时候，如果每次喂奶，两边都喂了，而且两边都软了，孩子还想吃，那么就应该回到第一次给孩子喂奶的乳房，继续给孩子吃。这样喂一次可能每一边要喂两次孩子才吃饱。用这种方法有两个好处，一是不用让孩子长时间吮吸一边的乳房；二是很快奶量就能跟上去。在以后喂奶时就可以让孩子吃一侧乳房，而且他每次吃一边的乳房就能吃饱了。

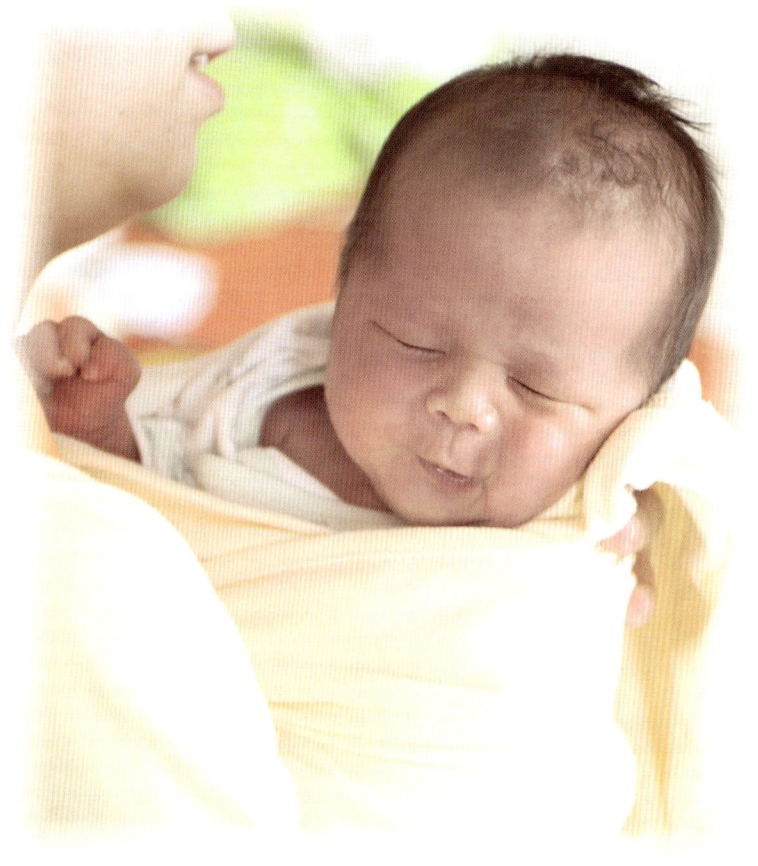

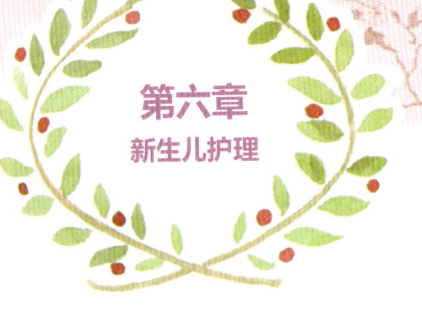

第六章
新生儿护理

★ **怎么判断奶水是否充足**

由观察孩子是否吃饱判断

如果孩子吃饱了，会主动吐出妈妈的奶头，然后安静地入睡3~4小时，孩子每天的排便次数在2~3次，排出的大便呈现金黄色，稠粥状。如果胎儿睡了1小时，就醒来哭闹，吃奶后又入睡，反复多次，大便量少，甚至便秘，就说明胎儿没吃饱。

如果每天为孩子换尿布少于8次

孩子的大便次数少于1次，说明母乳不足。

给孩子称体重

孩子出生后1周至10天内，尚处于生理性体重减轻阶段，10天以后起每周为孩子称体重一次，将增加的体重除于7，如果得到的数值在20以下，就说明母乳不足。

由哺乳时间长短判断

如果哺乳时间超过20分钟，甚至超过30分钟，孩子吃奶时总是吃吃停停，而且吃到最后还不肯放奶头，可断定奶水不足。

由乳房胀痛与否判断

产后2周，乳房很胀，则表明母乳充足。

★ **怎么判断奶水是否充足**

新生儿回奶是一种生理性倒奶现象，俗称漾奶。这是由新生儿的胃呈水平位、贲门较松弛的解剖特点决定的，所以吃奶后容易出现吐奶现象。当你看到自己的孩子吐奶时，请不要紧张，这里，我们将详细介绍有关新生儿回奶的具体原因、护理以及预防等。

帮孩子拍嗝

防止回奶的最好办法就是给孩子拍嗝。孩子在3~4个月大之后，不仅可以很好地掌握吸吮技巧，而且贲门的收缩功能也已发育成熟，所以回奶的次数也就会明显减少了。但是在此之前，每次喂奶后我们最好还是要帮助孩子拍嗝。

将孩子竖着抱起，轻轻拍打后背5分钟以上，是帮助孩子拍嗝的基本方法。如果孩子还是不能打嗝的话，也可以试试用手掌按摩孩子的后背。还可以支起孩子的下巴，让孩子坐在自己的腿上，然后再轻拍后背。因为孩子坐着的时候，胃部入口是朝上的，因此打嗝也就比较容易了。

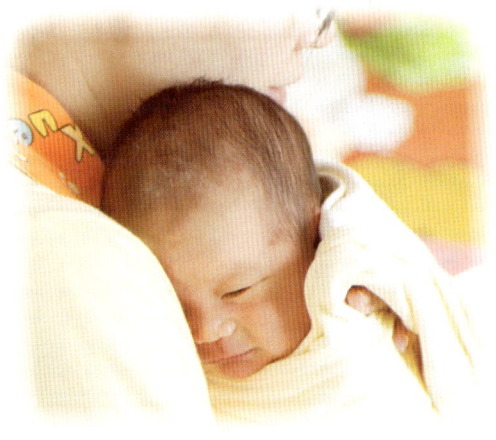

打不出嗝的时候，吸入胃中的空气，有时会夹在前后吸入的奶汁中，此时如果将孩子上身直立起来，有利于胃中空气的排出。因此，妈妈可以将孩子竖着抱起来，或者可以给孩子垫高后背使上身保持倾斜30分钟。

了解孩子回奶

首先，让我们一起了解一下新生儿的胃部构造以及他们吃奶方式上的特点。新生儿回奶的原因在于他们的胃部和喉部还没有发育成熟。新生儿的胃部，从正面看是横躺着的，呈不稳定状态，同时贲门部位（胃部入口）还比较松。也就是说，大人吃饭时，当食物进入胃部后，贲门会通过收缩来防止食物逆流回食道；但由于新生儿的胃贲门部位还不能很好地进行收缩，从而导致进入胃部的奶汁可以比较容易地流回食道。有些时候则是因为孩子吃得太多，身体以呕吐的方式来扔掉多余的奶。另外，与大人相比，新生儿的喉头位置要高一些，再加上新生儿含乳头的方式比较笨拙，从而导致吃奶时空气容易与奶汁一起吸入胃部，所以当孩子打嗝或身体晃动时，吃进去的奶也就跟着流出来了。待到孩子长大一些，贲门长结实一些，自己会坐立会打嗝时，回奶现象就会自然消失。

无论是母乳喂养还是吃奶嘴的孩子，回奶在新生儿期都是正常现象，大多数新生儿在出生后头几个月基本上每天都要吐几次奶。喂奶嘴的情况，奶嘴孔如果过小，孩子就要用力吸吮，从而导致空气与奶汁被一起吸了进去，也容易引起吐奶；但如果奶嘴孔过大，孩子吸吮时就容易被呛着而引起剧烈的咳嗽。所以，在选择奶嘴时，我们要考虑到奶嘴孔大小是否适合自己的孩子。但吃母奶的孩子在这方面要优于吃奶瓶的孩子，吃奶瓶会吞咽大量空气，吃母乳则不会，因为孩子的嘴和妈妈的乳头形成一个真空吸附，空气不容易侵入。

护理吐奶的孩子

如果孩子吐奶了，让他上身保持抬高的姿势，一旦呕吐物进入气管会导致窒息。因此在让孩子躺下时，最好将浴巾垫在孩子身体下面并保持上身抬高。如果孩子躺着时发生吐奶，我们可以把孩子脸侧向一边。吐奶后，要多注意观察孩子的状况，在孩子躺着时要把孩子头部垫高，或者索性把孩子竖着抱起来。吐奶后，孩子的脸色可能会不好，但只要稍后能恢复过来就没有问题。另外，还是根据情况可以适当地给孩子补充些水分。

第六章
新生儿护理

如何避免孩子吐奶

1	注意不要让孩子吃的太急。如果奶胀、喷射出来，会让孩子感到不舒服。
2	在喂奶中以及吃饱后，要注意给孩子拍嗝。
3	喂奶后最好让孩子竖立20～30分钟，也别急着逗孩子玩。

孩子吐奶是否需要看医生

孩子吐出来的奶量只是看上去很多，其实大部分是胃液，孩子不会因此而饿肚子。只要孩子没有表现出不适，没有减少体重、大量频繁的呕吐、哭闹咳嗽等等异常现象，就不必看医生。

孩子吐奶后的精神状态和身体状态是需要我们多加留意的。在呕吐得到缓解后，如果孩子还有精神不振、只想睡觉、情绪不安、无法入睡、发热、肚子胀等现象，则可能是生病了，应该看医生。

出现以下情况，需要马上送医院：

1	发高烧、精神恍惚。
2	样子发呆、呼唤没有反应。
3	肚子疼痛、总是哼哼唧唧的。
4	每间隔10～30分钟就大哭一次、大便是深红色的血便。
5	粪便呈白色或者是大量的血便。
6	每次吃奶后都会喷水似的吐奶。
7	因头部受到撞击而引起的呕吐。
8	呕吐不是由进食引起的。
9	持续呕吐、没有小便。

02. 产后第2天

★ 呼吸系统、循环系统的发育

我们都知道，新妈妈腹中的胎儿从生长到第4周就开始有心跳，第8～12周胎儿体内循环系统建立，胎儿的血液为混合血，氧和营养物质通过胎盘与母体交换。出生后血液循环发生了一系列的变化。胎儿娩出后由于血液内的二氧化碳增加，刺激呼吸中枢神经，同时在声、光、温度、感觉等刺激下，通过交感神经反射地刺激呼吸中枢神经，开始了第一次吸气，接着伴随着啼哭，肺泡慢慢张开。直到出生后两、三天孩子的循环系统和呼吸系统完全适应了体外的生活。

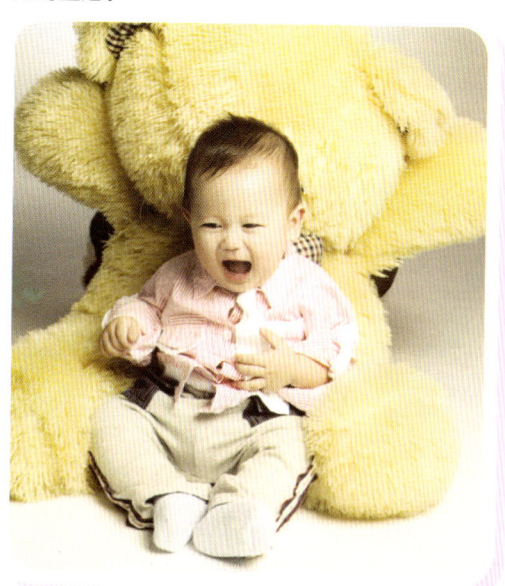

孩子的生长发育

孩子的肺泡内含有液体，出生时经产道挤压肺液少部分由口、鼻部排出，大部分由肺间质毛细血管和淋巴管吸收，如吸收延迟，就会出现湿肺病症状。

足月婴儿在出生后第1小时内呼吸率可达每分钟60～80次，但如果持续数分钟，就算呼吸急促了。不过要在孩子安静的时候测算，因为哭闹会增加呼吸次数。

新生儿最初数天可听到心脏杂音，可能与动脉导管暂时未闭有关。新生儿心率波动范围较大，范围为90～160次／分之间，早产儿安静时心率较快，平均为120～140次／分。早产儿因呼吸中枢相对不成熟，呼吸也不规则，常发生原发性呼吸暂停，是指呼吸发生停止的时间在20秒以上，同时心率减慢，小于每分钟100次，并且面部出现青紫，胎龄愈小发病率愈高。

★ 视力发育

孩子刚出生时，对光线就会有反应。新生儿的视力范围很有限，只能看到范围在15厘米远，45度范围的物体，所以要想让孩子看到你，就必须把脸凑近孩子。也就是说孩子的视力也只有成人的1/30。而且只能追视水平方向和眼前18～38厘米的人或物。新生儿偏爱注视较复杂的形状和曲线，以及鲜艳的颜色。

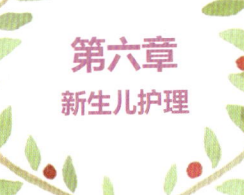

第六章
新生儿护理

★ 消化系统

如果新生儿出生48小时还未排出胎便，就要请医生检查。新生儿脱离母体后会在24小时内排出第一次大小便，但是如果出现出生48小时还未排出胎便，同时伴有拒食、呕吐症状，可怀疑为先天性巨结肠、小肠结肠炎、肠穿孔甚至肺炎等，要及时请医生检查。

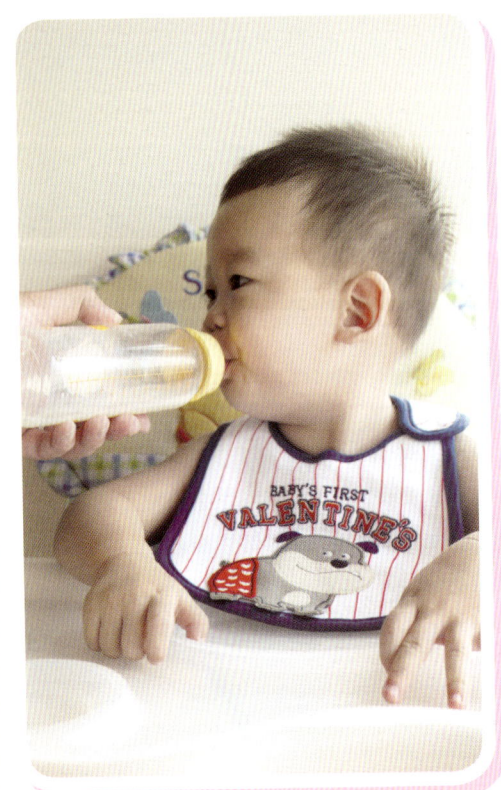

新妈妈如何照顾孩子

★ 孩子的身体需要安全感

孩子刚刚脱离母体，如果强行把他抱在怀里或者是在亲戚朋友中间传来传去，他会很不适应。因此，刚出生两天的孩子，最需要的是在母体中的安全感，所以把他放在新生儿室睡觉是最好的选择，那里既安静，温度、湿度又合适。

★ 人工喂养新生儿

如果新妈妈乳汁分泌畅通，建议你坚持母乳喂养，因为无论用别的什么方法喂养，都比不上母乳喂养。

但是如果因某些原因无法给予母乳喂养，这种情况下只能采用人工喂养，你可以选择适合初生新生儿的优质新生儿配方奶粉或者是牛奶、羊奶喂孩子。

不能母乳喂养怎么办

原则上按照配方奶粉建议的用量喂养孩子，但实际吃多吃少，要根据孩子的需求而定，中间还可加喂牛奶，但牛奶不能充当主食。另外，也可以自己动手制作一些粥类、豆类的辅食（清淡）。随着孩子渐渐长大，慢慢添加新的食物，比如果汁，每次一种，等孩子适应后再加一种。看新生儿的情况，是否需要补充鱼肝油或是钙片。

非母乳喂养的孩子，应给予更多的关怀与照顾，当然，喂养上也更容易营养不良，应多加用心。再者，奶粉喂养容易导致孩子上火，爸爸妈妈要注意给孩子多喝水，奶粉中加入适量的奶伴或金银花露等去火的东西；适时增添有营养的辅食和微量元素，增强孩子的抵抗力。

对新生儿的人工喂养

如果母亲完全没有乳汁，不能给孩子喂奶，要用牛奶、羊奶或配方奶粉喂养孩子，这称为人工喂养。进行人工喂养一定要计算孩子的进食量，并参照下面的方法来喂养。

足月的新生儿，出生后4～6小时开始试喂一些糖水，到8～12小时开始喂牛奶。喂奶前要计算一下牛奶量，我们按照热量的需要计算，以每天每千克体重供给热量209～418千焦计算。举个例子，一个体重3千克的新生儿，每日应提供热量627.6～1255千焦，计算成牛奶为：鲜牛奶150～300毫升，这些牛奶中共加入糖12～24克。7天以内的新生儿只能喂2∶1奶，即2份鲜牛奶加1份开水。我们将上述计算出的一天牛奶量，分成7～8次，每次30毫升，每次加开水15毫升，就相当于每顿给孩子喂2∶1的牛奶50毫升。每次喂奶的间隔

时间大约为3～4小时，两次牛奶之间要喂一些开水。夜间可以停喂一次，以免影响妈妈和孩子的休息。

孩子的食量不尽相同，喂养的奶量也要根据具体情况而定，妈妈应该在学习喂养的过程中，摸索出孩子吃奶的规律。

同时，还应该注意卫生，奶瓶定期消毒。喂完奶后要把孩子坚起来拍拍后背，让他打个嗝后再放下他。要不然会吐奶，因为配方奶粉没有母乳好消化吸收。3～3.5个小时喂一次，一次150毫升。吃完奶再给他饮点白开水，把口中残留的奶给嗽下去。另外孩子如果定时吃的话，即使他哭闹的话，也不要给，刚吃完奶马上又给他吃，想哄他不哭，这样会造成不良习惯。吃奶的时候，给他戴个小围巾，把手擦一擦，这样他就知道他该到吃饭的时间了。不给辅食。就吃奶，到4个月的时候再给他适当的加辅食。现在加会破坏他的肠道功能。铁和钙还有鱼肝油都不用补，多吃鱼肝油会中毒。

★ 人工喂养注意事项

配方奶喂养

在没有母乳的情况下，配方乳喂养是较好的选择，特别是母乳化的配方乳。目前市场上配方乳种类繁多，应选择"品牌"有保证的配方乳。有些配方乳中强化了钙、铁、维生素D，在调配配方乳时一定要仔细阅读说明，不能随意冲调。新生儿虽有一定的消化能力，但调配

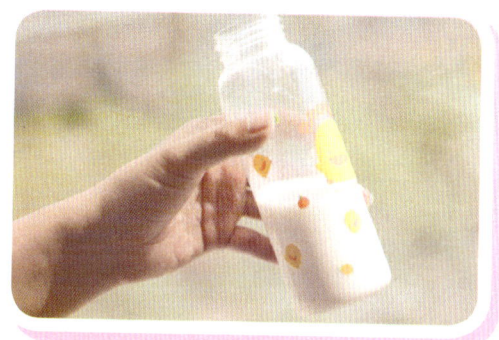

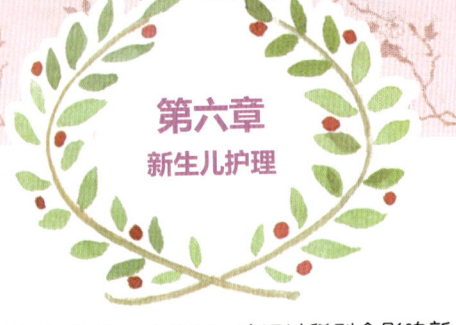

第六章
新生儿护理

过浓增加他消化的负担，冲调过稀则会影响新生儿的生长发育。正确的冲调比例，若是按重量比应是1份奶粉配8份水。若按容积比应是1份奶粉配4份水，按此比例冲调比较方便。奶瓶上的刻度指的是毫升数，如将奶粉加至50毫升刻度，加水至200毫升刻度，就冲成了200毫升的牛奶，这种牛奶又称全奶。消化能力好的新生儿也可以试喂全奶。

比起母乳喂养，冲调奶粉显得有些麻烦，尤其是在夜间喂奶，没等冲好，饥饿的孩子就会啼哭不止，这时急急忙忙冲好的奶又很烫，孩子不能立即吃。使用配方乳要妥善保存，否则会影响其质量。应贮存在干燥、通风、避光处，温度不宜超过15℃。

牛奶喂养

牛奶含有比母乳高3倍的蛋白质和钙，虽然营养丰富，但不适宜婴儿的消化能力，尤其是新生儿。牛奶中所含的脂肪以饱和脂肪酸为多，脂肪球大，又无溶脂酶，消化吸收困难。牛奶中含乳糖较少，喂哺时应加5%～8%糖，矿物质成分较高，不仅使胃酸下降，而且加重肾脏负荷，不利于新生儿、早产儿、肾功能较差的新生儿。所以牛奶需要经过稀释、煮沸、加糖3个步骤来调整其缺点。

出生后1～2周的新生儿可先喂2：1牛奶，即鲜奶2份加1份水，以后逐渐增加浓度，吃3：1至4：1的鲜奶到满月后，如果孩子消化能力好，大便正常，可直接喂哺全奶。

奶量的计算：以新生儿每日需要的能量为418～502千焦/千克，需水分150毫升/千克。100毫升牛奶加8%的糖可供给能量100。

不同日龄儿所需牛奶的调配

奶粉是用鲜牛奶加热干缩而成，用时必须先用水稀释。一般先将牛奶粉按奶粉和水的比例（按容量为1：4、按重量为1：8）调配成全奶，然后再根据新生儿日龄的不同在全奶中加水配成不同浓度的稀释奶。

出生天数	全奶：水	加糖（%）
1～2	1：1	5～8
3～7	2：1	5～8
8～15	3：1	5～8
16～28	全奶	5～8

★ 多发现孩子的优点

刚出生的新生儿各有差异，在医院里就可以看到，有的新生儿高声哭个不停，而有的新生儿却咕嘟咕嘟地吃奶，即使尿布湿了也会安然入睡，自己的孩子哭闹不止时，不一定是你缺少育儿经验所造成的，一般是由每个新生儿的个性不同引起的。

要照顾好孩子，一开始就要多发现自己孩子的优点，人们常会这样很自豪地夸自己的孩子，"看这孩子的眼睛多像我啊""黑黑的头发多漂亮啊"、"胖乎乎的脸蛋，多像一个小天使"等等。像这种好的特征还能找出好多，如果孩子爱哭，你就想这孩子多有精神，将来肯定会有出息。发现其优点，自然会面带笑容。母亲笑，孩子也会跟着笑，这样育儿就会充满欢乐。

与此相反，总爱用育儿知识、和别人的孩子做比较，就会增加心理负担，母亲就会时常闷闷不乐。对孩子的哭声就感到厌烦，育儿也就成为一件令人伤脑筋的事了。对新生儿来说，你是无可顶替的母亲。请不要过分地讲究，而应顺其自然地、愉快地与新生儿相处。有了可爱的小孩子，你能否愉快地度过每一天，那就看你有没有耐心与爱心了。

尝试自己给孩子换尿布

给孩子换尿布的同时需要为孩子擦去他小屁屁上的污垢。你可以使用棉球或者柔软的毛巾蘸着清水给孩子擦，也可以使用新生儿专用的卫生纸蘸着洗液给孩子擦屁屁。给孩子换湿

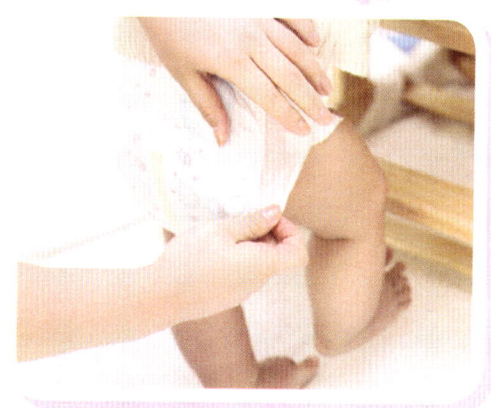

尿布的时候，不必给孩子洗澡。

在给女孩收拾"遗留物"的时候，一定要按着从前往后的顺序为她擦洗。给男孩换尿布的时候，先把一块事先准备好的尿布蒙住他的生殖器，等到把该换的尿布都换好了之后再拿走。这是为了避免还没等给孩子垫好尿布，就让他先尿你一身。

换完尿布以后要用肥皂和清水把手洗净。这样能防止有害菌的扩散。

新生儿黄疸症

大部分的孩子在他们出生后的2～3天，皮肤由红润色转向略成为黄色，这叫做新生儿黄疸，也叫做生理性黄疸，是一般刚刚出生的新生儿中常见的现象，慢慢会自行消失。

不过，如果是早产和出生后处于窒息状态的孩子这种病就会很严重，持续时间也较长。

正常分娩的新生儿，如果在出生4天后皮肤的黄色仍然没有退去的迹象，这很可能是转发为病理性黄疸，请你及时请医生为孩子治疗。

第六章 新生儿护理

03. 产后第3天

孩子的生长发育

★ 身长、头围

新生儿的身长和头的比例为4：1，这种比例一直会保持到孩子1周岁。

★ 体重变化

出生后3～4天，新生儿体重不是持续增加，反而会减少200～300克，1～2周后，随着哺乳量的增加，体重会渐渐恢复。此后，体重会不断增加，孩子在出生后1个月时，平均每天增长30克以上。不过尽管这样，也不必每天给

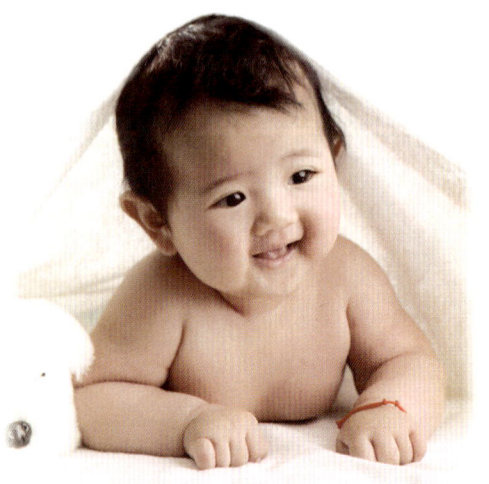

新妈妈如何照顾孩子

孩子量体重，每隔3天给他测一次就可以了。如果是健康的新生儿，等到健康检查时再测体重，也是可以的。

★ 孩子的大小便是否正常

孩子出生后的3～4天胎粪完全排完后即转为金黄色带有酸臭味的大便；如用牛奶喂养的新生儿，大便则呈淡黄色。

孩子正处于新生儿期粪便较多，几乎每次换下的尿片可能都沾有粪便，这不是腹泻，而是因为新生儿神经系统发育不成熟，不能控制肛门的肌肉所引起的，这时的正常大便是粪质均匀，没有奶块，水分不多，不含黏液的。

如母乳喂养的新生儿发现粪便呈深绿色黏液状，则表示母乳不足，新生儿处于饥饿状态，需增加牛奶；牛奶喂养的新生儿如发现粪便呈灰白色，质硬，则表示牛奶过多，或水分过少，需改变牛奶和水的比例；否则将会导致便秘等情况。

小孩子大便的次数和颜色形状均与每天的饮食是密切相关的。细心的父母如加以仔细观察，就能作出基本的判断。

正常大便

1	小孩子出生后最初几天排出的粪便，医学上称为胎粪。胎粪的特点是没有臭味、黏稠、颜色墨绿，一般3天后胎便就排干净了。
2	吃母乳的孩子大便是金黄色的，像软膏一样，有酸性气味，但没有明显臭味，一般每天排便3~4次。
3	吃牛奶的孩子大便是淡黄色或土灰色，像硬膏一样，略带臭味，呈中性或碱性反应，每天大便1~2次。
4	母乳不足而添加牛奶的孩子，粪便与人工喂养的孩子基本相同。若添加奶糕或米粉。孩子的粪便就比较软，量比较多，颜色有点暗褐，臭味明显。若添加蔬菜泥，孩子的大便可能是菜色的，这都是正常的。

异常大便

孩子的大便如果是绿色的，像稀水或蛋花汤一样，而且不均匀，有白色小凝块，每日排便数次，常常是消化不良的反映。如粪便有酸臭味，泡沫很多，可能是碳水化合物消化不良；大便中皂块多或有脂肪颗粒，说明是脂肪消化不良。如大便有明显腐臭味，可能是蛋白质消化不良；大便鲜红色或像柏油一样，提示是消化道出血；大便灰白色则更是危险的信号，即可能是肝炎或胆道阻塞。

小　便

孩子小便的量、颜色、次数的改变，有些是正常现象，有些属病态。如尿的次数多，每次量不多，无其他不适，常发生在寒冷季节或精神紧张时。尿的次数多，量也多，但无任何不适，可能是喝水多，特别是糖水，有利尿作用。尿放置片刻后有白色沉淀，尿检查除盐类结晶外，无其他异常，不是病态，可多喝水，适当少吃含无机盐多的食物，沉淀就会消失。尿色金黄或深黄，可能与服黄连素、维生素B_2等药物有关，乳白混浊的尿。如加热后颜色变清，则为正常现象，如变得更混浊则不正常。 尿的次数多，量少，排尿时疼痛哭闹；尿色发红或呈啤酒样；棕黄色或浓茶色，摇晃时沾在便盆上，都是疾病的征兆，应及时就医。

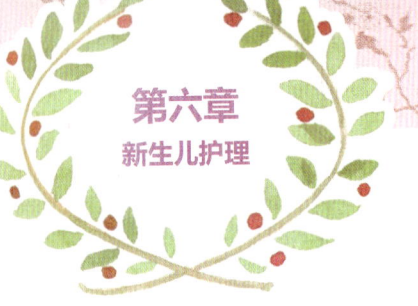

第六章
新生儿护理

★ **怎样给新生儿洗澡**

从医学角度讲，应每天给新生儿洗澡，但有时由于条件有限，洗澡时室内温度难以保证，特别是在寒冷的冬天。所以，可根据气候来选择两次洗澡间隔的时间。

炎热的夏天，由于环境温度较高，可给新生儿每天洗1～2次澡；洗后在颈部、腋下、腹股沟等皮肤皱褶处擦少许香粉，但不可过多，以防出汗后结成块而刺激皮肤。身体的皱褶处应每天检查，以防褶烂、破溃。春、秋或寒冷的冬天，由于环境温度较低，如家庭有条件使室温保持在24℃～26℃，亦可每天洗1次澡，如不能保证室温，则可每周洗1～2次或常用温水擦洗颈部、腋下、腹股沟等皮肤皱褶处，并在每次大、小便后，用温水擦洗臀部及会阴部，以保证新生儿舒适、干净。冬天洗澡或擦洗时动作要轻快、以防新生儿受冻而生病。

以下是你再给孩子洗澡的时候特别注意的几点：

洗澡温度	适合新生儿的洗澡水温度夏天是38℃～39℃，冬天是40℃～41℃。
洗澡时间	安排在喂奶前1～2小时，以免吐奶。每次不超过10分钟。
新生儿皂的选择	应以油性较大而碱性小、刺激性小的新生儿专用皂为好。
为男婴清洗时	绝不要把男婴的包皮往上推以清洗里面，这样易撕伤或损伤包皮。
为女婴清洗外阴时	应由前往后清洗。这样可预防来自肛门的细菌蔓延至阴道引起感染。
清洗新生儿脐带残端时	将棉花用酒精浸湿，仔细清洗脐带残端周围皮肤的皱褶。然后用干净的棉花蘸上爽身粉，将残端弄干爽。
清洗新生儿的屁股时	每次使用一团棉花或是一块纱布，洗后要在温水中浸泡，彻底地清洗干净。
清洗鼻子和耳朵时	只清洗你看得到的地方，而不要试着去擦里面。

04. 产后第 4~7 天

孩子的生长发育

★ 出生后 1 周孩子体重会增加

1～2 周后，随着哺乳量的增加，体重便渐渐恢复。此后，体重会不断增加，据说出生后 1 个月时，平均每天增长 30 克以上。不过尽管这样，也不必每天量体重，每隔 3 天测 1 次即可。如果是健康的新生儿，待健康检查时再测体重。

★ 脐带自然脱落

新生儿肚脐上的脐带，一般在出生 1 周后逐渐干枯，变成黑褐色，自然脱落。有的新生儿脐带脱落缓慢，请注意不要硬去把它摘掉。脐带初掉时创面发红，稍湿润，与受伤时相同，往外渗水。一旦被细菌感染，很容易侵入血液中，因而消毒以后，要用清洁药布敷在上面，并让脐部经常保持干燥。

另外，要注意将尿布远离脐部，因为新生儿撒尿会污染脐部，使脐部总不能干燥。

如果脐部伤痕长时间不愈合，起疙瘩，并渗血水时，应及早就医。

★ 新生儿的呼吸方式

随着胎儿娩出后的第一声啼哭，观察新生儿的呼吸，是一件非常重要的事情，新生儿一般采用腹式呼吸，吸气时，胸部和腹部一起上提，吐气时，腹部往回瘪，这是新生儿呼吸的特点。如果新生儿呼吸时，胸部往上鼓，腹部往里瘪，鼻孔也往两侧鼓，呼吸困难并伴有轻微的呻吟时，要注意观察。新生儿脉搏是在脖子的侧面和脚根处测量。脉搏数为成年人的 2 倍。1 分钟跳动 120～140 次，在新生儿哭闹时，可达到 160 次以上。小孩子大便的次数和颜色形状均与每天的饮食是密切相关的。细心的父母如加以仔细观察，就能作出基本的判断。

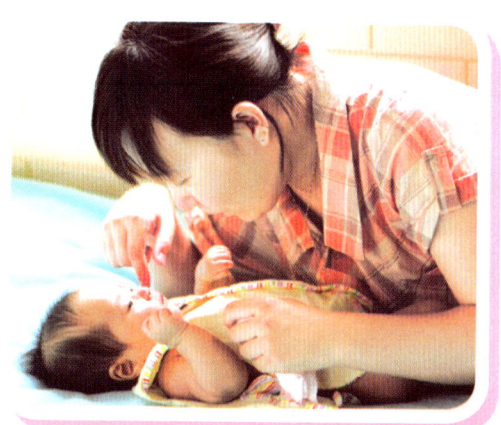

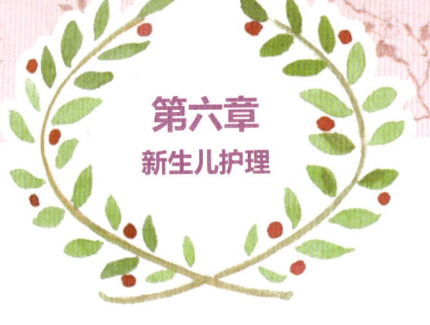

第六章
新生儿护理

★ 新生儿的正常体温

36.7℃～37.5℃是新生儿的正常体温。

★ 新生儿的身体发育和内分泌

在出生时皮肤发红的新生儿过1～2周后，就像洗海水澡时被晒过的那样，脱一层薄皮，这是正常的，不用去管它。

从第4～7天，新生儿的乳头常常发肿。不论是男孩、女孩都是如此，甚至流出乳汁。这种现象在2～3周里会自动消失。有的新生儿在乳头和腋下之间长有米粒大小的副乳，不必管它。有的女婴会从阴道里流出类似牛奶那样或者夹杂有血液的液体，这是受母体激素的影响而产生的，会自然痊愈。有些新生儿在生后3～5天内会出现所谓一过性发热，持续2～3个小时（体温在38℃），一般认为是水分不足，可喂点凉白开水。牙床上也会出现白珍珠似的小白点，不要误以为是长牙齿，这种小白点有的要持续3～4个月，但能自然消失，没有什么害处。

★ 新生儿的大便

母乳儿大便的特征是散发甜酸气味，而人工喂养的新生儿大便则是腐臭气味。有的新生儿1天要排便10次或15次，也有的新生儿1天只大便1次。大便的性质因新生儿而异，同是食母乳的，有的大便黏乎乎的呈金黄色，有的则呈绿色并混有白色疙瘩或夹杂有黏液。喂牛奶的新生儿有排白色大便的，也有排黄色的。只要新生儿能正常生长，就不要拘泥于排泄物的形状和颜色。

★ 新生儿的睡姿

一般情况下，可以采用传统的仰卧方法，这种睡姿对新生儿来说较为安全，特别是对于那些颈部不能挺直的新生儿，更不要采用俯卧的睡姿。

★ 新生儿的感觉

听觉

新生儿的听觉是很敏感的。如果你用一个小塑料盒装一些黄豆，在新生儿睡醒状态下，距他耳边10厘米处轻轻摇动，新生儿的头会转向小盒的方向，有的新生儿还能用眼睛寻找声源，直到看见盒子为止。如果用温柔的呼唤作为刺激，在孩子的耳边轻轻地说一些话，那么，孩子会转向说话的一侧，如换到另一侧呼唤，也会产生相同的结果。新生儿喜欢听母亲的声音，这声音会使孩子感到亲切，不喜欢听过响的声音和噪声。如果在耳边听到过响的声音或噪音，新生儿的头会转到相反的方向，甚至用哭声来抗议。

为了使孩子发展听力，你在喂奶或护理时，

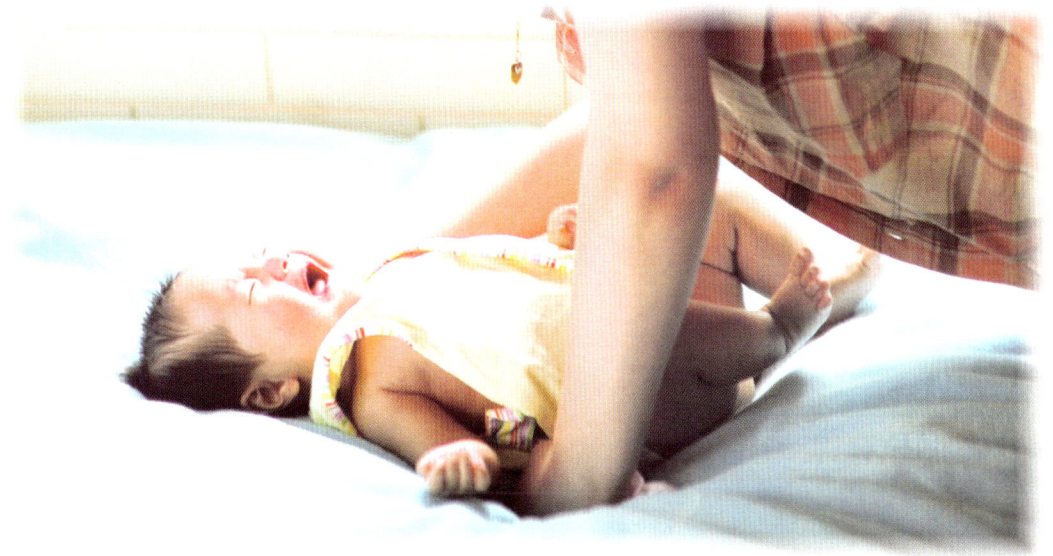

只要孩子醒着，就要随时随地和他说话，用亲切的语声和孩子交谈，还可以给孩子播放优美的音乐，摇动柔和响声的玩具，给予听觉刺激。

视 觉

新生儿刚生下来对光线就很敏感，出生到1星期之间的视力为0.01～0.02，2～4周即能两眼凝视光源，能追随物体达中线。例如用手指在新生儿眼前10厘米的地方晃动，眼睛有时会随着转动。

但新生儿不能把头与眼的动作结合在一起，当头被动转向另一侧时，眼不能随头同时转动，常要慢一些。

新生儿对颜色也有一定的分辨能力，对红色和白色能够区分，并随之移动双眼等。

因此，建议家长在新生儿期可给孩子看一些颜色鲜艳的玩具，以刺激视觉的发育。但要注意的是，玩具也要多变换位置，以免引起宝宝斜视。

触 觉

这段时间的小儿触觉已很敏感，尤其在口周、眼、前额、手掌和脚底，所以当轻触小儿口唇或口周皮肤时小儿马上就会出现吸奶动作并将脸转向被触的一侧寻找触碰物，这是新生儿的一种反射现象。当你试图想用手扳开小儿眼皮时他就会把眼闭得紧紧的。

而躯干、大腿等部位的触觉则比较迟钝。

新生儿就已经有痛觉，但痛觉比较迟钝，尤其在躯干、腋下等部位更不敏感，因此，即使不小心把小儿弄疼但小儿往往反应不明显。

新生儿对温度的感觉已比较敏感，能区分出物品温度的高低，且对冷的感觉比对热的感觉更敏感，如新生儿能对温度过高或过低的牛

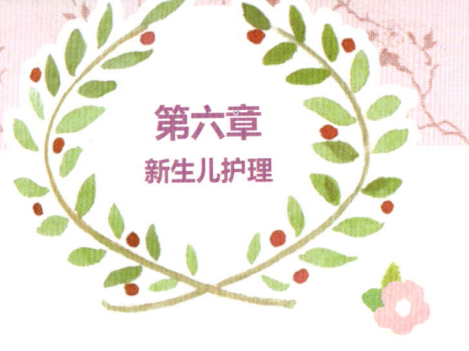

第六章
新生儿护理

奶产生哭闹等不舒服的反应，对刚换上的冷衣服以及尿湿的衣裤和尿布也会出现哭、闹等不适的反应。

因此，新生儿皮肤对多种不适已能感觉出来，一旦出现哭、闹、哼哼唧唧等不适反应，父母就应该检查一下新生儿的各个部位包括衣服和尿布以便及时消除些不良因素。

虽然新生儿对温度已比较敏感并能对不适温度作出诸如哭闹等反应，但他无法自我抗拒外来的一些侵害。

因此，如果给新生儿用如暖水瓶、电热毯等取暖设备时一定要小心，最好是用母亲的身体给新生儿取暖。

味觉和嗅觉

刚刚出生7天的孩子有良好的味觉，从出生后就能精细地辨别食物的滋味。给出生后只有1天的新生儿喝不同浓度的糖水，发现他们对比较甜的糖水吸吮力强，吸吮快，所以喝得多，而比较淡的糖水喝得少；对咸的、酸的或苦的液体有不愉快的表情。

新生儿还能认识和区别不同的气味。当他开始闻到一种气味时，有心率加快、活动量改变的反应，并能转过头朝气味发出的方向，这也是新生儿对这种气味有兴趣的表现。

新妈妈如何照顾孩子

★ 照顾新生儿吃奶

随着孩子的逐渐长大，各个方面表现出自己独特的个性，每一个孩子的吃奶方式、吃奶时间、吃奶的姿势都不相同，妈妈们在喂养的时候要根据自己孩子的喜好，让孩子在快乐的汲取营养的同时，也要给他养成良好的习惯。

有的新生儿吃完一只奶需花20分钟（吃了2～3分钟就累了不想吃了，把奶嘴或奶头放在他嘴里动一动又吃了，但吃了2～3分钟又不想吃了）。有的新生儿不用10分钟就能咕嘟咕嘟地吃完母亲的一侧奶，接着又去吃另一侧奶。也有时，吃着吃着就含着奶头睡着了。

在出生后的第1周里，就是同一个新生儿，其吃奶的方式也不是固定不变的。一般是每天吃7～8次，也有吃5次的。既有爱吃时，也有不爱吃的时候。有的新生儿在吃完奶后把多吃的奶都吐出来了，也有的新生儿一点也不吐。由于新生儿生下来以后常常会吐奶，让新生儿身体俯卧头部侧卧（千万不可使新生儿的脸朝下，会压住鼻子的）。

还有，不能在新生儿睡的床单上铺上塑料布，因为吐出的奶有时会堵住新生儿的鼻子和嘴而导致窒息。

★ 给孩子穿衣裤的步骤

穿衣服的步骤

给新生儿穿衣服可不是件容易的事，孩子

全身软软的，又不会配合穿衣的动作，往往弄得妈妈手忙脚乱。所以给新生儿穿衣，一定要讲究点技巧。先将衣服平放在床上，让新孩子平躺在衣服上。

将孩子的一只胳膊轻轻地抬起来，先向上再向外侧伸入袖子中，将身子下面的衣服向对侧稍稍拉平。抬起另一只胳膊，使肘关节稍稍弯曲，将小手伸向袖子中，并将小手拉出来，再将衣服带子结好就可以了。

穿裤子的步骤

大人的手从裤脚管中伸入，拉住小脚，将裤子向上提，即可将裤子穿上了。

穿连衣裤时，先将连衣裤解开口子，平放在床上，让新生儿躺在上面，先穿裤腿，再用穿上衣的方法将手穿入袖子中，然后扣上所有的钮口即可。

★ **孩子有眼屎怎么办**

眼屎多的另一个原因是孩子体内有积热，即通常所说的"上火"。如果是这样，你可以尝试给孩子喂些去火的饮料比如蜂蜜或者是果汁之类，观察几天。

如果孩子睡醒后眼睫毛黏在一起，或者内侧眼角有脓液，或鼻泪管堵塞或出现泪囊炎，要尽快去看医生。新生儿泪囊炎以先天性较常见，表现为单侧或双侧出现溢泪，逐渐变为脓性分泌物，压迫泪囊区有脓性分泌物回流。究其原因，多数由于鼻泪管在鼻腔的下端出口被堵塞所引起，有的是因管道发育不全而形成褶皱、瓣膜或黏膜憩室。由于鼻泪管闭锁，分泌物潴留，常发展成慢性泪囊炎。

如果是这种情况，可不是人们所认为的"上火""热气"之类。发生此种情况的孩子父母，应带孩子到医院检查，确诊后采取相应的治疗措施。可在医生的指导下局部点眼药水并按摩泪囊，用相应的抗生素眼药水控制感染，每日多次向下按摩泪囊区，促使自身管道发育、通畅。

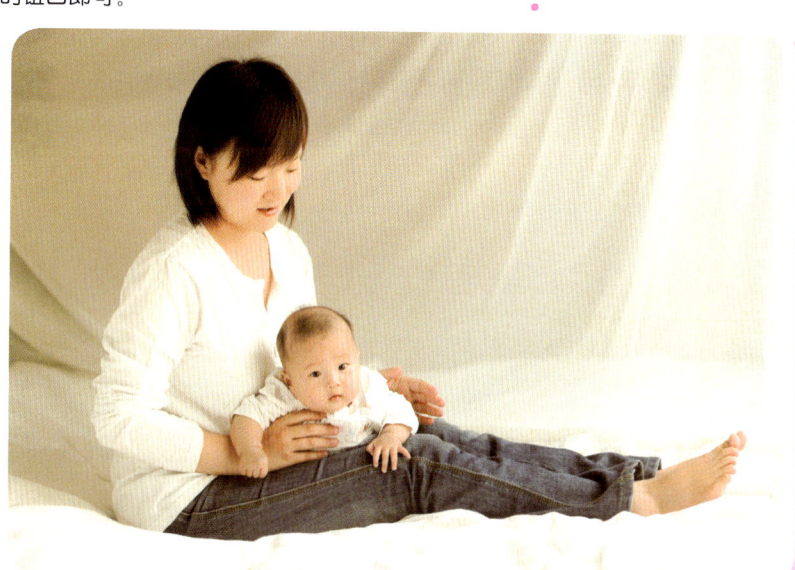

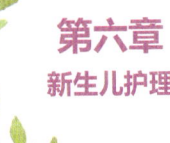

第六章
新生儿护理

05. 产后第8~14天

孩子的生长发育

★ 孩子的体重变化

出生第一周时孩子体重大多数会暂时下降，这是因为孩子这时吃奶少，加上胎便和尿液的排出以及皮肤出汗和呼吸使一部分身体水分损失，在出生后2～4天会出现暂时性体重下降的现象，医学上称为"生理性体重下降"，一般下降不超过300克。随着吃奶量的增加，孩子的体重从第四或第五天开始回升，这一周即可恢复到出生时的体重。

★ 在家测试新生儿的反射运动

新生儿都有各种各样的反射运动，这些运动和大脑的作用没有关系，是对身体内外的刺激引起的无意识的运动，随着大脑的发育会逐渐地消失。

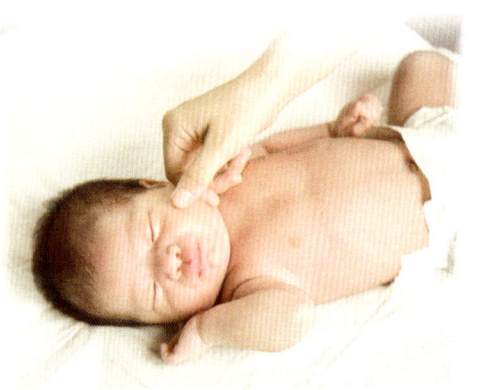

拥抱反射

这是衡量孩子大脑发育是否正常的标准之一。在孩子睡熟时，突然将盖在其身上的被子掀开，孩子就会受惊而将双手猛地往上一举；或在孩子睡熟时往其脸上吹口气，孩子也会有同样的反应，这种反应就叫拥抱反射。

做这种反射时，如果孩子只举左手而不举右手，或只举右手不举左手，则表明不举手的对侧的半个大脑的发育有可能不太正常。如果根本无反应，则为大脑发育异常或头颅内出血。这个时候要赶紧让孩子接受医院的检查。

哺乳反射

用手指触动孩子的嘴或腮部，孩子嘴就会使劲往手指触动的方向移动，并呈现要吃奶的样子。

握持反射

孩子只要手上碰到东西，不论是什么都想抓一把。另外，如果用手指触胎儿的脚心，胎儿的小脚丫会产生抽动或往里缩的反射等等。这些反射运动，在胎儿3～4个月脖子能挺起时即会自行地消失。

新妈妈如何照顾孩子

★ 吃奶量减少

所有健康新生儿都具有一些本能的反射活动,它帮助新生儿度过离开母亲子宫的最初几个星期。在新生儿生理和智力水平逐渐发育成熟,能够进行更自觉的、有意识的活动后,这种先天反射就会消失。

保护眼睛和维持呼吸是两种最容易引出的反射活动:如果你触摸他的眼睑,他就会闭上眼睛,如果你用大拇指和示指轻轻夹住他的鼻子,他就会用双手做出挣扎的状态。儿科医生也会测试新生儿的反射反应,它可以总体反应孩子的机体是否健全,他的神经系统是否正常。正常新生儿的代表性反射运动有下几种:

按需哺乳好还是按时哺乳好

目前提倡母婴同室,按需哺乳。出生后30分钟内让孩子吸吮第一口奶,既可预防新生儿低血糖的发生,又可促进母乳分泌,按需哺乳有利于孩子的生长发育,有利于孩子的营养补给,又能通过较频繁的吸吮刺激脑下垂体分泌更多的催乳素,使奶量不断增多,同时也避免母亲不必要的紧张和焦虑。

至于每次喂奶时间,第一天每次每侧喂奶2分钟,第二天4分钟,第三天6分钟,以后大约8~10分钟,即一次喂两侧共15~20分钟。

吸奶时间过久,会咽入过多空气,易引起呕吐,而且也会养成日后吸吮乳头的坏习惯。

一般来说,在新生儿及小新生儿时按需哺乳比较好,随着新生儿月龄的增加,渐渐过渡到按时哺乳,3~4个月后每隔3~4个小时要哺乳一次,夜间可以间隔1次喂奶时间,慢慢养成按时吃奶的好习惯。

有些妈妈以为她们没有足够的奶水,而事实上她们奶水的供应是正常的。她们不了解母乳喂养的新生儿一些正常的差异,有时会为一点点特别的症状而烦恼。其实如果孩子体重增加正常,换尿片情形也正常,那么便没有什么好烦恼的。

判断你的奶水是否真不足

需要时常喂奶

这是许多新生儿需要时常吸吮或时常与妈妈在一起的需求,这都表示他得到足够的奶水,而不是缺乏奶水。

似乎老是饥饿

母乳较牛奶易于消化,也不像牛奶给新生儿未成熟的胃肠增加负荷,所以吃母乳的新生儿需要更经常喂奶。

了解自己孩子的吃奶习惯、体重及睡眠

不需与其他新生儿比较。因为每一个新生儿都是独立的个体,一般正常情况下有着个别差异。

新生儿时期睡眠多的孩子突然醒的多而且需要更经常喂奶,往往在经历"猛长"期(通

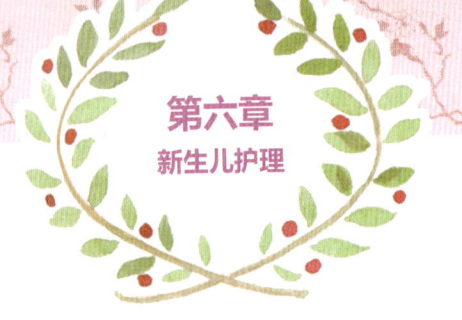

第六章
新生儿护理

常差不多在3个星期、6个星期、3个月大时）。这时他们需要更加频繁的喂奶，也刺激你有更多的奶水来配合他们成长的需要。

吃奶时间缩短，了解他的烦躁

这时他吃奶可能较有经验了，所以能吸的比较快。新生儿表现烦躁：很多新生儿每天都有烦躁的时候，又常常在同一时间。有些新生儿大部分的时间都很烦躁，烦躁的原因不是饥饿，但就是不知道为什么，就算喂奶也没用，试试看用一条薄毯子包他，或者换个位置、走走路、摇摇他，总之，切记不管新生儿烦躁的原因是什么，他就是需要你抱抱他。

你只有一点点或者完全没有漏奶

漏奶和你奶水的多少并没有关系，通常在喂完奶就停止，这是因为母亲与新生儿的供需平衡了。

你的乳房似乎突然变软了，这是因为你的奶水已经配合你的新生儿的需要而不再胀奶了。

你不再觉得乳房有喷奶或麻麻的感觉，或者似乎不再有像以前那么强烈的感觉。

这是因为久了成自然的缘故。有些妈妈们一点感觉都没有，但她能从新生儿的吸吮及吞咽感觉到。

如果你是用母乳喂养你的孩子，这周你可能还没有真正下奶，这很正常，耐心坚持下去，很快乳汁就会多起来。

★ 新生儿贪睡

这周的孩子基本上仍是吃饱就睡，睡醒就吃，吃奶及大小便次数多且尚无规律。这时的孩子需要尽可能多的拥抱和抚慰，多抱抱你的孩子。

★ 新生儿的保暖护理

新生儿体温调节中枢发育不完善，皮下脂肪比成人薄，保温能力差，新生儿的体表面积相对较大，按体重计算的话，是成人的3倍，因此，新生儿身体散热的速度也快，比成人快4倍。完全靠新生儿自己来保持正常体温非常困难，必须采取一些措施来补救。除了控制新生

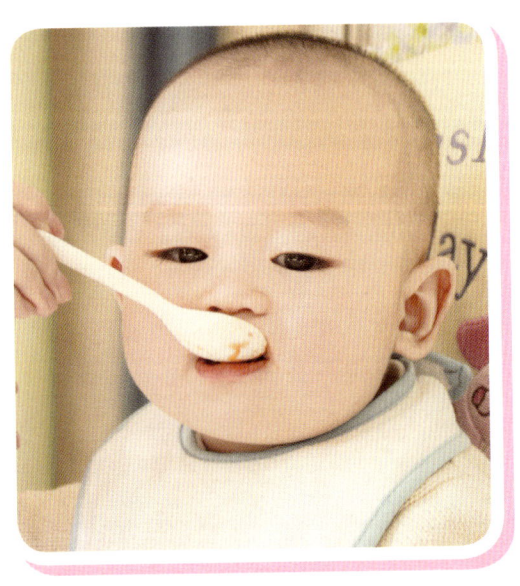

儿的室温外，还可以借用衣服被褥的保暖作用。也可采取其他一些保暖措施。

在什么情况下需要保暖呢？在家中可以摸一下小儿的手脚冷暖来粗略估计，如果小手暖而不出汗，说明不需另外再采取保暖措施了。如果热而出汗，说明体温升高，在37.5℃以上。如果手脚发凉，体温可能低于36℃，对新生儿就要采取措施了。

新生儿体温过低，严重时可发生硬肿症，威胁新生儿的生命，必须予以处理。

在家庭中对新生儿保暖的方法很多，最简单的是给他们准备好适宜的衣服。因为新生儿身体与衣服之间的间隙的温度在30℃～34℃之间最适宜，可防止身体散热，维持新生儿的体温。因此，新生儿的衣服过于宽松或太紧身，都不利于保持体温。有的家长喜欢给新生儿穿上几层衣服，如内衣、棉背心、几件毛线衣、棉袄，感觉是很暖和了，其实保暖效果不一定好。最好在内衣外面穿一件背心，再穿一件棉袄，保证身体与衣服之间有一定间隙，上面再盖上小棉被或毛毯就可以了。

如采取以上措施仍不能保持正常体温，可用热水袋、热水瓶进行保暖比较方便，热水袋中的水温不可太热，而且不可与新生儿的身体直接接触，以免烫伤，最好用布包好，放在距新生儿脚20～30厘米处，经常更换热水袋中的水，以保持一定的温度。电热毯对成人来说是很好的保温方法，但不适用于新生儿，因电热毯的温度难以控制，往往会过热，而使新生

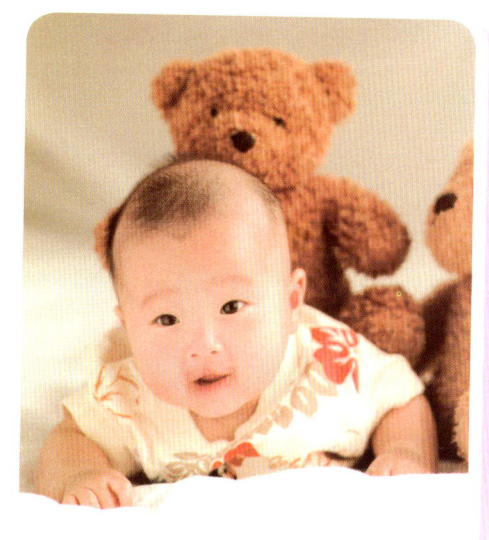

儿体温升高，发生"脱水热"。另外新生儿的小便也多，万一弄湿电热毯，也是非常危险的。因此，最好不用电热毯来取暖。

★ 孩子的皮肤护理

孩子刚生下来时各个器官组织并没有发育成熟，如大脑、肝脏及胃肠等，这一点似乎每个妈妈都知道，然而，对于孩子皮肤发育妈妈却知之甚少，甚至以为和大人没有多大区别。其实孩子的皮肤同其他器官组织一样，结构尚未发育完全，不具备成人皮肤的许多功能，至少还需3年的时间才可发育得和大人一样。因此妈妈在照料时一定要细心打理，有时稍有不慎，便会惹出不少麻烦，给妈妈和孩子的生活带来很大的烦恼。那么，孩子的皮肤与大人相比都有哪些特点，应该怎样去照料呢？

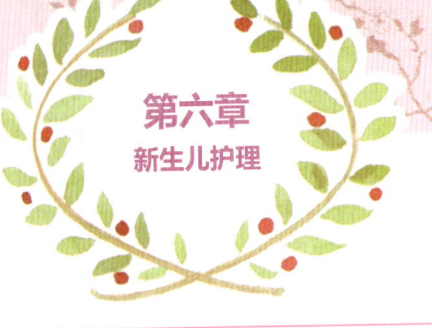

第六章
新生儿护理

皮肤面积与体重之比要比成人大得多

新生儿皮肤的平均表面积是 2500 平方厘米，平均体重 5 千克，二者之比为 1:500；成人皮肤的平均表面积是 18000 平方厘米，平均体重 65 千克，二者之比为 1:270。因此，对于同样量的洗护品吸收得要比成人多，同时，对过敏物质或毒性物的反应也强烈得多。给孩子清洗皮肤时，应选择安全性更高的洗护用品，即经过严格医学测试证明品质纯正温和，其中的成分完全符合孩子皮肤的特性，与成人的用品有着很大的区别，对孩子的皮肤无任何刺激性，也不会引起过敏反应。

皮肤体温调节能力弱

皮肤的汗腺和血管还处于发育中，当环境温度升高时控制体温，因此容易产生热痱。不要给孩子穿戴得太多，经常用柔软的小毛巾擦拭孩子的全身，然后用新生儿爽身粉涂抹皮肤。

如果孩子长了痱子，应在长痱子的皮肤上涂上新生儿热痱粉，帮助孩子去痱止痒。

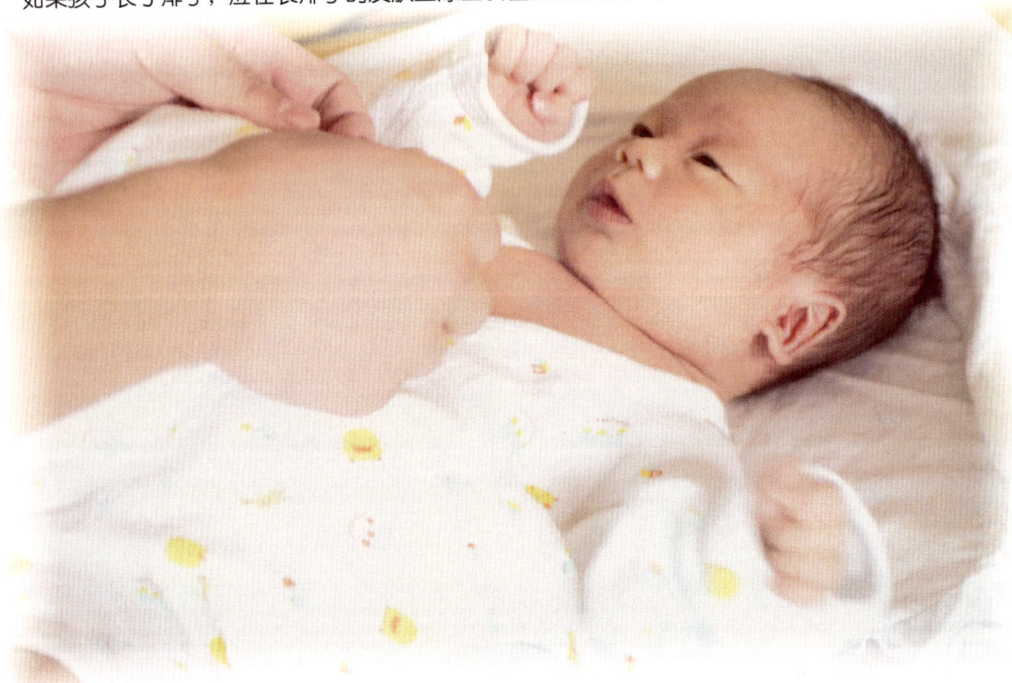

06. 产后第15~21天

孩子的生长发育

★ 已经能够和你对视

这时候的孩子已经会用眼睛看东西了，眼睛已经能和父母对视，在对视中，孩子的眼神能流露出感情交流的喜悦。看到爸爸妈妈，脸上会洋溢着欢快的笑容。

总之这时的孩子会用眼睛在经意和不经意之间和爸爸妈妈对视了。

★ 消化机能发育

新生儿的粪便称为"胎粪"，为墨绿色，没有臭味，十分黏稠，常常黏附在尿布上，不易洗净，它是由脱落的肠膜上皮细胞、咽下的羊水、胎毛和红细胞中血红蛋白所分解产物的胆绿素等构成的。在出生后2~3天排尽，转变为黄色的真粪。

母乳喂养的新生儿粪便通常为金黄色，软膏样，均匀一致，带有酸味。

牛乳喂养的新生儿粪便为淡黄色或土灰色，硬膏样，常混有灰白色的"奶瓣"，这是脂肪酸与钙、镁结合成的皂块，带有难闻的粪臭味。

新生儿排便，一般每天1~2次，也可多至3~4次，甚至换下的每块尿布都沾有一点粪便，这是由于新生儿的神经系统发育尚未完善的缘故，不能看做消化功能不正常。

如果新生儿粪便量少，有深绿色的肠黏液，则为"饥饿粪"，是长期喂养不足的表现，应当给足量的喂养，粪便即可转为正常。在孩子出生的第三周，一般消化机能发育完成，出现新生儿特有的黄色粪便，这说明孩子发育很正常。

新妈妈如何照顾孩子

★ 新生儿呕吐后如何喂奶

新生儿刚吃过奶后，不一会儿就似乎全吐出来了，这时有些家长可能怕新生儿挨饿，马上就再喂。遇到这样的情况应该怎么办？

遇到这种情况时要根据新生儿当时的状况而定：有些新生儿吐奶后一切正常，也很活泼，则可以试喂，如新生儿愿吃，那就让新生儿吃好；而有些新生儿在吐奶后胃部不舒服，如马上再喂奶，新生儿可能不愿吃，这时最好不要勉强，应让新生儿胃部充分休息一下。一般情况下，吐出

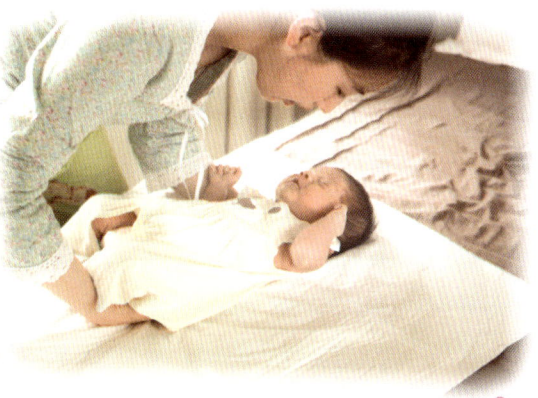

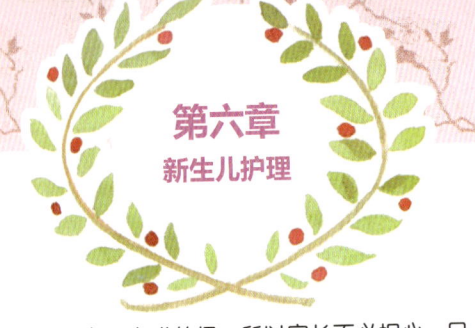

第六章
新生儿护理

的奶远远少于吃进的奶,所以家长不必担心,只要新生儿生长发育不受影响,偶尔吐一次奶也无关紧要。当然,如每次吃奶后必吐,那么就要做进一步检查,以排除疾病而致的吐奶。

★ 孩子喜欢你给他做按摩

对于孩子来说,轻柔的爱抚、细心的按摩,如同吃的食物和呼吸的氧气一样重要。通过按摩,孩子从父母的微笑中感受到了体贴,从密切的身体接触中受到良性刺激,从而体会到安全、安宁和温暖,促进身体和心理的健康发育。

★ 如何给孩子做按摩

新生儿按摩不仅是父母与孩子情感沟通的桥梁,还有利于孩子的健康。新生儿按摩具有帮助孩子加快新陈代谢、减轻肌肉紧张等功效。通过对孩子皮肤的刺激使身体产生更多的激素,促进对食物的消化、吸收和排泄,加快体重的增长。按摩活动了孩子全身的肌肉,使肢体长得更健壮,身体更健康。按摩还能帮助孩子睡眠,减少烦躁情绪。

为孩子按摩的正确方法

为孩子按摩,妈妈该如何准备?特别是孩子的按摩手法与成人按摩是有较大不同的。

首先,孩子的按摩力度一定要轻,以免伤害其幼嫩的血管和淋巴管,所以孩子的按摩准确地说应该叫"抚摩"。

其次,孩子抚摩的方向也与成人迥异。为孩子按摩时,按摩者的手要从孩子的头抚摩到躯体,然后从躯体向外抚摩到四肢。这种按摩手法与一般的成人按摩正好相反。成人按摩是顺着体液回流的方向,有力地沿四肢向心脏移动。尽管孩子的按摩是按照从上往下的方向进行的,但多数的按摩动作是抚摩或轻柔的捏。捏的时候要轻,以免伤害孩子娇嫩的血管。捏一下,手指要滑动一下,然后再捏一下。

按摩时应把孩子放在安全的地方。如果你觉得在地板上进行按摩不舒服,那么把孩子放在床上或椅子上时一定要小心,不能让他滚下来。特别是当孩子长到11~14周,自己会翻身时,妈妈更要当心。按摩之前应准备好一切用品,还要预先避免突发噪声,以保持宁静的氛围。

准备活动做好后,再为自己选择一个舒适的、能长时间保持的体位。跪姿,特别是跪坐在脚跟上,可能会损害膝盖韧带。如果开始是这个姿势,最好在帮孩子翻身按摩背部时变换一下姿势。为使你的身体保持良好状态,记住按摩时身体弯曲要从臀部弯起,保持背部挺直。腰部弯曲、身体前倾很容易使人疲劳,还可能对背部造成损伤,特别是在腰弯向一侧,做捡毛巾等动作时。身体弯曲的同时扭腰很容易伤害背部。保持良好的姿势,对孩子的按摩更加有利。

按摩时，把手的位置放好后，脊柱前倾，就可以轻松自如地控制按摩的手法了。这对孩子和按摩者都有好处，因为采用这种姿势按摩，可以缓解按摩者局部肌肉的紧张。

为孩子全身按摩的顺序

下面按次序进行的按摩既适用几个月大的健康孩子，也适用新生孩子。需要牢记的是，为较小的孩子做按摩时要更加精心。

1	小于6个星期的孩子，一次按摩只需要10分钟。
2	按摩时，用你的手轻轻抚摩孩子的小脸、腹部和背，轻轻移动孩子臀部、大腿、小腿和胳膊的皮肤下面的肌肉。
3	不要给新生的小孩子使用精油。
4	每次按摩，都要先从孩子的左侧开始。这一方面是遵循两极对立的原理，另一方面也顺应了东方的观念：身体一侧易于接收，而另一侧则强于排出。

★ 新生儿按摩好处多

体重增加

通过皮肤上的按摩刺激，可以增加迷走神经活动，使人体产生更多的激素及胰岛素，这有助于食物吸收，所以通过按摩可以让孩子的体重增加。

解除烦躁

按摩可以增加抵抗力。当孩子哭闹时，身体会产生压力激素，这时免疫力会下降。通过按摩可以让孩子的压力激素降低，免疫力恢复，放松情绪。

安抚情绪

按摩可以促进孩子的 EQ 发展，所以妈妈可借抚触来稳定孩子情绪。纽约一家医院实行每天拥抱及抚触新生儿的规定后，1岁以下新生儿的死亡率从 30% 降至 10%。

如果孩子出生 3 个月的时间内都没有被拥抱或抚摸，情绪发展会显得容易暴躁。

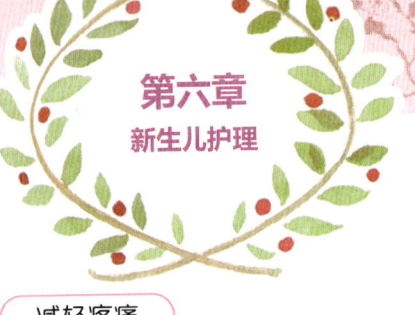

第六章
新生儿护理

减轻疼痛

按摩可以让疼痛减轻，这从孩子的反应就可观察出。一个哭闹不休、身体不舒服的孩子，借着按摩可以让他安静下来。

例如胸部按摩可以使呼吸顺畅，腹部按摩可以消除胀气。

安然入睡

目前调查显示，接受按摩的新生儿大部分能安然入睡，也比较少哭闹，不安情形大幅降低。

增进亲子感情

按摩可以让孩子感受到妈妈的爱心与耐心，在充满爱的呵护下，孩子会觉得被重视，也能增加孩子以后的自信心。

由于妈妈按摩时一定会注视着新生儿，孩子会感受到妈妈眼光中的母爱，也可借此观察孩子视觉移动的反应是否正常。

可以观察孩子的身体状况

按摩时孩子身体多半是光溜溜的，所以建议妈妈在按摩时，可以观察孩子的身体状况。

看看孩子的身体两边有无对称，移动孩子时，他的反应如何，或者头部有无斜颈、双手是否一样在摆动，最好在按摩同时和孩子说话，不但能增加亲子间的互动，还能观察到孩子的反应，及是否有听力问题。

让孩子熟悉身体各部位的名称

妈妈在帮孩子按摩时，可以边按摩边说出身体各部位的名称，例如：这是小手手、这是小脚脚等，让孩子渐渐熟悉这些部位。

★ 抱孩子时的注意事项

吐奶是新生儿常见的胃肠道症状，由于新生儿胃容量小，胃肠蠕动差，易发生胃食管反流。对于吐奶，最简便易行的治疗方法是腹部按摩。一般为每隔4～6小时1次，夜间可延长至6小时以上。每次按摩均在喂奶后半小时进行，以肚脐为中心，手指并拢，顺时针运行，同时给予腹部一定压力，速度适中，每次按摩时间5～10分钟。吐奶减轻后，按摩次数减至每日2～3次，直至吐奶现象消失。

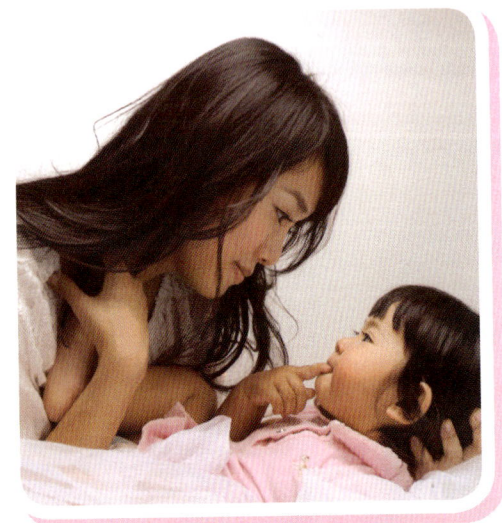

腹部按摩可通过神经系统促进胃泌素分泌，增加胃肠蠕动；同时使胰岛素水平升高，促进糖脂等物质代谢，改善消化吸收功能。

★ 腹部按摩减轻吐奶

不要摇晃孩子

孩子哭闹、睡觉或醒来的时候，妈妈都会习惯性地抱着孩子摇摇，以为这样是孩子最想要的。但是，你很难掌握摇晃的力度，如果力度过大，很可能给孩子头部、眼球等部位带来伤害，而且你也会感到手臂特别的酸疼。

时常观察孩子

抱孩子时，要经常留意他的手、脚以及背部姿势是否自然、舒适，避免孩子的手、脚被折到、压到、背部脊椎向后翻倒等，也会给孩子造成伤害。

端正抱孩子的态度

妈妈在抱孩子时，最好能建立起"经常抱，抱不长"的态度。

也就是说，经常抱抱孩子，每次抱3～5分钟即可，让孩子感受到你对他的关爱，使他很有安全感。

千万不要一抱就抱很久，甚至睡着了还抱在身上，这样会养成孩子不抱就哭的不良习惯，也会给你在今后的养育过程中增添不少困扰。

★ 预防肠绞痛和鹅口疮

肠绞痛

新生儿夜间啼哭常令初为人父母者手足无措、心神不宁。由于新生儿不会讲话，对于身体的不适，只会以啼哭做为主要的肢体语言。

而小孩子夜啼，除了肚子饿、尿布湿、对气温冷热的不适应外，最常见的原因就是"肠绞痛"所引起。

虽然名为"肠绞痛"，实际上并没有什么特别的问题存在。严格来说，它并不是一个病名，而是一种"征候群"，它是由许多因素不协调所引起，常发生在三个月以内的新生儿，不过约有10%的小新生儿发病期会延长至4～5个月以上。新生儿长大之后，随着神经生理发育的逐渐成熟，肠绞痛的情形自然就会逐渐改善。

症 状

新生儿肠绞痛的特点为间歇性的哭闹，这种情形与肠套叠很类似。不同的是，肠绞痛的新生

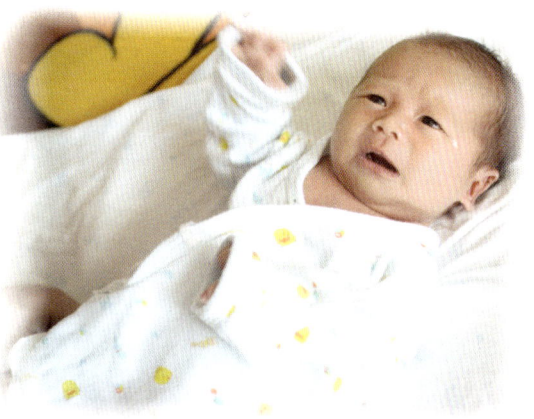

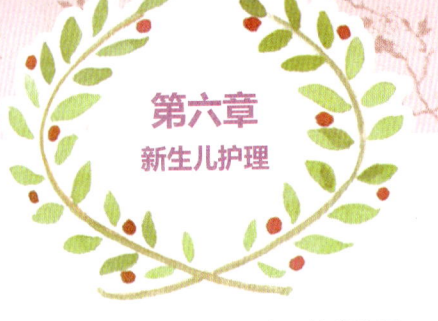

第六章 新生儿护理

儿，不会呕吐也不会解出含有血丝的黏液便。

肠绞痛常见的症状是突发性尖叫，有时会呈现声嘶力竭的大哭，甚至哭到脸红脖子粗。有些新生儿还会有头部摇晃、全身拱直、呼吸略显急促的现象；同时腹部往往会有些鼓胀、两手掌会握拳、两脚则会伸直或弯曲，四肢末端则常会呈现冰冷。

上述这些表现可以持续数 10 分钟至数小时之久，无论如何摇、抱、哄，往往都不太有用，直到小孩筋疲力竭方才罢休。有时在排便或放屁后会稍有改善。此种病症在任何时间都可能发生，不过最常发生在黄昏或傍晚，每天几乎都发生在某一固定的时段。

此病发生原因仍然不明，可能与便秘、胀气、腹泻或牛奶过敏等有关。新生儿肚子太饿或太饱，也常会引起新生儿哭闹，此时，因为吸入更多的空气，更容易造成腹胀。有些牛奶过敏的小孩，不一定会拉肚子，但却以肠绞痛来表现。另外，心理因素如焦虑、紧张或愤怒时也会引起新生儿腹痛或呕吐，因此情绪不稳的新生儿较容易得此症。此外，此症也和个人体质有关，一样是胀气或绞痛，有些小新生儿反应就比较激烈。

缓解方法

当新生儿因肠绞痛发作而哭闹不安时，可将新生儿抱直，或让其俯卧在热水袋上，以缓解疼痛的症状。在肚子上涂抹薄荷等挥发物可促进肠子排气，或给予通便灌肠，有时也会有效。若是仍无法改善，或连续几个晚上都会发作，就必须找医生做详细检查。预防方面，可以改善喂食技巧，每次喂奶后要注意轻拍排气，并给予新生儿稳定的情绪环境，这些都可以减少发作的频率。若尝试了各种方法均无效的话，可以改喂低过敏的新生儿奶粉，有时也可以得到良好的效果。

此外在诊断新生儿肠绞痛前，必须先排除肠胃道其他病态性的疾病，如胃食道逆流、幽门阻塞、先天性巨结肠症等。如果确定没有任何病理性因素存在，那么家长们就需耐心对待自己的小孩子，度过 3 个月的"阵痛期"。

鹅口疮

第三周时，很多新手父母们都会在心里暗暗舒口气：最手忙脚乱的时间过去了。不过要提醒大家的是，假如卫生工作不够到位，孩子可能会患"鹅口疮"。

症 状

孩子的口里，出现白颜色的东西，看起来有点像奶块，开始是一小片一小片，慢慢地融合成一大片。一般的奶块很容易擦掉，但是鹅口疮则不易擦掉。有的父母会用手强制抠掉，被剥落的部位会出血，没有多久，你会发现在原来的部位又出现了新的白片。

一般情况下，孩子出现"鹅口疮"，不痛、不影响吃奶，也不会出现其他症状；但是如果鹅口疮特别严重，整个口里都被覆盖住，这个时候孩子可能会出现呕吐、吞咽困难、声音嘶哑或呼吸困难等症状。

★ 预防黄疸

正常的生理性新生儿黄疸一般在出生后的3～5天出现，到10天左右就基本消退，最晚不会超过3周。大部分的新生儿黄疸都会在第二周消退。

假如在第二周，父母依然发现孩子出现比较明显的黄疸，这个时候就需要多留心，及时区分生理性黄疸与病理性黄疸对孩子治疗大有帮助。

生理性黄疸

症　状

黄疸色不深，妈妈会发现孩子的食欲依然很好，精神也不错，没有过多的吵闹现象。在7～10天的时候就会自然消退。

缓解方法

生理性黄疸通常是由于新生儿的肝脏功能不成熟而造成的。随着新生儿肝脏处理胆红素的能力加强，黄疸会自然消退，所以生理性的黄疸，家长一般不需要额外的护理，在孩子黄疸期间可以适量多喂温开水或葡萄糖水利尿。

病理性黄疸

症　状

孩子出现黄疸时间过早，或者症状过重、延续时间长，这个时候就要怀疑是病理性的黄疸。在新生儿出生后24小时内黄疸就非常明显。

黄疸遍及全身，为橘黄色，且在短时间内明显加深；黄疸减轻消退后又加重或重新出现。

黄疸出现后2～3周仍不减轻甚至更明显；孩子的大便颜色淡或呈白色，尿呈深黄色。

黄疸同时伴随有发热、拒奶、精神不好、嗜睡、两眼呆滞等症状。

缓解方法

严重的病理性黄疸可并发脑核性黄疸，通常称"核黄疸"，造成神经系统损害，导致儿童智力低下等严重后遗症，甚至死亡。

父母需要仔细观察孩子的黄疸变化，当出现特殊情况时，应及时送往医院，请求医生的帮助。

★ 新生儿睡觉不需要枕头

一般情况下，小新生儿不需要用枕头，因为他们的脑后与背部基本在同一水平，用枕头反而使头处于后仰状态，感觉不舒服。孩子6个月以后可以用很薄的枕头。如果孩子冬天穿得很厚，也可以在6个月前用枕头，这没有一定之规。

第六章 新生儿护理

07. 产后第22~28天

孩子的生长发育

★ 睡眠、吃奶有规律了

现在孩子已初步形成了自己的睡眠、吃奶和排便规律及习惯，有的孩子夜里已能睡4~6个小时的长觉，但孩子之间的差异很大，有的孩子夜里还需要妈妈喂2~3次奶。

特别是母乳喂养的孩子吃奶间隔时间短，因为母乳比较好消化，所以吃母乳的孩子大便次数也比吃牛奶的孩子多，需要妈妈更多的照料。

★ 能辨别妈妈的声音和气味

这时的孩子已能辨别妈妈的声音和气味，即使妈妈不在眼前，只要听到妈妈的声音，孩子就会表现出兴奋的样子，如果孩子正因寂寞无聊而啼哭，听到妈妈的声音，孩子也会很快安静下来。

如果你给孩子做过胎教，现在试试看给他（她）播放胎儿时期常听的音乐或故事，孩子很可能会有明显反映呢。

★ 身型有了明显的变化

与前几周相比孩子已经有了明显的进步，看起来更加招人喜爱了。满月孩子的体重，男孩平均为4.9千克，女孩平均为4.6千克；满月孩子的身长，男孩平均为56.6厘米，女孩平均为55.6厘米。

★ 新陈代谢规律了很多

大便1日3次，小便15次。

★ 动作活动逐渐协调

现在孩子的颈部力量已有所加强，可以趴在床上或大人的胸前，以腹部为支撑，把头稍稍抬起一会儿，而且还能左右转动他的小脑袋。如果你把孩子抱起来，或靠坐在你的身上，孩

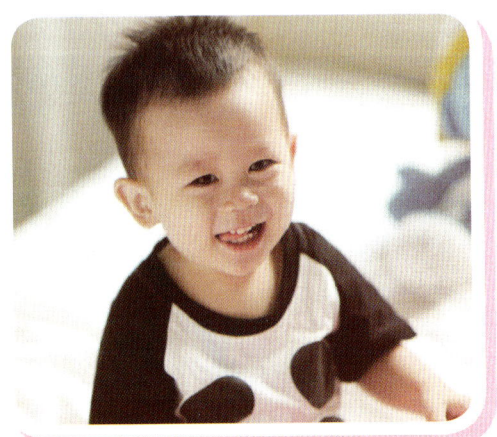

子的头已可以直立片刻，但时间不要长，以免孩子疲劳。孩子胳膊和腿的动作也协调了一些，说明他控制肌肉的能力有所加强。

新妈妈如何照顾孩子

★ 掌握好宝宝的食量

最重要的是不要使孩子吃过量，以免加重各种器官的负担。

一般的标准，出生时体重为3～3.5千克的孩子，在1～2个月期间，每天以吃600～800毫升的牛奶为宜，每天分7次吃，每次100～200毫升，如果吃6次，每次吃140毫升。

对食量过大的孩子，尽管每次能吃150～180毫升，最好也不要超过150毫升，否则会加重肾脏、消化器官的负担。

如果孩子吃完150毫升后好像还没有吃饱并啼哭时，可让孩子喝30毫升的白开水，可适量加一些白糖。用奶粉冲调牛奶时不要再加糖，否则会使孩子过胖。牛奶喂养的孩子如果每天大便3～4次，只要精神好，也不用担心。

孩子1个月后，就要注意预防佝偻病的发生，除了常抱新生儿到室外晒太阳外，应每天给孩子加适量维生素D，即浓缩鱼肝油滴剂。从每天1滴开始逐渐增加。

★ 如何抱孩子

怎样抱孩子他才舒服呢？很多妈妈不愿意

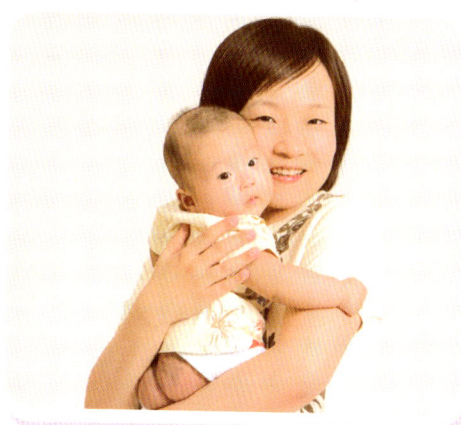

把孩子给爸爸抱着，怕他把孩子弄得不舒服，其实很多人在喂养孩子和逗孩子玩的时候都没有掌握正确地抱孩子的姿势。

新妈妈们都很要强，不过自己的身体更加的重要，一定要保证睡眠，也有很多妈妈是由于过于焦虑而引起了产后睡眠不足神经衰弱，怎么改善自己的睡眠，每天都有一个好心情去面对孩子呢？从现在就开始注意吧。

抱孩子的时候一定要注意托住孩子的颈部和腰臀部。妈妈抱他的时侯多走动，边走边轻轻摇晃。注意千万不能摇晃得太猛、太快、幅度太大，以免发生意外。

抱孩子的姿势要遵循新生儿肌肉的发育规律。否则，不但孩子、大人都不舒服，甚至还会发生意外。出生不久的孩子，头大身子小，颈部肌肉发育不成熟，不足以支撑起头部的重量。如果竖着抱孩子，他的脑袋就会摇摇晃晃；而且孩子的臂膀很短小，无法扶在妈妈的肩上，无法取得平衡。

第六章 新生儿护理

★ 每天给孩子洗澡

每天给新生儿洗澡是有益的，季节不同每天洗澡的次数也不同。夏天可以洗2～3次，冬天可在中午最暖和时洗一次。新生儿有个干净的身体，夜间会睡得安稳。另外，在每次大便后，一定要给他洗洗小屁股。此时仍要注意保暖和预防感染。 坚持太阳浴和空气浴。户外空气新鲜，含氧量多，能促进新陈代谢，日光中紫外线直射皮肤可使人体自制维生素D，红外线促进血液循环，这都对新生儿生长发育有利。冷空气刺激皮肤黏膜，能增强新生儿抗御寒冷的能力。所以从出生2周后即可在风和日丽的天气抱新生儿去户外活动片刻，渐增时间和次数，2～3个月时每日上、下午各在户外活动半小时～1小时。

★ 不要给孩子剃满月头

孩子刚满月，妈妈就急着给他剃胎发、刮眉毛，因为听老人说，这样做的结果可使孩子将来的头发和眉毛长得又黑又密。一般情况下，新生儿在出生3～6个月后，眉毛会自行脱落更换。

由此看来，给那么小的孩子剃胎毛，刮眉毛，就变成了自找麻烦。

中医认为"发为血之余"，只要身体健康，头发就能长得好，所以根本无须担心健康孩子以后的头发长不好。

另外，刚满月的孩子皮肤薄而嫩、表皮的角质层发育不完全，加上剃头和刮眉毛时新生儿不知配合，很容易损伤皮肤使细菌乘虚而入，从而感染上皮肤病，甚至会引起毛囊炎、影响头发和眉毛生长。

★ 如何陪孩子游戏

日常生活中让孩子经常看到母亲身形和听到母亲声音。在小床边挂色彩艳丽、可动、会响的玩具2～3个，可促进新生儿的视觉、听觉发育。

在孩子俯卧的时侯，将一个彩色的玩具向上拉过他的视野，让他的眼睛和头部追随着运动。

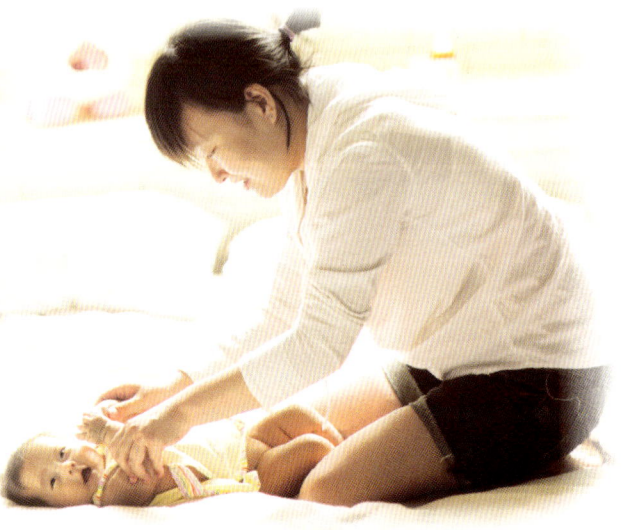

★ 多给孩子做按摩

1	全身：全身运动就是给孩子热身。抚触者坐在地板上伸直双腿，为了安全铺上毛巾，让孩子脸朝上躺在你的腿上，头朝你双脚的方向。在胸前打开再合拢他的胳膊，这能使孩子放松背部，肺部得到更好的呼吸。然后上下移动孩子的双腿，模拟走路的样子，这个动作使大脑的两侧都能得到刺激。
2	脸部：用你最柔软的两只手指，由中心向两侧抚摸孩子的前额。然后顺着鼻梁向鼻尖滑行，从鼻尖滑向鼻子的两侧。
3	胳膊和双手：用一只手轻握着孩子的左手并将他的胳膊抬起，用另一只手按摩孩子左胳膊，从肩膀到手腕，然后每一个手指的按摩，轻轻摩擦孩子的小手，将他的手掌和手指打开。另一侧做同样的动作。这可以增加孩子的灵活性。
4	胸膛和躯干：两手分别从胸部的外下侧向对侧肩部轻轻按摩，然后由上而下反复轻抚孩子的身体，如果他表现出不舒服的样子，换下一个姿势。这个动作会使孩子呼吸循环更顺畅。
5	腹部：轻轻地用整个手掌从孩子的肋骨到骨盆位置按摩，用手指肚自右上腹滑向右下腹，左上腹滑向左下腹。腹部按摩帮助孩子排气、缓解便秘。
6	腿部和脚部：用一只手扶着孩子左脚踝，把左腿抬起，用另一只手按摩孩子的左腿，从臀部到脚踝，然后用手掌抚摸孩子的小脚丫，从脚后跟到脚趾自下而上的按摩。另一侧做同样的动作。按摩腿脚能够增强孩子的协调能力，使孩子的肢体更灵活。
7	背部：如果你的孩子不介意后背朝上，可以试着让他俯卧在你腿上，用手掌从孩子的脖子到臀部自上而下的按摩。也可以让孩子平躺，用一只手托起孩子的臀部，另一只手轻轻地从脖子慢慢向下揉搓孩子的脊梁骨。背部按摩有助于增强免疫力。

★ 试着和孩子沟通

新生儿醒着时，妈妈要常常和新生儿柔声谈话，并且注视新生儿的眼睛，唱儿歌给孩子听，以高低声调、不同表情逗孩子笑。

还可以给孩子买些色彩鲜艳的图片，吸引他的注意力，或者是用磁带放歌曲，吸引孩子，训练他的听觉，但是一定要注意把握分寸，毕竟孩子还很稚嫩，视觉、听觉器官发育没有成年人那么成熟。

做到柔和就可以。注意观察孩子的表情，以让他开心为主。

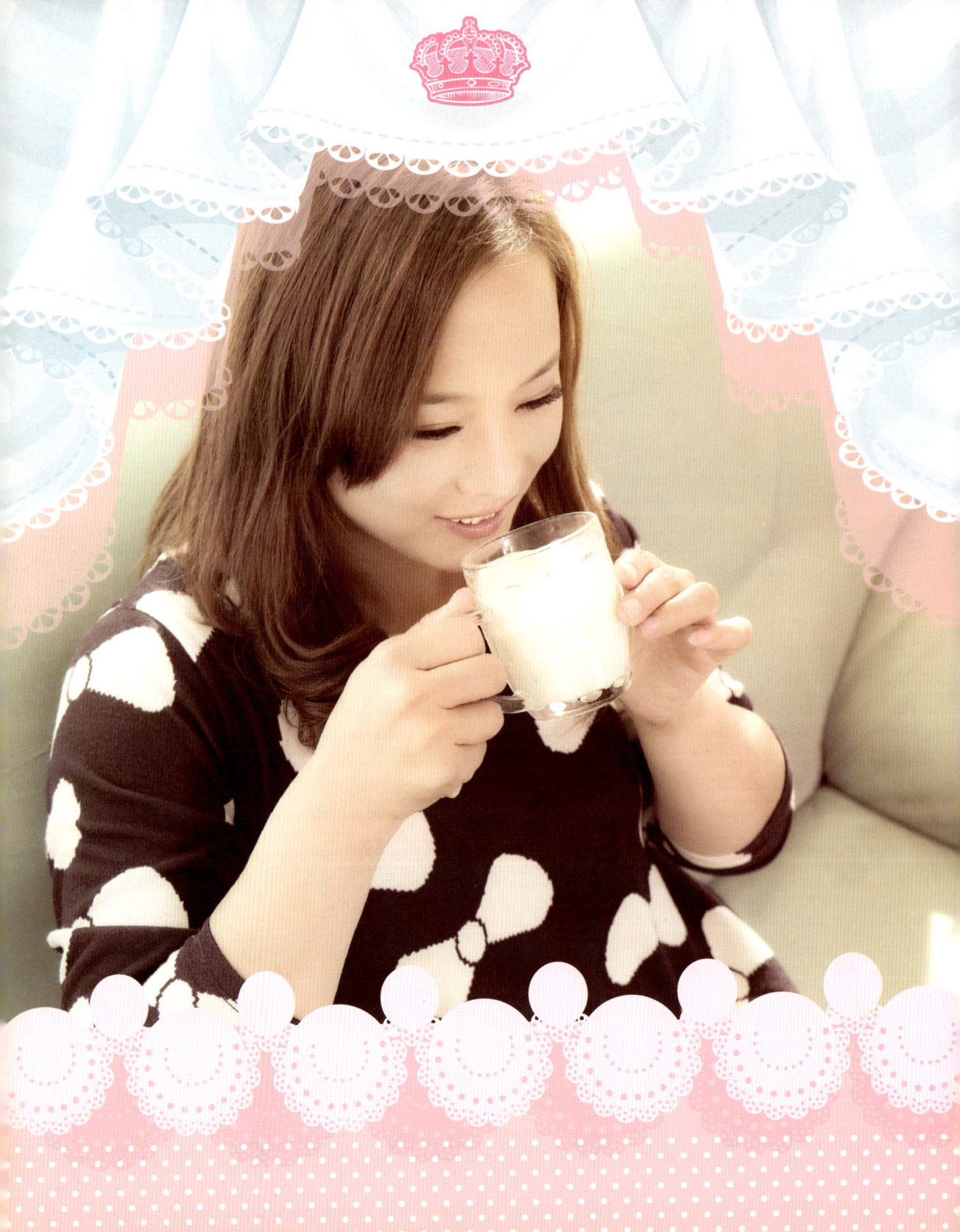

第七章 产后妈妈美丽计划

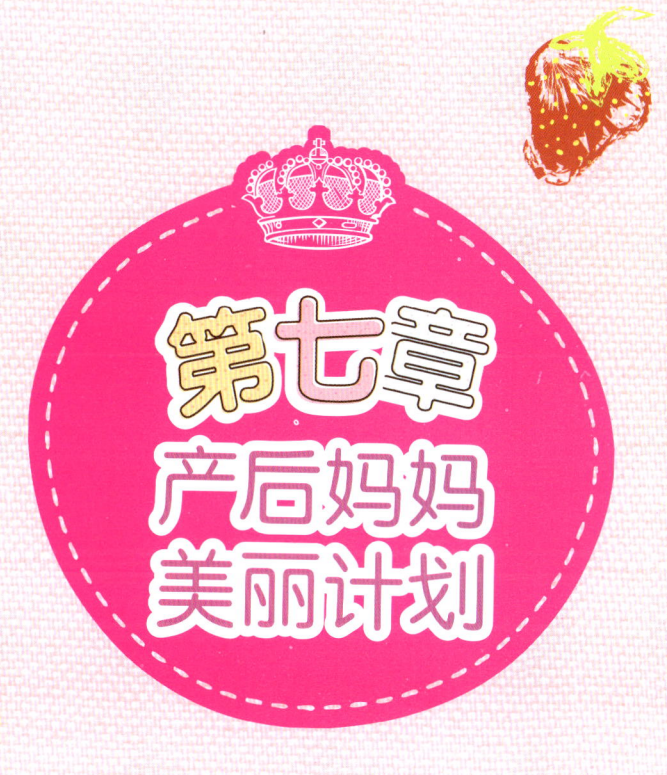
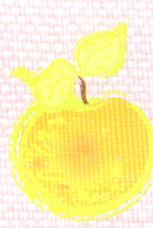
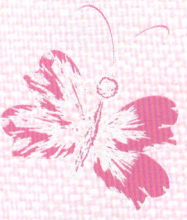

第七章 产后妈妈美丽计划

01. 新妈妈的体重管理原则

产妇恢复体型的重点

新妈妈产后恢复体型的对策重点是控制营养与增加运动。

1. 控制营养应该从产前做起，研究证明，工作的新妈妈在产后 1 年内所需营养最佳量是：每日需要热量 13376 千焦，蛋白质 90～100 克。

2. 工作的新妈妈适当地增加运动是有利无害的，可以开展一些不增加腹压或挤压腹部的运动。例如散步、太极拳、徒手操等，有助于增进食欲。为了促进子宫复原，避免大肚、粗腰、大臀等现象的发生，应练习产后保健操。

据统计大约有 10% 的女性生宝宝后会逐渐肥胖。工作的新妈妈都是超爱美的女性，可不能忍受这种事情发生。要想恢复原有体形，可以试试从以下几方面着手。

1. 坚持锻炼。体力恢复后坚持做产后保健操，其中仰卧起坐最要紧。

2. 适当运动。产后 24 小时后可下床活动，每天 2～3 次，每次半小时；产后半个月可做些轻便的家务，但要避免过早地干重活。

3. 合理膳食。少吃动物脂肪、内脏和甜食，多吃高蛋白、高维生素食物，少量多餐，粗细搭配。如果产后已经发胖，要注意减少热量较高的主食。

产后 6 个月是塑身黄金期

新妈妈产后 6 个月是体重控制的黄金时期。如果产后 6 个月内能够恢复到怀孕之前的体重，则 8～10 年后，体重平均增加 2.4 千克；如果产后体重无法下降，则 8～10 年后，平均体重会增加 8.3 千克。

产后的新妈妈健身应该以有氧运动和力量训练相结合的原则来进行。有氧运动的目的在于恢复体能、减少脂肪。运动的形式可以选择游泳、水中健身操、有氧舞蹈、快走等。科学的力量训练，则可以使新妈妈尽早恢复全身肌肉的力量，恢复苗条的身材。新妈妈生完宝宝后，限于身体情况和恢复状况，进入健身中心训练最好是分娩后 2～3 个月以后或听从医生建议。

女性健美体型的标准是什么

关于女性人体美的标准众说纷纭，但总体上看，现代女子的健美不是苗条、纤细和病态，而是结实精干，肌肉强健，富有曲线美，既不失女性的妩媚，又要能足以承受生活的负担，担当起社会的责任。

女性的身高与体重，四肢与躯干等部位的比例为多少才合乎健美的标准呢？在这方面，我国有关专家学者进行了大量地研究，总结出一套较适合女子健美的测量标准。

以上胸围、腰围和臀围的周边长度，俗称"三围"。一般认为，这3个部位的比例为3∶2∶3时是最具女性美的体形。丰满的乳房和发达的臀部是女性的第二特征，也是雌激素的杰作。而腰围和臀围的比例在2∶3时，则说明其大致具备合理的营养状态和最佳的皮下脂肪分布等健康表现；而在营养过剩或缺乏运动等情况时，这个比例就会相等或被倒转过来。这时，一个胖妇的形象就会展现在你的眼前。

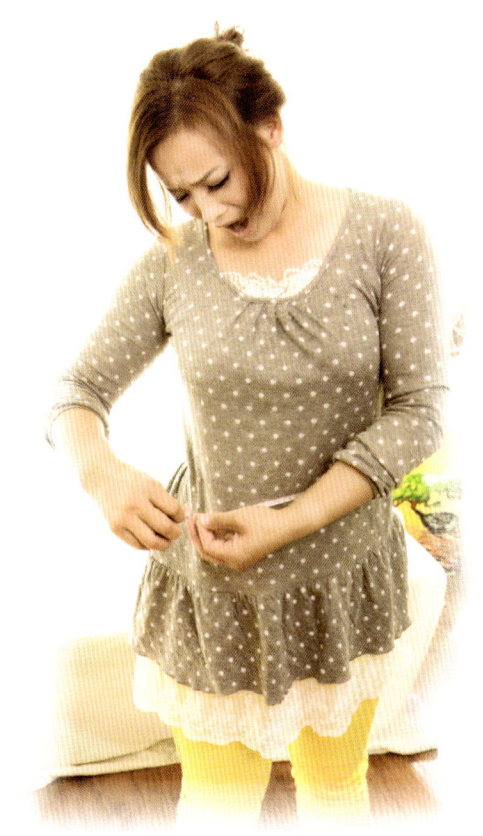

	测量标准
上、下身比例	以肚脐为界，上下身比例应为5∶8，符合"黄金分割"定律。
胸围	由腋下沿胸部的上方最丰满处测量胸围，应为身高的一半。
腰围	在正常情况下，量腰的最细部位。腰围较胸围应小20厘米。
髋围（臀围）	在体前耻骨平行于臀部最大部位。髋围较胸围大4厘米。

第七章 产后妈妈美丽计划

下肢水肿怎么办

大腿围	在大腿的最上部位,臀折线下。大腿围较腰围小10厘米。
小腿围	在小腿最丰满处。小腿围较大腿围也应小20厘米。
足颈围	在足颈的最细部位,踝关节上部。足颈围较小腿围应小10厘米。
上臂围	在肩关节与肘关节之间的中部。上臂围约等于大腿围的一半。
颈围	在颈的中部最细处。颈围与小腿围相等。
肩宽	两肩峰之间的距离。肩宽等于胸围的一半减4厘米。

这些数据是在测量了多位健美女性的基数的基础上总结出来的,有一定的普遍性。凡与这些数据不合者,往往就违背了整体的美。

产妇恢复体型的重点

中国人传统坐月子方式可能使产后肥胖情形雪上加霜,最大的原因是补得太多。营养师认为,每天可以选一餐吃麻油鸡,每次吃4～6小块去皮的鸡肉,麻油用量也要控制。同一餐里还要配主食、青菜,并且多用蒸、煮、卤等低油方法烹调,减少摄取油脂。另外也建议用瘦肉或鱼替换鸡肉,尽量少吃内脏类。炖补中的肉可以少吃点,只喝汤就可以。吃得多再加上活动量少或根本躺着不动,坐月子期间继续增胖的机会大大提高。虽然坐月子期间充分休息是必要的,但休息不等于整天赖在床上动也不动。自然产、没有产后大出血情况的妈妈,在分娩后2~3天就可以下床走动。

02. 新妈妈瘦身计划

从饮食开刀

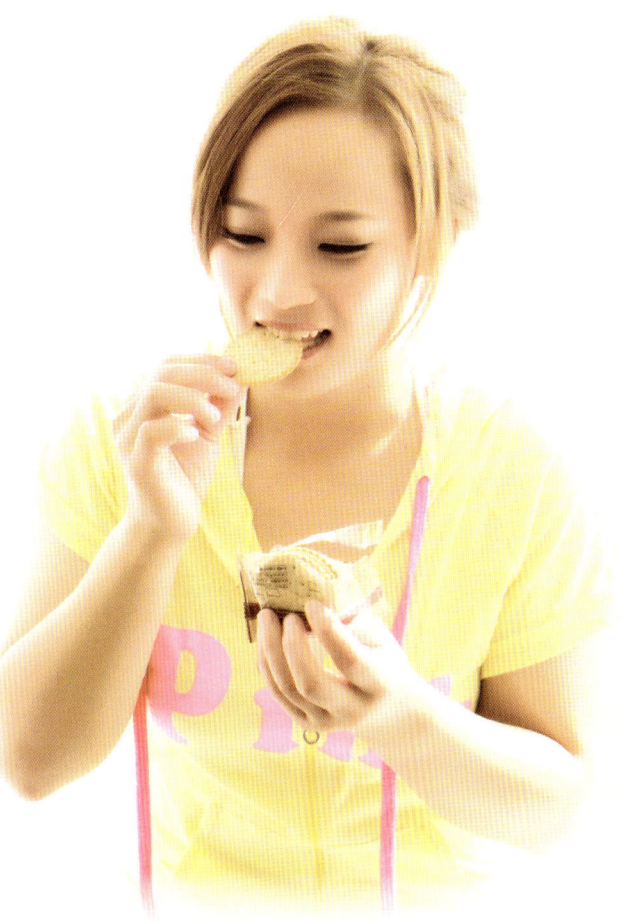

首先，在饮食方面，建议产后新妈妈采取渐进的方式，控制自己饮食的量与质，让胃维持在八分饱即可；三餐以蛋白类的食物为主，例如豆类、肉类、蛋等，避免食用过高的高糖性及油炸食物，尤其是淀粉高的食物。

若是新妈妈在正餐间仍觉得嘴馋的话，吃些低脂饼干和高纤饼干类的干粮，配上一杯清香的红茶，就是一道即能解决饥饿，又不至于发胖的下午茶点。

第七章
产后妈妈美丽计划

运动才是硬道理

有人以为走路走太多，才会变成萝卜腿，所以应该减少腿部运动。其实走路、慢跑以及骑脚踏车之类的有氧运动，都是美化小腿曲线的最佳运动，只要每次运动后以至少15分钟的肌肉伸展作为结束，让拉长、放松的方式恢复肌肉的柔软度，再辅助适度的按摩与生活习惯的改善，如减少穿高跟鞋的频率，告别萝卜腿并非难事。

阶梯赶兔法

1	双脚站在阶梯或其他高20厘米以上物体的边缘，手扶墙壁，让后脚跟悬空。
2	慢慢将脚尖踮起来，在最高点停留一下，然后再以同样的速度将脚跟放下，直到最低点。
3	每次至少需不间断做6次以上，可稍做休息再继续，熟练后可按个人情形增加次数。另外做一些柔软操，一次至少要持续30分钟，才会有效果。

平时可以多爬楼梯，对消除滞留在小腿肚的水分，锻炼松弛的腿部肌肉很有效。

需要注意的是，新妈妈若是自然分娩，则要1个月以后才能开始做运动；若是剖宫产，则要3个月以后才能开始做运动，并且最好咨询过专业医生后，再从事运动。

高强度短时间的局部重点训练，容易造成肌肉的硕壮，所以可选择低强度长时间的有氧运动，这样不但可达到减重的功效，更可达到修饰线条的效果。此类运动项目可选择游泳、慢跑、骑脚踏车、快走、有氧舞蹈等。选对适合你的运动，才能让你动得更健康、曲线更窈窕。

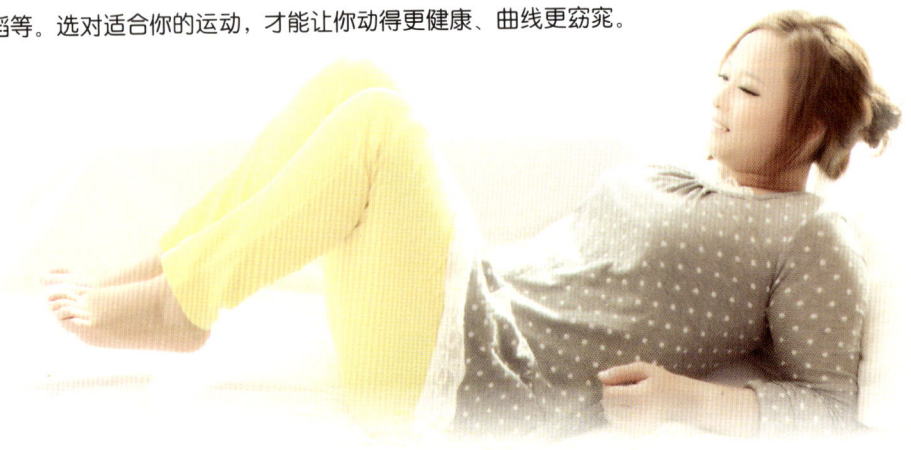

★ 腿

1：这个动作主要是锻炼大腿以及臀部的肌肉，动作要领是下蹲的时候不要撅臀，动作不要太快，下蹲和立起的动作尽量靠腿部用力控制完成，每组15下，每次3组。

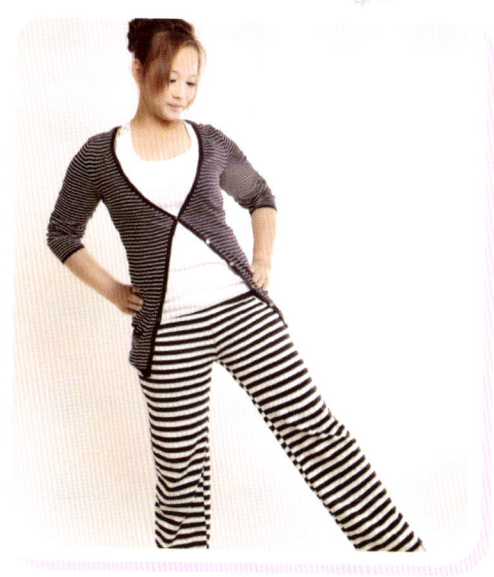

2：这个动作锻炼整个腿部的肌肉，双腿依次向侧边抬起，脚尖绷直，脚背向正前方，腿在可以控制的范围内尽量抬高，动作不要太快。每组15下，每次3组。

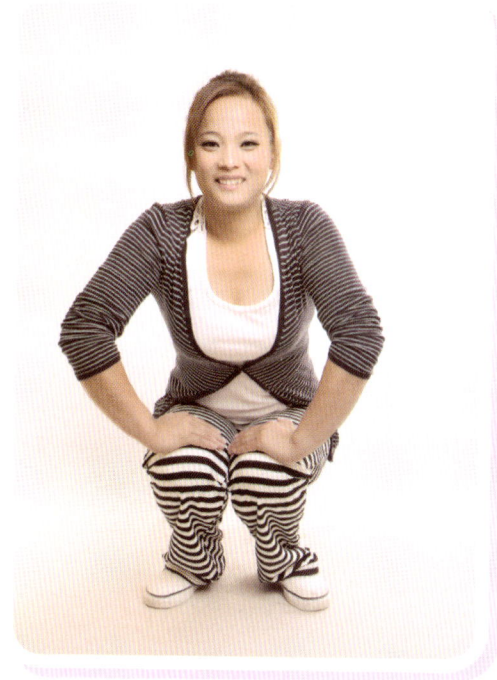

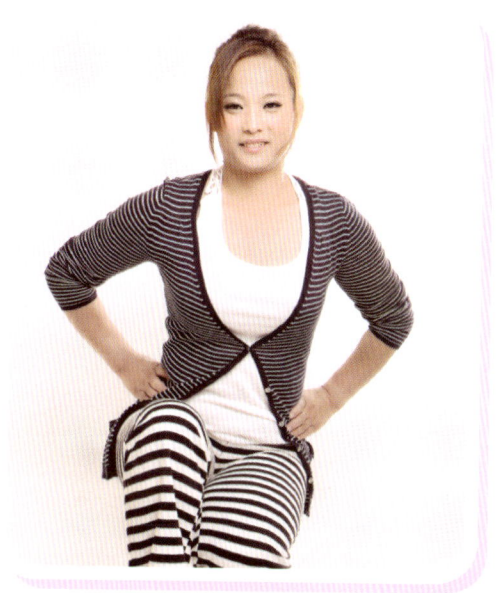

3：这个动作还是锻炼大腿肌肉的，双腿前后分开，下蹲时中心在两腿之间，下蹲和立起的动作尽量靠腿部用力控制完成，一组15下，每次3组。

第七章
产后妈妈美丽计划

★ 臂

1. 双脚与肩同宽站立，上身前倾，呈135度角；双手自然下垂，呼气，把双手伸直向前提升，吸气，再把两臂拉后，重复15～20次。

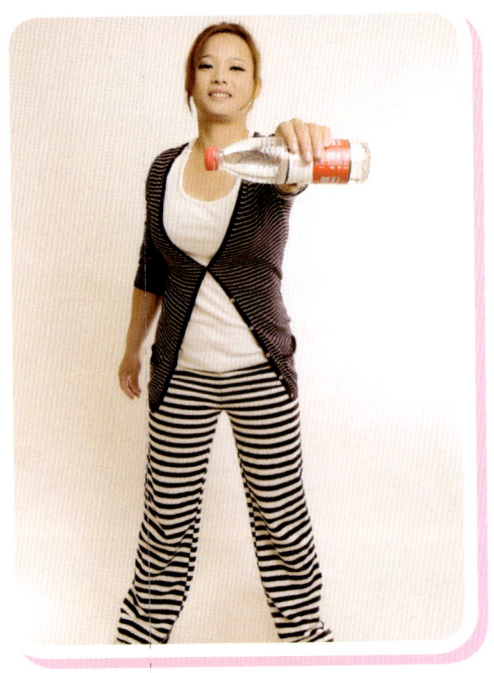

2. 上身直立，左手持矿泉水瓶，右手自然放松；左臂向外伸直，呼气，前臂抬高伸直与肩同一水平线，再向上屈曲，注意保持二头肌不动；左右臂各20次。

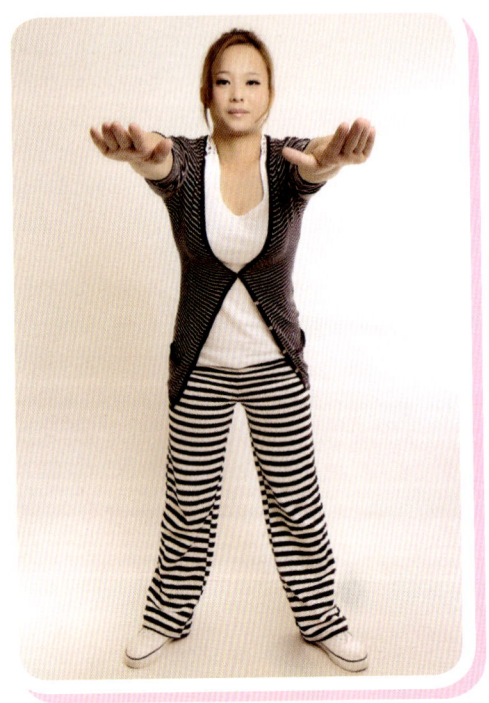

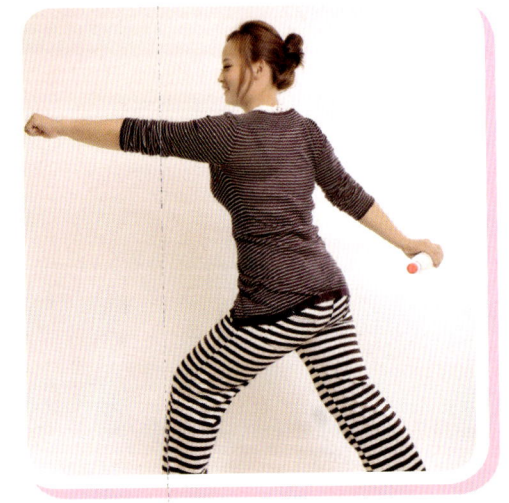

3. 转变站姿，腿呈前后弓字步，上身前倾；然后手持哑铃，前臂重复向上提升放下，以拉动二头肌；左右手重复20次。

4. 后撤的腿向前上一步后，随之单臂屈肘向前打出，而另一只手臂弯曲，收于腰间，四节动作连续完成，然后再左右手臂交替练习。

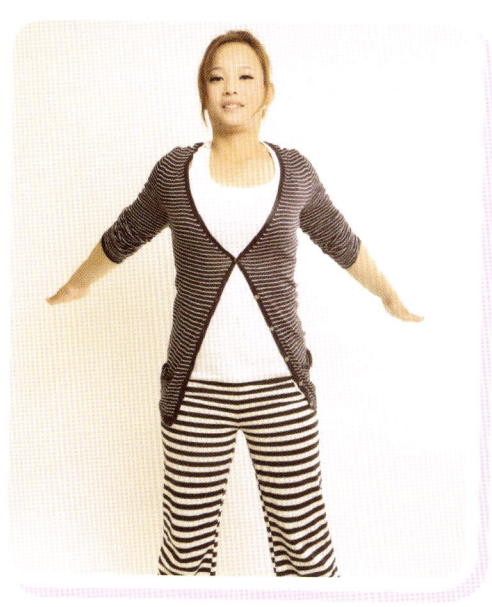

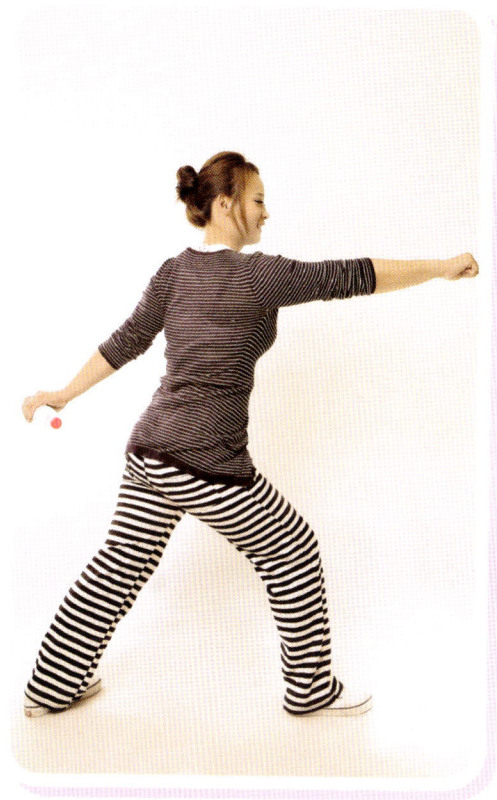

5. 保持站姿，手握哑铃，然后手臂向后拉动，抬升至与肩平齐；左右重复20次。

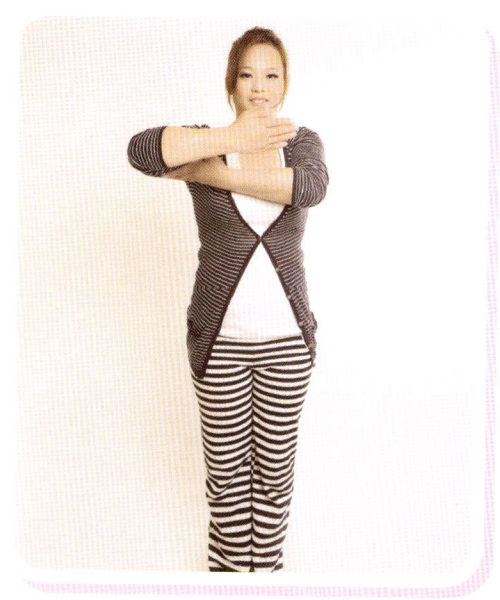

6. 腿部姿势保持不变，右臂肘部抬起，手部呈照镜子状，左臂手掌朝下抬平，手臂呈90度，左手搭在右手臂内肘上。下次交替来做。

第七章 产后妈妈美丽计划

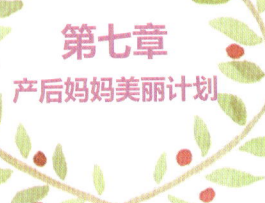

★ 腰背

1. 双膝跪地，两手撑地，胸部使劲贴地，重复8次。

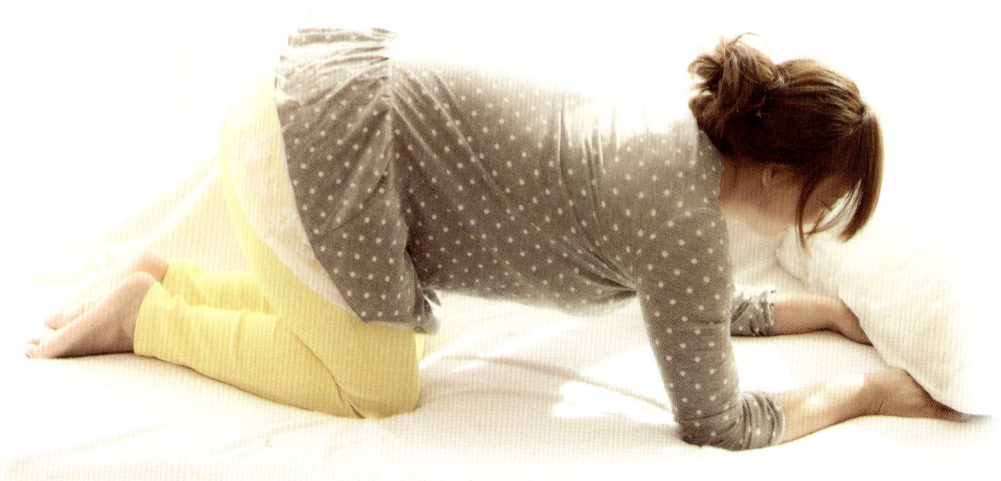

2. 俯卧，按摩者将两掌根并置于其两侧肺俞穴，用力向下推摩至腰骶，反复5次，以脊柱及两侧皮肤发热发红为宜。将两拇指置于两侧肝俞、胃俞、膀胱俞上，用力点揉半分钟，以被按摩者感觉局部有酸胀感为宜。

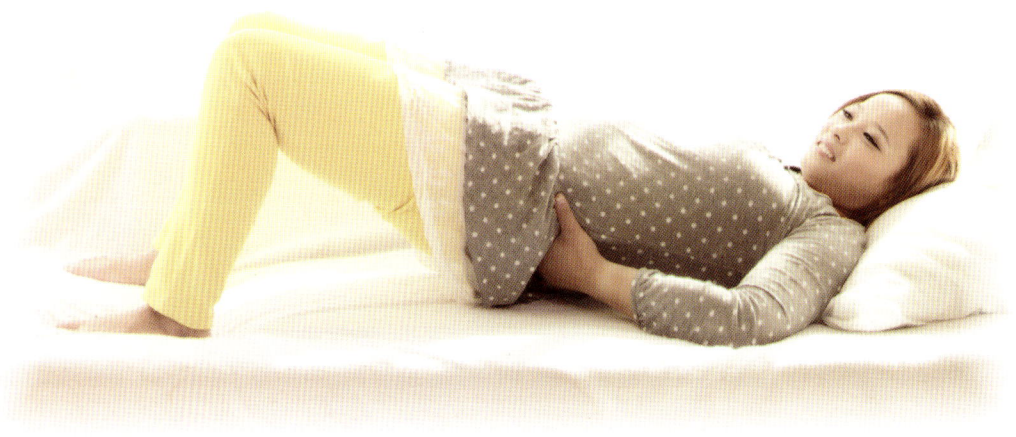

★ 胸

工作的新妈妈想让自己的胸部更丰满美丽吗？抽3分钟时间来做健胸运动吧。

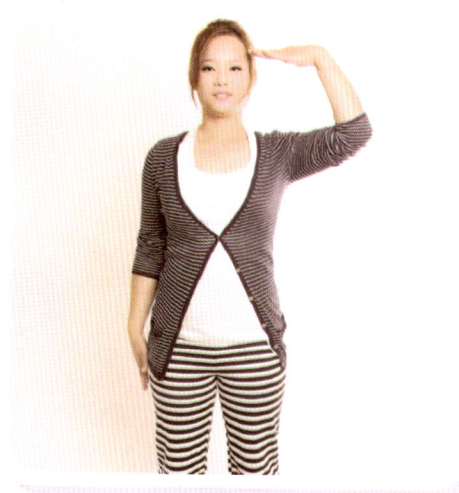

1. 直立，两腿分开，两臂交替做敬礼状，重复8次。

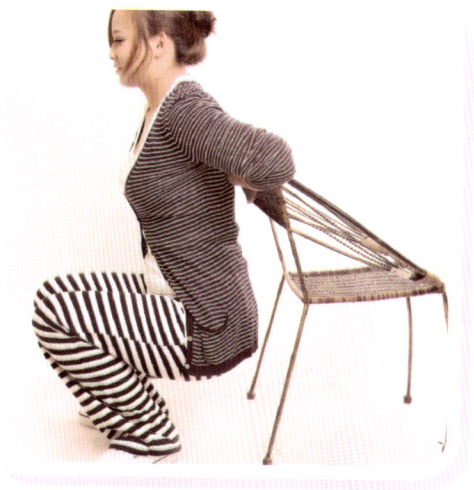

2. 直立，两手从背后抓住椅背，然后逐渐下蹲，再回复，重复4～8次。

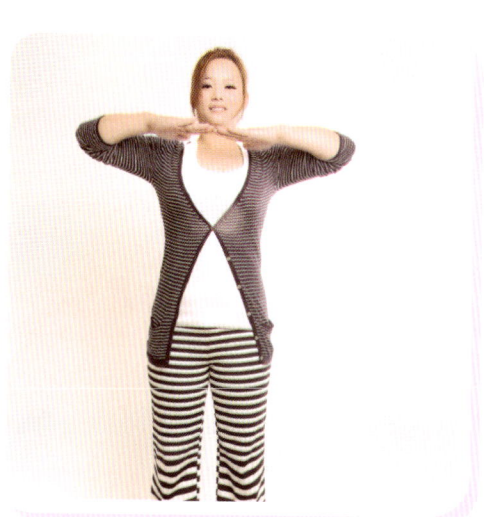

3. 直立，两腿分开，双臂和肩部齐平，先向两侧平伸，然后向前弯曲，两手手指相接触，手掌向下，再回复，重复8～16次。

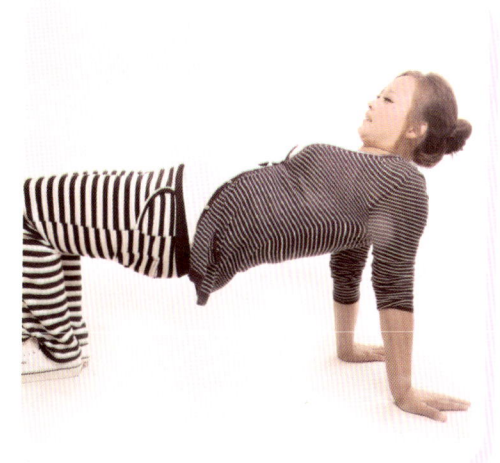

4. 坐在地上，两膝向上弯曲，两手向后撑地，然后臀部离开地面，使膝盖以上直至颈部与地面平行，重复4～8次。

第七章
产后妈妈美丽计划

★ **全身**

1. 挺腹运动：仰卧，双膝屈起，双足平放在床上，抬高臀部，使身体重量由肩及双足支持，目的是加强腰臀部肌肉力量。

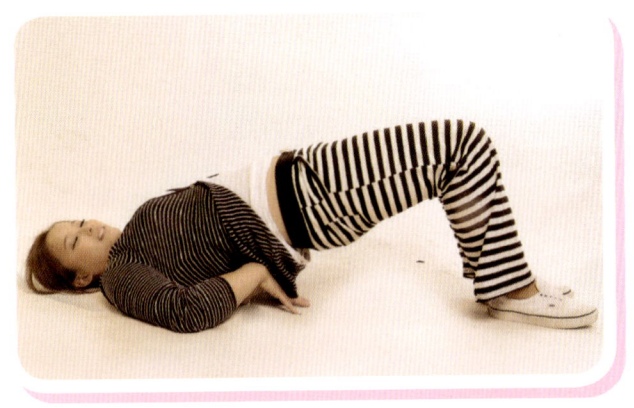

2. 举腿运动：仰卧位，两臂伸直平放于体侧，左右腿轮流举高与身体成一直角，目的是加强腹部肌肉和大腿肌肉力量。

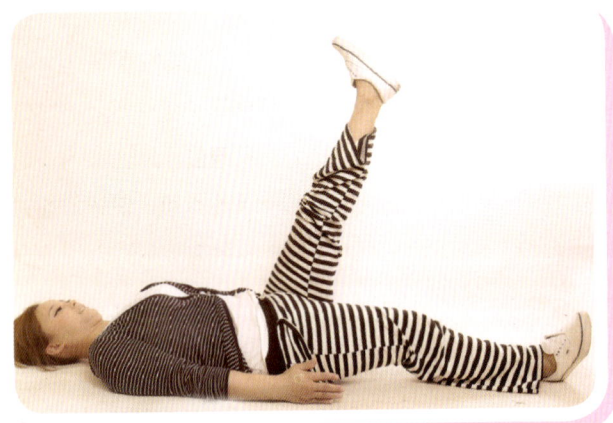

3. 呼吸运动：仰卧位，两臂伸直放在体侧，深吸气使腹壁下陷内脏牵引向上，然后呼气，目的是运动腹部活动内脏。

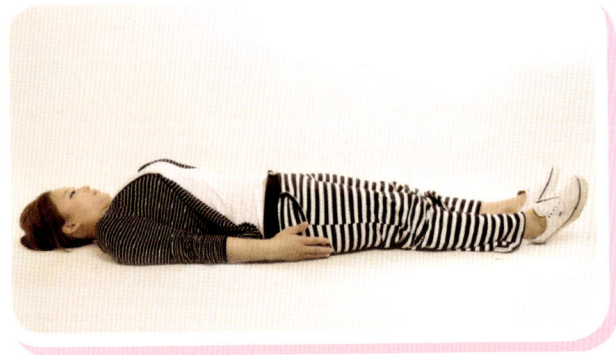

4. 缩肛运动：仰卧位，两膝分开，再用力向内合拢，同时收缩肛门，然后双膝分开，并放松肛门。目的是锻炼盆底肌肉。

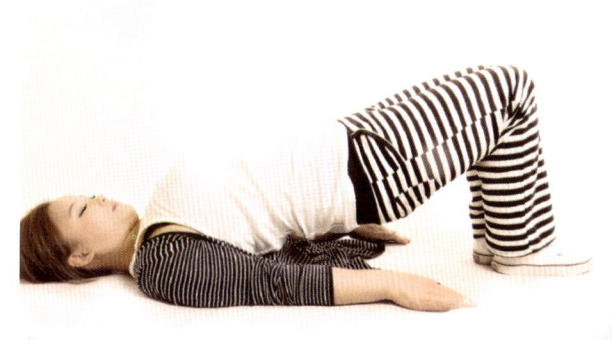

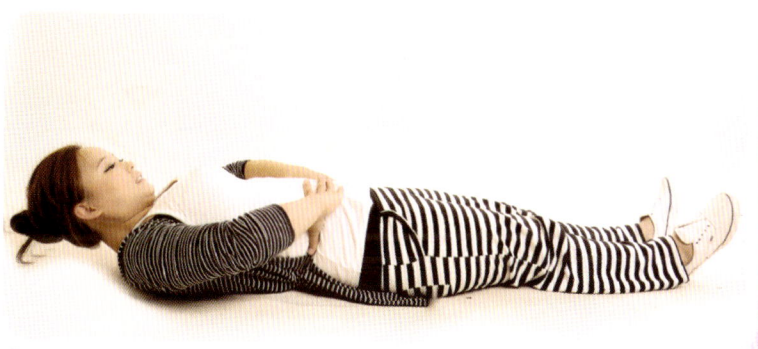

5. 头颈部运动：平躺，头抬起试着将下巴靠近胸部，保持身体其他各部位不动，再慢慢回原位，重复10次。可收缩腹肌，使颈部和背部肌肉得到舒展。

6. 乳部运动：平躺，手平放于两侧，将两手向前直举，双臂向左右伸直平放，然后上举至两掌相遇，再将双臂向后伸直平放，再回前胸后回原位，重复5～10次。可使乳房恢复弹性，预防松弛下垂。

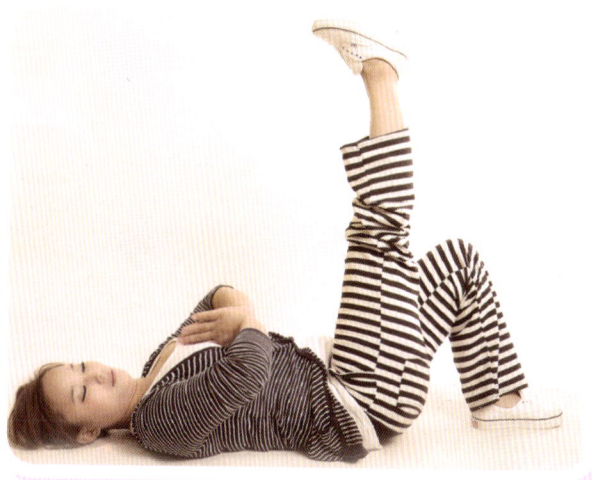

第七章
产后妈妈美丽计划

7. 脚踝运动：平躺于床上，后脚跟贴地板，伸长脚尖，两脚底对碰，弯起两脚底。

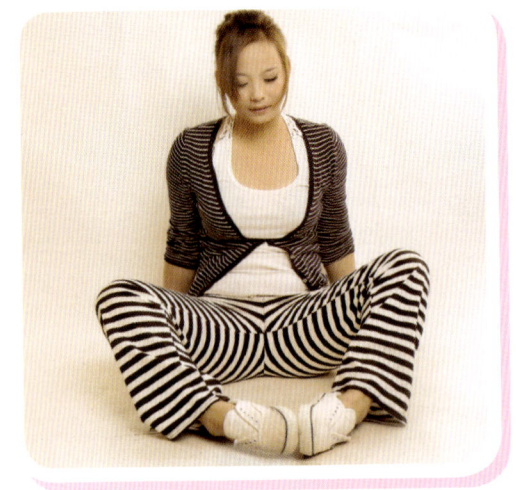

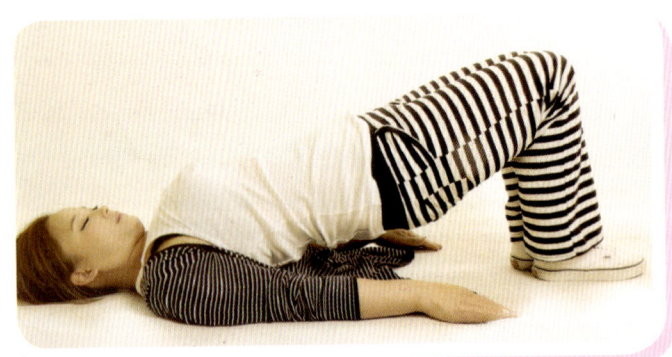

8. 腹直肌分离矫正：同呼吸运动，吐气时将头抬高，但不可抬肩，同时用交握的双手将腹直肌向中线推挤，吸气时回复原姿势，并松弛腹部，不能把肩抬高。

9. 凯格尔运动：仰卧在床上，身体放松，专注于提肛收缩的动作。双腿、双臀、腹肌不能用力；将收缩的动作专注在阴道、尿道上，持续重复着一缩一放的频率。产后1周后开始。

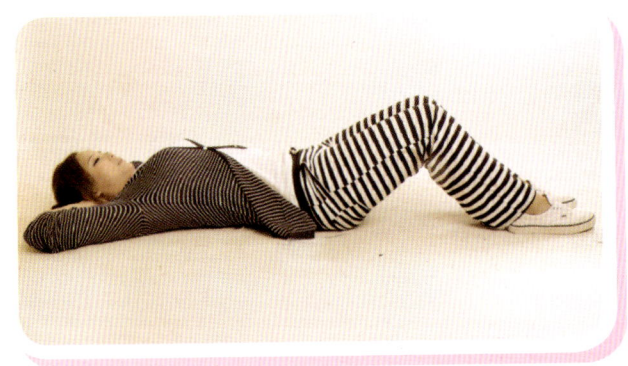

★ 剖宫产后的复原运动

1. 下半身伸展运动：仰躺，双手手掌相扣，放在胸上。右脚不动，左膝弓起。将左腿尽可能伸直上抬。换右脚，重复做5次。

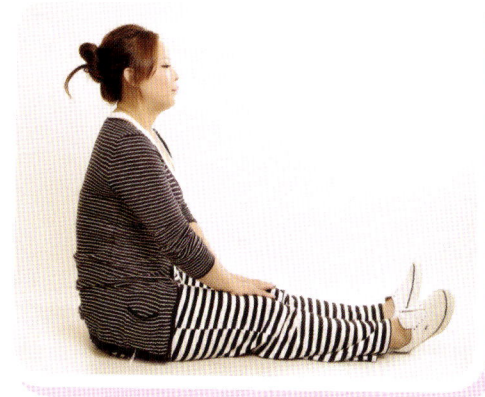

2. 腹腰运动：平躺床上，旁边辅助的人，以左手扶住新妈妈的颈下方。辅助者将新妈妈的头抬起来，此时新妈妈暂时闭气，再缓缓吐气。辅助者用力扶起产妇的上半身，新妈妈在过程中保持吐气。最后，新妈妈上半身完全坐直，吐气休息，接着再一面吸气，一面慢慢由坐姿回到原来的姿势，重复做5次。

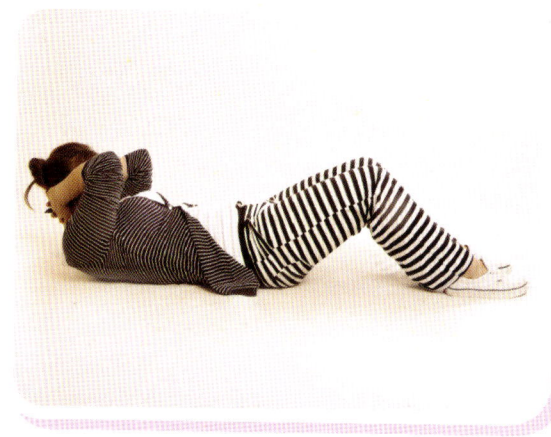

★ 应注意运动中的安全

任何运动尽管事先都小心安排设计，但造成运动伤害仍有发生。如果事先了解一般的错误，在运动时，就可以避免伤害的发生。

以下这些人最容易造成运动伤害	
1	柔软度不足，肌肉的力量不足。
2	体重过重。
3	以往不曾做过长时间的运动。

第七章 产后妈妈美丽计划

03. 新妈妈美丽计划

妊娠斑

★ 微晶磨皮消妊娠斑

一般生了宝宝的产妇都知道,妊娠斑要想消掉非常不容易,但可以通过努力尽可能地淡化妊娠斑。有条件的新妈妈可以用手术的方式来对付讨厌的妊娠斑。这种手术就是微晶磨皮。激光微晶磨皮手术可以淡化甚至消除妊娠斑,不过价格比较昂贵。如果妊娠斑实在明显影响美观,不妨考虑进行磨皮手术。建议选择专业的整形护肤医院,并在手术前做好全面的咨询了解工作。

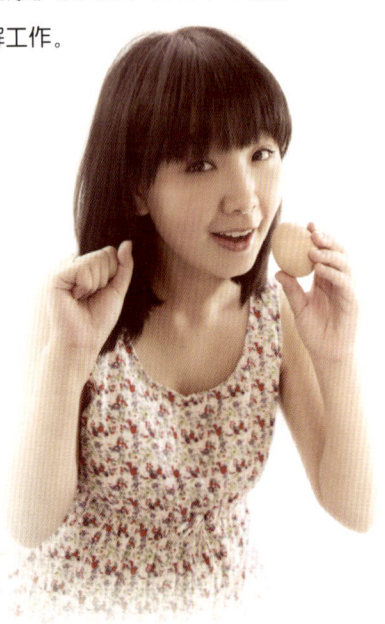

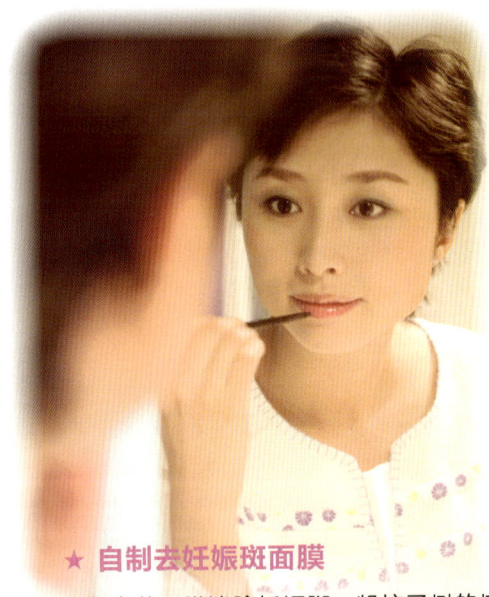

★ 自制去妊娠斑面膜

自制中药面膜消除妊娠斑。将柿子树的树叶磨成粉末,取30克,与30克白凡士林充分混合,制成外搽膏剂。每天睡前涂于长斑处,次日晨起后洗净。需连搽半个月至1个月才能奏效。或者用鸡蛋2个、茯苓粉30克,取蛋清调入茯苓粉,再加适量水调成糊状涂于面部,20分钟后用清水洗去。阳光的照射会加深妊娠斑,因此新妈妈应避免日光的直射,外出时要戴遮阳帽、抹防晒霜。也可口服维生素药物进行治疗。

★ 美白保养品

有美白祛斑效果的保养品成分相当多,包括维生素C、维生素E、维生素A、果酸、曲酸、熊果素、胎盘素等。建议请教医生,挑选适合自己的肌肤产品。

★ 退斑药膏

退斑药膏不是保养品,所以必须经医生处方才能使用,最常见的就是所谓的三合一退斑膏,由外用A酸、对苯二酚及弱效的类固醇等3种药膏组成。使用三合一退斑膏1～2个月后,肌肤就会变得细嫩,并起到淡化斑点的效果。

★ 美白导入

水溶性保养品不易为皮肤所吸收,在医学美容上会选择借助超声波、离子或脉冲式等方法来导入美白的成分,使其进入深层肌肤,充分吸收,达到去除色素沉淀、淡斑的效果。

★ 果酸换肤

果酸可以刺激真皮层内弹性纤维、胶原蛋白、黏多糖体及玻尿酸增生,去除皮肤细纹、淡化表皮色素。可广泛运用在妊娠斑常发生的部位,如脸、乳晕、腹中线、脖子、腋下等。

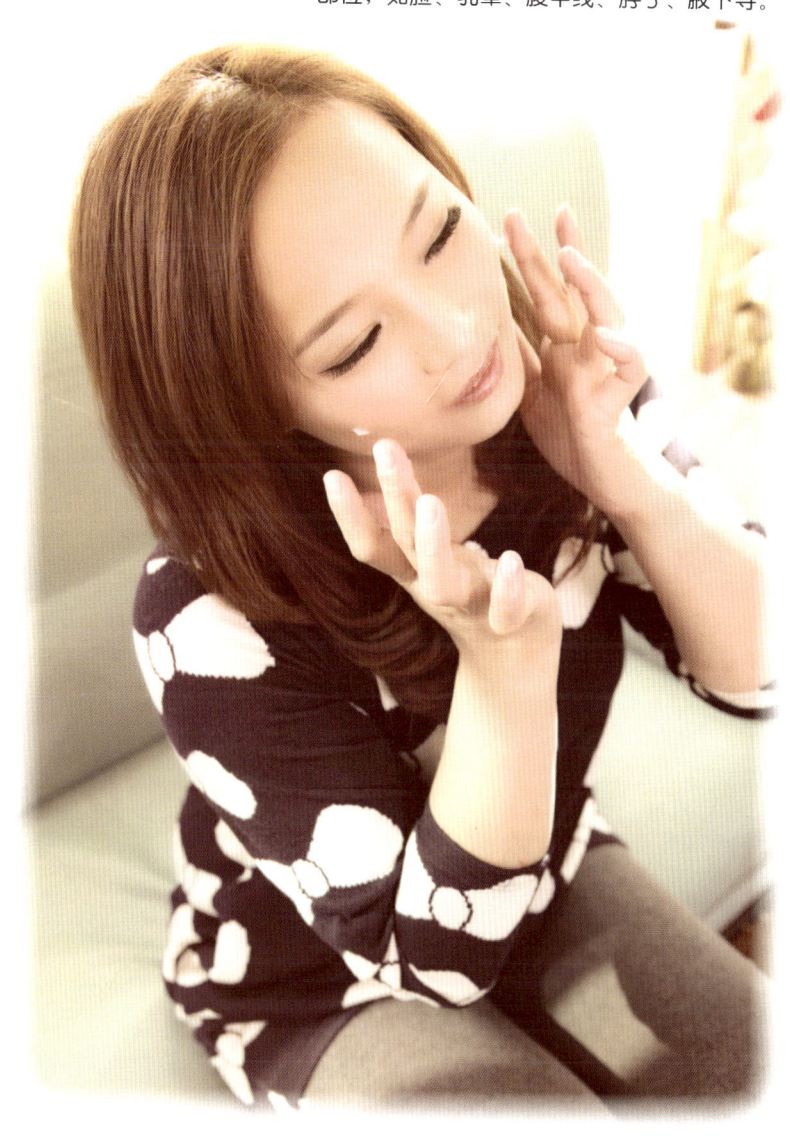

第七章
产后妈妈美丽计划

产后去色斑

★ 加强保湿

分娩1～2个月后，妈妈体内的激素才会逐渐恢复常态，因此皮肤的局部反黑会延长到这个时候。如果怀孕期间的反黑不是很严重，大多都会渐渐自行退去，这时只要注意皮肤的正常保湿保养及防晒即可。

皮肤干燥是皮肤角质层含水量减少所致，若角质层无法维持适当的湿度，皮肤就会显得粗糙、干燥甚至脱屑。由此可见，一个有黑斑的皮肤，本急需回到正常代谢来加速恢复，但如果干燥、脱屑，只会使情况加剧，所以此时持续加强保湿，是相当重要的保养工作。

★ 努力防晒

黑斑的形成与阳光中的紫外线有绝对的关系，它会刺激黑色素细胞分泌过量的黑色素，所以防晒工作是偷懒不得，否则产后孕斑不但无法变淡，可能还会使黑斑更加严重！因此新妈妈外出应戴遮阳帽，避免阳光直射面部。

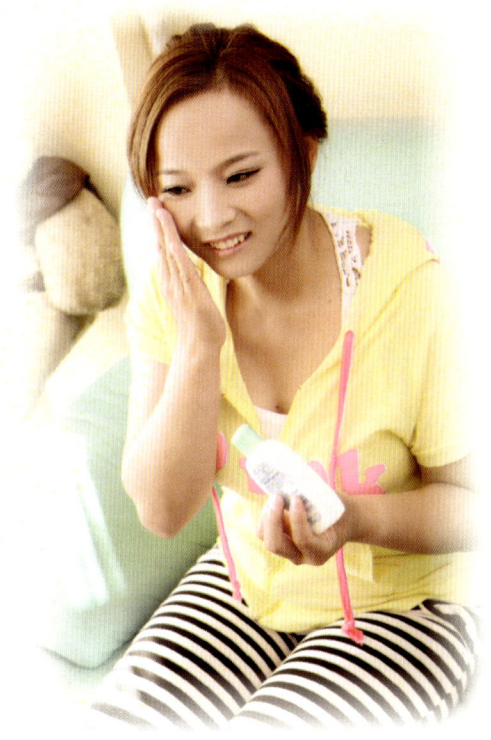

妊娠纹

★ 妊娠霜

产妇分娩后，大多会在肚皮上留下妊娠纹。有的人多，有的少。刚开始妊娠纹是淡红色或深紫色，后来会慢慢变成银白色。

许多新妈妈为去掉难看的妊娠纹而烦恼。怀孕3个月至产后3个月可以涂抹妊娠霜。选购时要注意妊娠霜卫生合格认证字号、制造商或进口商详细数据、制造日期、保存期限。使用时把妊娠霜涂抹在胸部、腹部、臀部、与关节等肌肤。

★ 适度按摩

对工作的新妈妈来说，也可以通过按摩来消妊娠纹。像对付伸展纹与肥胖纹一样，使用精油及专业纤体产品进行局部按摩可以增加皮肤弹性，同时配合使用除纹霜，不仅让按摩更容易进行，并保持肌肤滋润，避免过度强烈的拉扯。

建议从怀孕3个月开始到生完后的3个月内坚持用除纹霜腹部按摩，可以有效地预防妊娠纹生成或淡化已形成的细纹。

★ 牛奶浴

在沐浴时做适量的按摩，能促进血液循环，还可有助去纹。

其中一个有效的沐浴按摩法是在沐浴时，准备一杯牛奶及一把刷子，先用刷子在腹部及腿部进行洗刷，以促进血液循环，再把牛奶涂在腹部及腿部，用双手由里至外打圈按摩，10分钟后，再用消除斑纹的按摩液按顺时针的方法按摩，最后涂上可收紧肌肤的乳液，这样便可以有效除纹。

面色晦暗

产褥期休养不好的产妇，容易显得面色晦暗，无光泽，当然也谈不上什么精神饱满。那么，应如何防止这种情况的发生呢？

应从以下4个方面预防面色晦暗	
1	两手掌面贴于面部，做上下往返推摩，状如洗脸，共10～20次。
2	用拇指指端按揉背部肺俞、脾俞、胃俞、肾俞穴各半分钟。
3	按揉足三里、三阴交各1分钟。
4	双手四指交拢，用指腹轻轻拍打额头和面颊部皮肤1～2分钟。